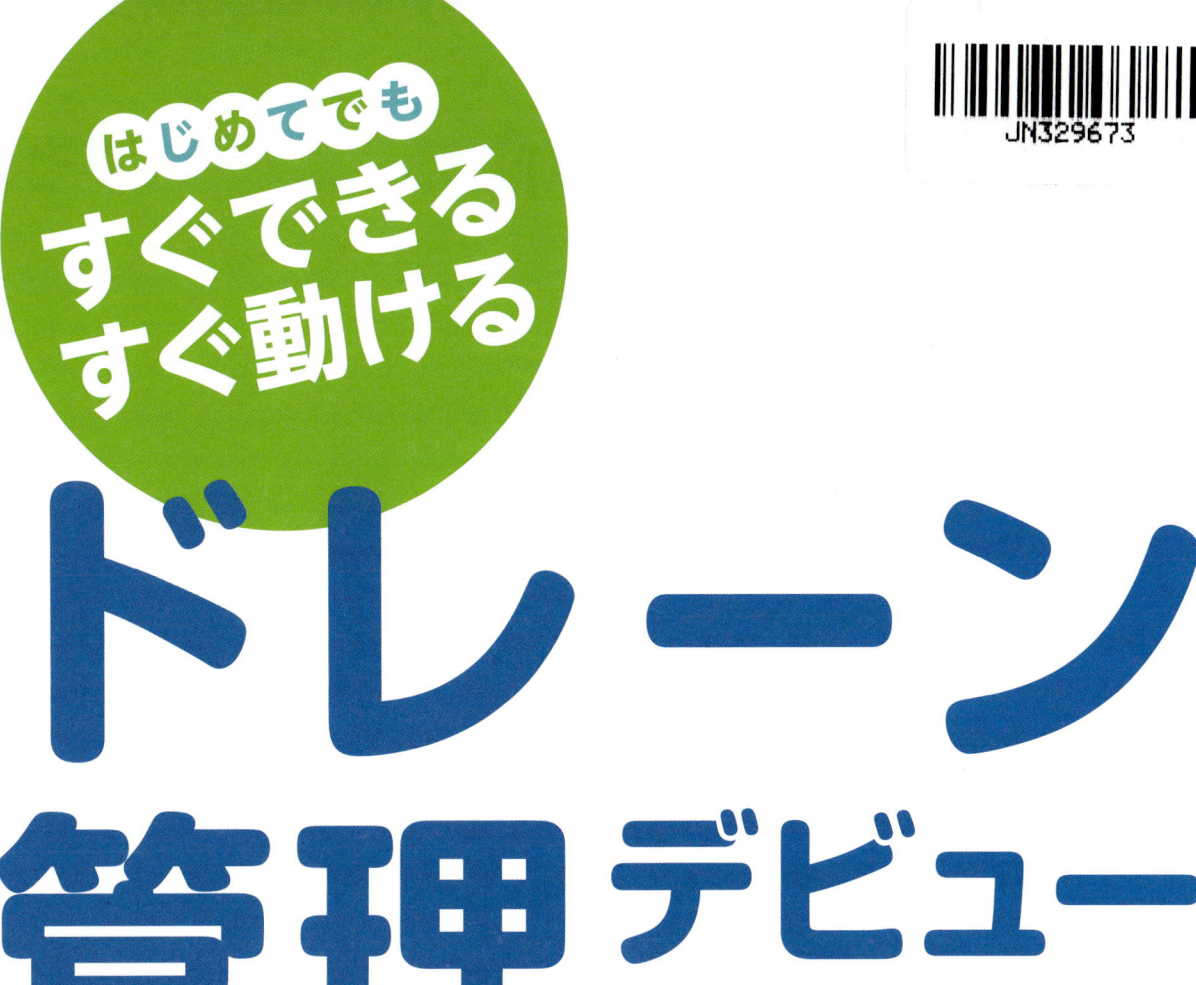

はじめてでも すぐできる すぐ動ける

ドレーン管理デビュー

監修 道又元裕 杏林大学医学部付属病院 看護部長
編集 小松由佳 杏林大学医学部付属病院 集中ケア認定看護師

Gakken

執筆者・監修者一覧

〈監修〉
道又　元裕　　杏林大学医学部付属病院 看護部長

〈編集〉
小松　由佳　　杏林大学医学部付属病院看護部　集中ケア認定看護師

〈執筆〉　[敬称略・執筆項目順]

清水　孝宏	地方独立行政法人那覇市立病院看護部／集中ケア認定看護師
辻　佐世里	関西医科大学附属枚方病院看護部／集中ケア認定看護師
内田　真弓	関西医科大学附属枚方病院看護部／集中ケア認定看護師
小川　哲平	奈良県立医科大学附属病院看護部／集中ケア認定看護師
永田　明恵	奈良県立医科大学附属病院看護部／集中ケア認定看護師
普天間　誠	地方独立行政法人那覇市立病院看護部／集中ケア認定看護師
林　尚三	有隣厚生会富士病院看護部／集中ケア認定看護師
石田恵充佳	武蔵野赤十字病院看護部／集中ケア認定看護師
畑　貴美子	横須賀市立うわまち病院看護部／集中ケア認定看護師
西村　基記	日本赤十字社医療センター看護部／集中ケア認定看護師
柴　優子	筑波大学附属病院看護部／集中ケア認定看護師
平尾　紘子	東京慈恵会医科大学附属病院看護部
丹波　光子	杏林大学医学部付属病院看護部／皮膚・排泄ケア認定看護師
菅原　直子	杏林大学医学部付属病院看護部／集中ケア認定看護師
山川　賢	熊本市立熊本市民病院看護部／集中ケア認定看護師
佐藤　智夫	兵庫医科大学病院 看護部
米倉　修司	株式会社互恵会大阪回生病院看護部／集中ケア認定看護師
石塚かつ子	東京医科大学茨城医療センター看護部／集中ケア認定看護師
森　みさ子	聖マリアンナ医科大学横浜市西部病院看護部／NST専門療法士
新山　和也	埼玉医科大学国際医療センター看護部
高橋　悠葵	秋田県立脳血管研究センター看護部／集中ケア認定看護師
藤田　勇介	静岡済生会総合病院救命救急センター看護部／集中ケア認定看護師
山口　庸子	東京慈恵会医科大学附属病院看護部／急性・重症患者看護専門看護師
小松崎　渚	昭和大学横浜市北部病院看護部／集中ケア認定看護師
原田　雅子	杏林大学医学部付属病院看護部／集中ケア認定看護師
田中　星	東京慈恵会医科大学附属第三病院看護部／乳がん看護認定看護師
小林　大輔	前 長岡赤十字病院看護部／集中ケア認定看護師
松田　勇輔	杏林大学医学部付属病院看護部／集中ケア認定看護師
篠田　純平	東海大学医学部付属大磯病院看護部／集中ケア認定看護師
高尾ゆきえ	信州大学医学部附属病院看護部／集中ケア認定看護師
金子　香代	信州大学医学部附属病院看護部／集中ケア認定看護師
三角　舞	大阪府済生会中津病院看護部／集中ケア認定看護師
佐藤　英樹	東京都立多摩総合医療センター看護部／集中ケア認定看護師
河村　葉子	河北総合病院看護部／集中ケア認定看護師
村瀬　早苗	独立行政法人地域医療機能推進機構北海道病院看護部／集中ケア認定看護師
後藤　順一	河北総合病院看護部／急性・重症患者看護専門看護師
髙橋　香澄	杏林大学医学部付属病院看護部／がん化学療法看護認定看護師
内田　貴之	杏林大学医学部付属病院看護部／小児救急看護認定看護師
野田　耕介	杏林大学医学部付属病院看護部／がん化学療法看護認定看護師
田端理恵子	杏林大学医学部付属病院看護部／がん化学療法看護認定看護師
野口　恭子	杏林大学医学部付属病院看護部／がん性疼痛看護認定看護師
半崎　隼人	大阪府済生会中津病院看護部／集中ケア認定看護師
阿部　絵美	前橋赤十字病院看護部／集中ケア認定看護師
濱井　章	杏林大学医学部付属病院看護部／透析看護認定看護師
西尾　宗高	杏林大学医学部付属病院看護部／救急看護認定看護師

編集担当:向井直人
DTP:ボンソワール書房
カバー・表紙イラスト:坂木浩子
本文イラスト:坂木浩子,(株)日本グラフィックス

はじめに

　ドレーンは，目的や部位により種類やドレナージの方法は異なりますが，治療の一部として体腔内に挿入されます．そしてドレナージとは，ドレーンを伝って体腔内に貯留した消化液，膿，空気，血液や滲出液などを体外に排出することです．

　看護師は，ドレナージによって排出されたものを通して，患者の体内で起きているまたは起こり得る問題の原因，最適な治療方法であるかどうかの評価，治療の効果，そして異常を早期に発見する役割が求められています．さらにはドレーン留置中の患者に対して，全身状態を経時的に観察し，患者の痛みなどの苦痛に対する精神的援助や早期抜去に向けた援助，ドレーンを留置しながらも安静にすることなくリハビリテーションを実施して病状の早期回復を促進させるなどの援助が求められます．このように，ドレナージを受ける患者に対する看護師の果たす役割は，全人的なケアとして多岐に渡ります．

　「ドレーン管理」，すなわちドレーンの種類の確認，留置場所や挿入部の観察，テープ固定，ドレーン自体の観察，ドレーンバッグや吸引装置の使用方法，ドレーンの排液量や性状の観察などの一連のドレナージ過程では，根拠をもって安全かつ安楽な看護援助を行うことが大前提です．また，排液量やその性状の観察によって異常の有無を判断していくこと，患者の精神症状へ目を向けて安楽な方法で援助していくことも看護師の重要なケアといえます．

　しかし，一言でドレーン管理といっても，各部位のドレーンからみられる排液の性状や量はさまざまで，経験の浅い看護師からは「異常の判断が曖昧」「先輩に"気をつけて見て"と言われるが，どのような点に気をつけたらよいのかわからない」といった声がきかれます．

　本書では，留置部位から排液に至るまでの一連のドレナージ過程の看護行為それぞれに焦点を当て，その根拠（理由）とベストプラクティス，各部位別でのドレーンの挿入状況と基準となる排液変化・合併症と観察ポイント，計画外抜去などの急変時の対応を，できるだけ詳細に説明するように心掛けました．経験の浅い看護師が，不安なく根拠を持ち「ドレーン管理」ができるよう，そして先輩看護師においては，ドレーン留置中患者の安全・安楽な「ドレーン管理」へと導くことができるよう，学習・指導書として用いていただけますと幸いです．

　最後に，きわめて多忙ななかにありながら，貴重な知見を提供してくださった各執筆の方々に深く感謝するとともに，本書発行に際してご尽力いただいた担当の向井氏，早川氏，鈴木氏に御礼申し上げます．

2015年5月

小松　由佳

監修者より

　ドレーンとは一般的に中空の管のことを意味しており，人体の血液などの体液を体外へ誘導，排除（ドレナージ）するためのマテリアル（材料）のことを指します．
　これらは，手術・処置をはじめとする種々の治療法や診断のための検査法の進歩に相まって，きわめて多くの種類に増え，その取り扱い方も単純なものから，種類によっては特殊かつ複雑なものまで，豊富に存在するようになりました．ドレーンは，さまざまな看護を受ける過程において，治療や検査のために患者身体の体腔に多数挿入されることがしばしばです．したがって，ドレーン管理に必然的に携わらねばならない看護師は，その目的や特徴を正しく理解したうえで管理を行うことが必要です．
　実際の管理を行うに際しては，そのマテリアルが挿入，留置される患者の体腔部位と関連する周辺の解剖学・生理学的知識はもちろんのこと，手術（術式）や処置（方法）によって変化した臨床的解剖学の知識をも熟知していることが，前提となります．また，ドレーンから排出される体液などの正常と異常を判別するためには，その正しい量や性状を知識として有していることが，絶対的に不可欠な要素となります．なぜなら，ドレナージの状況と変化の観察とアセスメントから，患者の回復過程を判断することが可能となるからです．さらに，マテリアルを取り扱う実践においては，各々の目的に沿って，患者にとって安全かつ可能な限り低侵襲となるべく管理するための，きめ細やかな配慮と創意工夫が求められます．
　さらに，臨床で発生するインシデント・アクシデントのトップ3は与薬関連，ドレーン・チューブ管理関連，転倒転落関連事象であり，したがってドレーン類の取り扱いとドレナージシステムの管理の仕方を誤ってしまうと，重大な合併症をもたらすリスクが常に存在しており，この点に対してもきめ細やかな操作が必要です．
　本書では，臨床で遭遇するドレーン類を網羅的に取りあげ，各々のマテリアルの実践的管理方法，およびその臨床知やエビデンスを，経験豊富なエキスパートたちによって，豊富な写真・図を加えて丁寧に細かく解説していただきました．
　読み始めはビギナー向けのようにみえますが，隅々にわたってドレーン管理の臨床実践を広く網羅しています．臨床のベッドサイドで日々活躍されている看護師の皆さんのドレーン管理ガイドになることを期待しています．

2015年5月

道又　元裕

Contents

巻頭チェック ドレナージって何ですか? 9
1. ドレナージって何? 清水 孝宏 10
2. ドレナージは,どんな役割を果たしますか? 清水 孝宏 11
3. ドレーンはどういうしくみで働いていますか? 清水 孝宏 12
4. ドレーン&チューブにはどんな種類がありますか? 清水 孝宏 13
5. 排液バッグにはどんな種類がありますか? 清水 孝宏 14

PART 1 ドレーンを付けている患者さんにはじめて接してみる
―「なんとか,みんなの役に立てる」編― 17

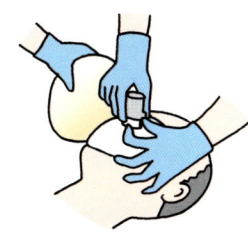

STEP 1 ドレーンを付けている患者さんを受け持ってみよう 18
1. ドレーンを付けている患者はどんな状態? 辻 佐世里 18
2. ドレーンを付けている患者を受け持って対応するとき,どんなことに注意する? 辻 佐世里 19
3. ドレーンを付けている患者と最初に接するとき,何をする? 何を見る? 辻 佐世里 20
4. ドレーンを付けている患者への感染管理でおさえておくことは? 辻 佐世里 21
5. ドレーンを付けている患者ケアでおさえておくことは? 辻 佐世里 23

STEP 2 ドレーンを固定してみよう 24
1. ドレーンの固定とは? 誰が行う? 内田 真弓 24
2. ドレーンの固定時は,どんなことに注意すればいい? 内田 真弓 25
3. ドレーンの固定で必要な物品は? 内田 真弓 27
4. ドレーンの固定は具体的にどのように行う? 内田 真弓 28
5. ドレーンをうまく固定するコツは? 内田 真弓 29

STEP 3 固定されたドレーンを確認してみよう 30
1. ドレーンが挿入されているってどうみるの? 小川 哲平 30
2. ドレーンが正しく固定されているってどうみるの? 小川 哲平 31
3. ドレーンが抜けていたらどうする? 小川 哲平 33
4. ドレーンの固定が外れそう,もしくは外れていたらどうする? 小川 哲平 34
5. 管理の第一歩「ルートをたどる」ってどういうこと? 永田 明恵 36
6. 「ルートが屈曲している」ってどういうこと? 永田 明恵 37
7. ルートが屈曲していたらどうする? 永田 明恵 38
8. ルートに閉塞がみられたらどうする? 永田 明恵 39
9. ルートの接続部はどうみる? 普天間 誠 40

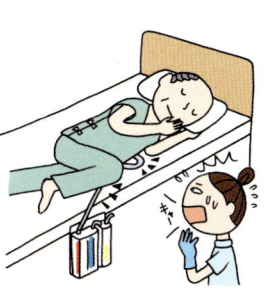

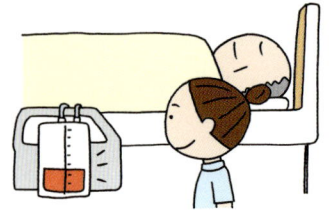

 10. 接続部が外れていたらどうする？ 普天間 誠 41
 11. 接続部が外れないようにするには？ 普天間 誠 42

STEP 4 排液バッグと排液を確認してみよう 44
 1. 排液バッグが指示通りの設定になっているか，どのようにみる？ 林 尚三 44
 2. 排液バッグが指示通りの設定になっていないときにはどうする？ 林 尚三 45
 3. 排液の色調はどのようにみる？ 石田 恵充佳 47
 4. 排液の色調が変化していたらどうする？ 石田 恵充佳 49
 5. 挿入部の炎症ってどのようにみて判断する？ 畑 貴美子 50
 6. 挿入部が炎症しているときはどうする？ 畑 貴美子 51
 7. 排液バッグの交換のタイミングは？ 西村 基記 52
 8. 排液バッグがいっぱいになっていたらどうする？ 西村 基記 53
 9. 排液バッグから漏れがあったり，破損していたらどうする？ 西村 基記 54

STEP 5 継続的なケアが必要な患者さんでおさえておきたいこと 55
 1. 痛みを訴える患者：挿入部が痛くて動けない 柴 優子 55
 2. せん妄(不穏)患者：チューブを引っぱる 柴 優子 56
 3. 意識障害患者：意識がもうろうとしていてチューブを触っている 柴 優子 57
 4. 入浴中(シャワー浴)どのように保護する？ 平尾 紘子 58
 5. リハビリ中どのようにチューブをまとめる？ 平尾 紘子 59
 6. テープによる皮膚障害の予防と対処方法は？ 丹波 光子 60
 7. 複数のドレーン挿入時の注意点は？ 菅原 直子 61
 8. 医師への報告が必須なのはどんな場面？ 山川 賢 62

STEP 6 ドレーン挿入の介助をしてみよう 64
 1. ドレーン挿入時の介助で，ナースがすべきことは？ 山川 賢 64
 2. 緊急的な対応で，ナース自身がすべきことは？ 山川 賢 65

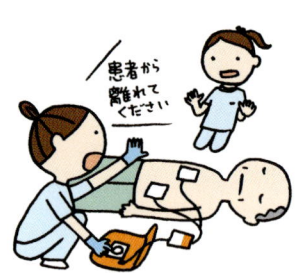

PART 2 ドレーンに触れる機会が増えてくる ―「まずはよく用いられるチューブ・ドレーンを知ろう」編― 67

STEP 1 よく用いられるチューブ・ドレーンって何？ 68
 1. 気管チューブ 佐藤 智夫 68
 2. 気管切開チューブ 米倉 修司 72
 3. 経鼻胃チューブ 石塚 かつ子 76
 4. 経腸栄養チューブ 森 みさ子 81
 5. PEG(胃瘻カテーテル) 森 みさ子 85
 6. PEJ 森 みさ子 90
 7. 尿道留置カテーテル 石塚 かつ子 92

STEP 2-1 おさえておきたい系統別ドレーンのケア：①脳神経系 98
1. 脳室ドレナージ　新山 和也 98
2. 脳槽ドレナージ　新山 和也 102
3. 硬膜外ドレーン　高橋 悠葵 103
4. 硬膜下ドレーン　高橋 悠葵 106
5. 腰椎（スパイナル）ドレナージ　藤田 勇介 107

STEP 2-2 おさえておきたい系統別ドレーンのケア：②頭頸部 109
1. 甲状腺切除術後ドレナージ　山口 庸子 109
2. 咽頭摘出術後ドレナージ　山口 庸子 110
3. 耳下腺術後ドレナージ　山口 庸子 112

STEP 2-3 おさえておきたい系統別ドレーンのケア：③呼吸器系 113
1. 胸腔ドレナージ　菅原 直子 113
2. 肺がん術後ドレナージ　小松崎 渚 121

STEP 2-4 おさえておきたい系統別ドレーンのケア：④循環器系 123
1. 心嚢ドレナージ　原田 雅子 123
2. 縦隔ドレナージ　原田 雅子 127

STEP 2-5 おさえておきたい系統別ドレーンのケア：⑤乳腺 129
1. 乳がん術後ドレナージ　田中 星 129
2. 乳腺炎ドレナージ　田中 星 130

STEP 2-6 おさえておきたい系統別ドレーンのケア：⑥消化器系 132
1. イレウスチューブ　小林 大輔 132
2. 胃切除後ドレナージ　小林 大輔 135
3. 食道術後ドレナージ　松田 勇輔 137
4. 結腸切除後ドレナージ　小林 大輔 140
5. 直腸前方切除後ドレナージ　篠田 純平 141
6. 腹会陰式直腸切断後ドレナージ　篠田 純平 142
7. 肝切除術後ドレナージ　高尾 ゆきえ 144
8. 生体肝移植術後ドレナージ　高尾 ゆきえ 146
9. 肝膿瘍ドレナージ　三角 舞 148
10. 胆嚢摘出術後ドレナージ　三角 舞 149
11. 胆道ドレナージ（胆嚢炎時のドレナージ）　三角 舞 150
12. (幽門輪温存)膵頭十二指腸切除術後ドレナージ　佐藤 英樹 152
13. 仮性膵嚢胞ドレナージ　佐藤 英樹 153
14. 急性膵炎ドレナージ　西村 基記 155
15. 肛囲膿瘍ドレナージ　西村 基記 156

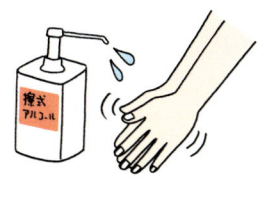

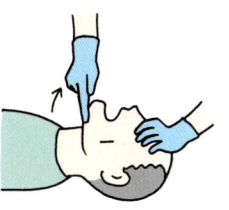

STEP 2-7 おさえておきたい系統別ドレーンのケア：⑦ 腎・泌尿器 159
1. 腎瘻カテーテル（経皮的腎瘻造設術）　河村 葉子 159
2. 腎・尿管摘除術後ドレナージ　河村 葉子 162
3. 膀胱全摘除術後ドレナージ　村瀬 早苗 164
4. 腎盂形成術後ドレナージ　村瀬 早苗 167
5. 腎移植後ドレナージ　金子 香代 168

STEP 2-8 おさえておきたい系統別ドレーンのケア：⑧ 子宮・付属器 172
1. 子宮全摘出後・卵巣嚢腫切除後ドレナージ　畑 貴美子 172
2. 後腹膜リンパ節郭清術後ドレナージ　畑 貴美子 174

STEP 2-9 おさえておきたい系統別ドレーンのケア：⑨ 骨・関節 176
1. 関節腔ドレナージ　後藤 順一 176
2. 大腿骨骨頭置換術後ドレナージ　後藤 順一 177

STEP 2-10 おさえておきたい系統別ドレーンのケア：⑩ その他 179
1. 局所陰圧閉鎖療法　丹波 光子 179
2. 肛門ドレナージ（排便管理システム）　丹波 光子 181

STEP 3 おさえておきたいカテーテル関連のケア 183
1. 中心静脈カテーテル（CVC）　松田 勇輔 183
2. ブロビアックカテーテル　内田 貴之，髙橋 香澄 187
3. PICC　野田 耕介 188
4. 末梢カテーテル/ミッドラインカテーテル　田端 理恵子 190
5. CVポート　野口 恭子 192
6. スワン・ガンツカテーテル　半崎 隼人 193
7. Picco　阿部 絵美 195
8. フロートラック　阿部 絵美 197
9. バスキュラーアクセスカテーテル　半崎 隼人 199
10. 腹膜透析用カテーテル　濵井 章 200
11. 体外ペーシング　半崎 隼人 202
12. ICPセンサー　西尾 宗高 204

Index 209

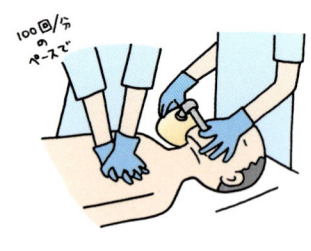

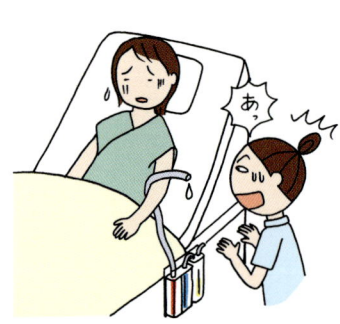

巻頭
チェック

ドレナージって
何ですか?

ドレナージって何ですか?

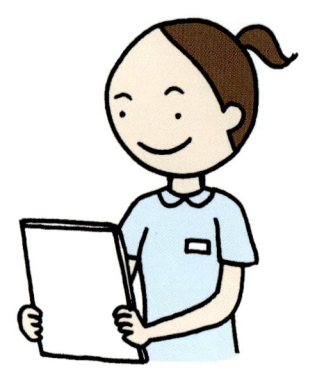

 **1 ドレナージって何?**

　ドレナージとは英語のdrainage(名詞)が語源で，排水や排膿という意味をもちます．排水，排膿させるための管がドレーン(drain)となります．

　ドレナージは，臨床においてさまざまな場面で治療として用いられます(図1).

　たとえば膿胸や腹腔内膿瘍などのドレナージがあります．膿胸や腹腔内膿瘍は，感染や炎症などが原因となり，普段は貯留しない血液・膿・体液などが貯留しま

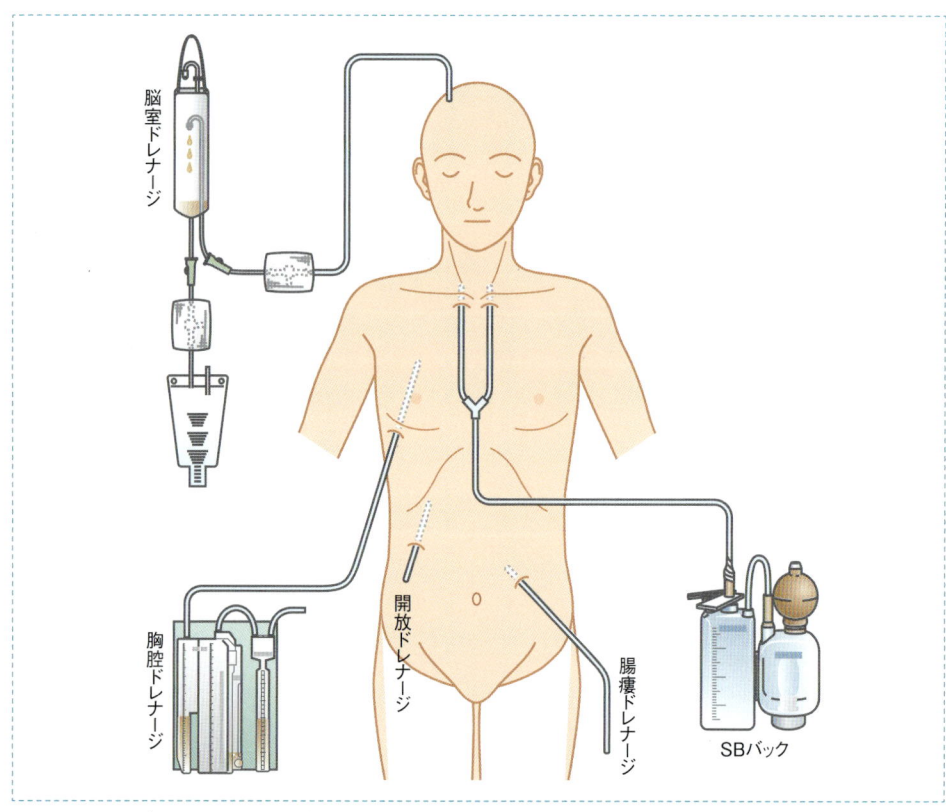

図1　さまざまなドレナージ

す．これを放置しておくと，さらに感染や炎症が広がります．そこでドレーン留置することにより，貯留した血液・膿・体液を体外に排出させるのがドレナージです．

また，気胸は胸腔内に空気が漏れることで肺の拡張を妨げます．胸腔内の空気をドレナージすることで肺を拡張させることが，気胸に対する胸腔ドレナージです．

イレウスでは，機能的あるいは機械的な原因により，排泄物の貯留や消化管内圧の上昇が起こります．このような状態に対して，イレウス管を使って減圧や消化管内の内容物をドレナージすることにより機能回復を期待することが，イレウス管によるドレナージです．

経皮経肝胆管ドレナージ（PTCD：percutaneous transhepatic cholangio drainage）は，総胆管や総肝管の閉塞に対して胆汁をドレナージする治療です．

術後に留置される各種ドレーンは，術後の出血や消化液，滲出液の貯留を予防すること，排出される体液の性状や量をもとに術後創部の状態を把握すること，などを目的としています．

脳外科領域で行われる脳室・脳槽ドレナージは，他の領域のドレナージとは異なります．脳室ドレナージは，頭蓋内圧の測定や頭蓋内圧のコントロールを目的としています．脳槽ドレナージは，くも膜下出血後のくも膜下腔の血腫除去によるスパズムの予防を目的としています．

臨床ではこれ以外にも，皮下血腫のドレナージや排便ドレナージなど，ドレナージといった言葉を用いることがたくさんあります．それぞれの目的・観察項目・管理方法などが異なるため，自分自身が管理しているドレナージについてはしっかりとマスターする必要があります．

2 ドレナージは，どんな役割を果たしますか？

治療的ドレナージ（therapeutic drain）

感染や炎症などにより体内に貯留した体液・膿・血液などを体外に排出させるのが治療的ドレナージです．気胸や膿胸に対して行われる胸腔ドレナージや，閉塞した胆道をドレナージするPTCD，ENBD（endoscopic nasobiliary drainage：内視鏡的経鼻胆管ドレナージ）などが治療的ドレナージです．

予防的ドレナージ（prophylactic drain）

術後の出血や消化液，滲出液などの体液が貯留することで起こる感染を予防するために留置するのが予防的ドレナージです．予防的ドレナージは，術後の出血や消化液のリーク（漏れ）などがある場合に，治療的ドレナージの役割も担います．

インフォメーション（情報）ドレナージ（information drain）

縫合不全などによる術後出血や腸液の貯留など，創部の情報（インフォメーション）を得るために留置されます．インフォメーションドレナージは，予防的ドレナージ，あるいは治療的ドレナージの役割を担うこともあります．

脳室・脳槽ドレナージ

脳外科領域で行われる脳室ドレナージは，脳圧測定や脳圧をコントロールする目的で行われます．脳槽ドレナージは，くも膜下出血後のくも膜下腔の血腫を除去する目的でドレナージが行われます（図2）．

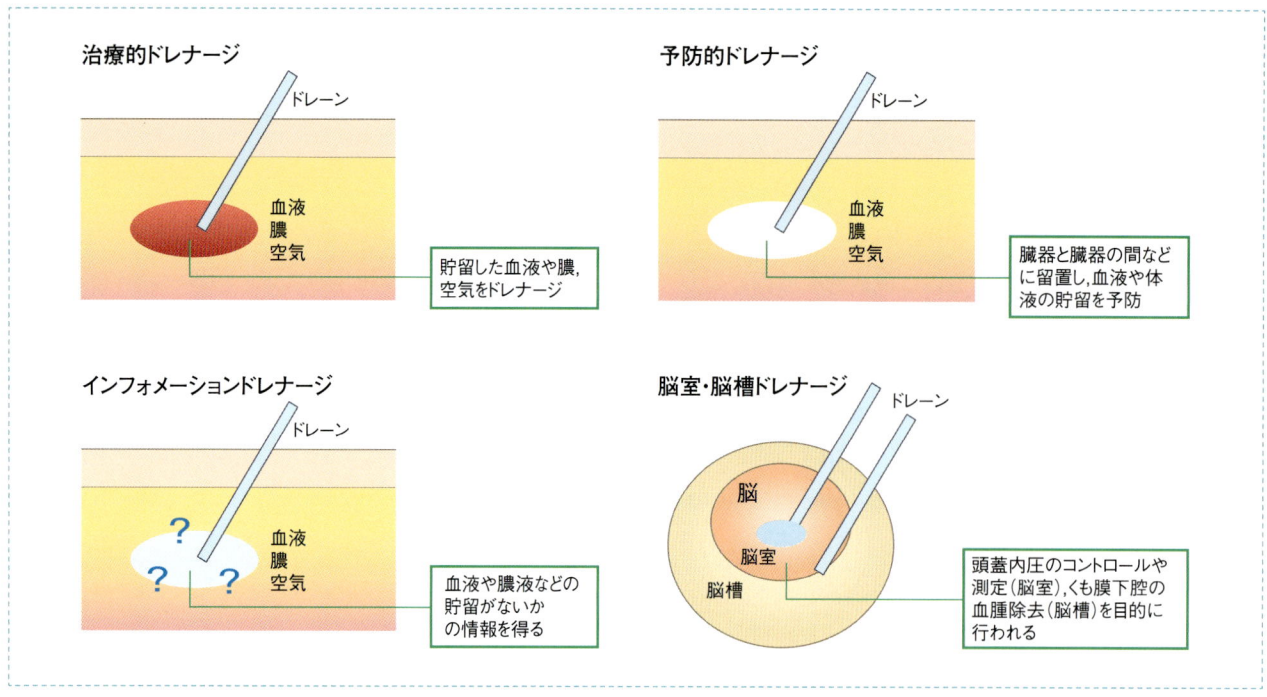

図2 ドレナージの役割

3 ドレーンはどういうしくみで働いていますか？

ドレーンは排液を誘導する方法ごとに，閉鎖式ドレーン，半閉鎖式ドレーン，開放式ドレーンに分けられます（図3）．

閉鎖式ドレーン

閉鎖式ドレーンは，術後に最も多く使用されているドレーンです．閉鎖式ドレーンには2種類の方法があります．重力を用いて自然流出させる方法で排液をドレナージする方法と，陰圧を発生させる機器やバッグを用いる陰圧式ドレナージです．

自然流出させる方法を用いる閉鎖式ドレーンでは，体内に留置されたドレーンと延長チューブを連結管でつなぎ，連結管の先に排液を貯めるバッグを接続します．バッグが大きいことや，バッグの位置が適切でなければ排液を促すことができず，逆流することがあります．

陰圧式ドレナージには，陰圧を発生させる機器とバッグがセットになった設置型と，排液バッグ自体が陰圧にできる構造をもった携帯型があります．設置型は胸腔ドレナージで用いられるチェスト・ドレーン・バックで，携帯型にはJ-VACサクション型リザーバーや，SBバックなどがあります（表1）．

半閉鎖式ドレーン

半閉鎖式ドレーンとは，留置されたドレーンの出口にストーマで用いるパウチを貼付し，排液を回収する方法です．排液量が多い場合やパウチが適切な場所に設置さ

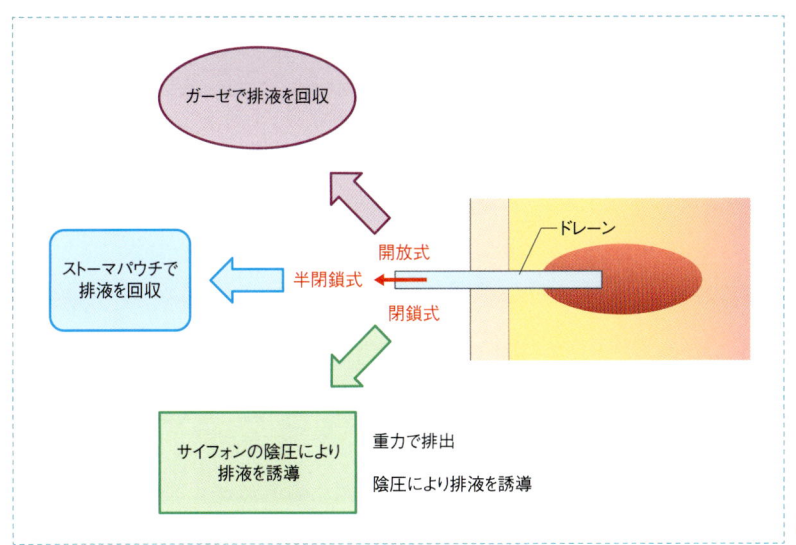

図3　ドレナージの種類

れていなければ，ドレーンからの排液が体内に逆流することもあり，注意が必要です．

開放式ドレーン

開放式ドレーンとは，留置されたドレーンの出口が開放された状態で，血液・体液・滲出液をガーゼで吸収させる方法です．

4　ドレーン&チューブにはどんな種類がありますか？

　ドレーンとチューブの種類は，その用途によって使い分けられています．主にブレイク型，チューブ型，サンプ型，フィルム型に分けられます（**表2**）．

　ブレイク型は，内腔をもたない4本の溝から，毛細管現象を利用して排液を誘導します．ラウンド型とフラット型があります．

　チューブ型にはシンプル型，ネラトン型，デュープル型，プリーツ型などがあり，溝をつけた形状により毛細管現象を利用して排液を誘導します．

　サンプ型は，2腔型（ダブル）あるいは3腔型（トリプル）の構造になっており，ドレーン周囲にも多数の孔があります．持続的な陰圧による組織吸着の予防，あるいは持続的な洗浄が可能な構造になっています．

　フィルム型は開放式ドレーンとして使用されます．ペンローズドレーンがその代表で，軟らかい構造で物理的な圧迫や刺激が少ない利点がある一方，粘性の高い排液によるドレーン閉塞や屈曲が起こりやすいという欠点もあります．

　脳外科領域で用いる脳室・脳槽ドレーンは，多孔式で

※毛細管現象とは，液体が重力や表面張力に逆らって細い管の中に吸い上げられるように高い位置に移動する現象をいう．

表1 ドレーンの種類と各種排液バッグ

ドレーンの種類	各種排液バッグ
閉鎖式ドレーン	バードI.C.シルバーフォーリートレイ（株式会社メディコン）
	①チェスト・ドレーン・バック（着脱・固定タイプ） ②コンパクトドレーンユニット（住友ベークライト株式会社） ③スタンダード型リザーバー（株式会社アトム ベッツ メディカル） ④SBバック（住友ベークライト株式会社）
半閉鎖式ドレーン	ストーマパウチ エスティーム®インビジクローズ® ドレインパウチCVX （コンバテック社）
脳室・脳槽ドレーン	シラスコン®排液バッグ（株式会社カネカメディックス）

組織との吸着を予防した構造となっています．それぞれ専用の脳室ドレナージ回路を使用します．詳細については，脳神経系ドレナージの項を参照してください．

5 排液バッグにはどんな種類がありますか？

ドレナージでは，それを必要とする部位の血液や膿，体液や空気などの各条件によりドレーンが選択され，ドレーンにより回収された液体や気体は，排液バッグに集められます（**表1**）．

自然流出させる方法を用いる閉鎖式ドレナージでは，ウロバッグのような袋（バッグ）に排液を回収します．持続陰圧ドレナージでは，チェスト・ドレーン・バックやJ-VACサクション型リザーバー，SBバックなどに排

表2 各種ドレーン・チューブ類

種類	構造	代表的なドレーン・チューブ
ブレイク型 J-VAC ラウンド型 J-VAC フラット型	陰圧ドレナージに用いる．4本の溝から毛細管現象を利用し排液を誘導する	ラウンド型／フラット型
チューブ型 デュープルドレーン RTBDチューブ トロッカーカテーテル	シンプル型，ネラトン型，デュープル型，プリーツ型などがあり，毛細管現象を利用するための溝をつけた形状になっている	デュープル型／プリーツ型／単孔型／平型
サンプ型 サンプドレーン	ドレーン先端が2腔型あるいは3腔型構造で，ドレーン周囲にも多数の孔があり，持続的な陰圧による組織吸着を予防できる	2腔型／3腔型／マルチドレーン（先端）（中央）
フィルム型 ペンローズドレーン	毛細管現象を利用して排液を誘導する．開放式ドレーンとして用いられるドレーンチューブである	フィルム型／多孔型／ペンローズ型
脳室ドレーン **脳槽ドレーン**	チューブ外側が多孔式の構造で，専用のドレナージキットを用いて使用する	①シラスコン®脳室ドレナージ（株式会社カネカメディックス） ②シラスコン®脳槽ドレナージ（株式会社カネカメディックス）

液を回収します．

半閉鎖式ドレーンでは，排液される部位に適合する形のパウチを用います．

脳室・脳槽ドレーンでは専用の脳室ドレナージ回路と排液バッグを用います．

どのような原理でドレナージを行っているのかがあいまいであると，正しいドレナージバッグを選択できず，適切なドレナージが行われないことになります．

また，どの種類のドレナージバッグにも，必ず接続部分があります．接続部分のゆるみや外れは，閉鎖式ドレナージ中であれば正しくドレナージされない原因になります．胸腔ドレナージ中で接続部分が正しく管理されずに空気が流入すれば，気胸を悪化させることにもなりかねません．

ドレーンが挿入されている先端から，排出される末端である排液バッグまでの一連の流れをイメージしながら，そのドレナージの目的や意義を意識しながら管理することが重要です．

引用・参考文献
1) 浜里眞衣, 清水孝宏：全身管理・アセスメント力向上を目指す！ドレーン管理・観察のポイント 第6回（最終回）腹部のドレーン管理. 重症集中ケア, 12(1):115-121, 2013.
2) 庄司紀子：ドレーン・バルーン管理. オペナーシング, 26(2):209-221, 2011.
3) 久松正樹：ドレーンの設置・管理・観察方法. BRAIN NURSING, (30)3:260-263, 2014.
4) 中郡聡夫：ドレーンの基本的知識はやわかり. 消化器外科NURSING, (18)6:482-487, 2013.
5) 根本良平ほか：術後のドレーンの観察ポイント. 泌尿器ケア, 18(8):809-814, 2013.

PART 1

ドレーンを付けている患者さんにはじめて接してみる

―「なんとか，みんなの役に立てる」編―

- STEP 1 ▶ ドレーンを付けている患者さんを受け持ってみよう
- STEP 2 ▶ ドレーンを固定してみよう
- STEP 3 ▶ 固定されたドレーンを確認してみよう
- STEP 4 ▶ 排液バッグと排液を確認してみよう
- STEP 5 ▶ 継続的なケアが必要な患者さんでおさえておきたいこと
- STEP 6 ▶ ドレーン挿入の介助をしてみよう

STEP 1
ドレーンを付けている患者さんを受け持ってみよう

 ドレーンを付けている患者はどんな状態?

ドレーンは,手術時に挿入されることが多いですが,外傷や炎症が生じた際などにも用いられ,重症患者に多く挿入されるといっても過言ではありません.ドレーンの目的は何か,またどのようなドレーンが挿入されているのかがわかると,ドレーンが付いている患者の状態を予測することができます.各ドレーンの目的は他項を参照してください.

治療が目的のドレーン

治療的ドレーン(therapeutic drain)は,たとえば,腸管穿孔などの腹腔内膿瘍や肝膿瘍,膿胸に対するドレーンなどは感染治療のためのドレーンです.閉塞性黄疸に対する内視鏡的経鼻胆管ドレナージ(ENBD:endoscopic nasobiliary drainage),腸閉塞に対するイレウス管なども原因を軽減するためのドレーンです.必ずしも手術を受けた患者ではありません.

予防が目的のドレーン

予防的ドレーン(prophylactic drain)は,手術創の縫合部が開いて感染の危険性のある場合や,身体の内部に空洞があり,滲出液の貯留が予想される場合に行われます.

このドレーンは,手術後の患者に挿入されています.

情報入手が目的のドレーン

インフォメーションドレーン(information drain)には,「創傷部の滲出液や血液の排出を促し治癒を促進する」「創傷部の状態を知る」「感染を予防する」という利点がある一方,患者の身体へ悪影響を及ぼす可能性もあることを理解する必要があります.

たとえば,ドレーンという「異物」を留置することによる刺激・疼痛・出血,また腸管・吻合部の機械的損傷などがあります.また,創傷部や体腔が外界と通じていることによる逆行性感染の可能性もあります.さらにドレナージ効果を促すための体位制限や,チューブや排液バッグを装着することによる行動制限なども行われることがあります.血液や滲出液(とくに消化液)が皮膚に付着すると,ドレーン周囲に皮膚障害が発生します.

ドレーンが留置されている患者は,このような身体への影響を及ぼすリスクをもった患者であることに,留意する必要があります.

2 ドレーンを付けている患者を受け持って対応するとき，どんなことに注意する？

ドレナージの目的や種類などを理解して，小さなサインを見逃さない

ドレーンからの排液は，体外からは見えない，患者のオンタイムの体内の状況を把握できる非常に重要な情報源です．そのため，ドレーンの目的をきちんと理解することがドレーン管理の始まりとなることを念頭に置いて，観察を行います．

効果的なドレーン管理を行い，治療につなげるためには，ドレナージの目的を理解しなければなりません．その目的を理解するためには，ドレーンの種類・留置位置はもちろん，病態，また手術後の患者であれば手術術式などを知る必要があるでしょう．

ドレーンを付けている患者を受け持つ際は，ドレーン留置の目的が治療的，予防的，インフォメーションのいずれであるのかを理解し，またドレーンの排出方法を理解したうえで，ドレーン量・性状の観察を行い，正常か異常かをアセスメントし，患者に対応する必要があります．

排液に異常がみられる場合は患者の全身状態にも異常がみられることがあるため，小さなサインも見逃さないよう注意していく必要があります．

開放式ドレーンでの注意点

開放式ドレーンは，体外で短く切離・開放されたドレーンから排液などを排出し，ガーゼやパウチなどへ誘導します．排液量が少なく早期抜去が予想される場合に用いられます．したがって，排液量が前日よりも多く，何度もガーゼを交換したりパウチ内の排液を回収したりしなければならない場合は，何らかの症状の前兆である可能性を予測して，観察を行います．

開放式ドレーンのメリットは，ドレーンが短く，ドレナージ効率がよいことです．また，ドレーンが患者の体に短く固定され，動きの制限が少なく，離床が行いやすいことも挙げられます．

一方，デメリットとして，逆行性感染が起こりやすいこと，排液が患者の皮膚に直接付着して皮膚障害を起こしやすいこと，が挙げられます．そのため，皮膚の状態の観察を強化する必要があります．さらにガーゼの場合，正確な排液量を把握することが難しいというデメリットがあります．

閉鎖式ドレーンでの注意点

閉鎖式ドレーンは，排液などをドレーンから排出し，一体化したバッグ内に貯留します．自然な圧較差や重力により排出を促す場合と，吸引器や陰圧バッグにより排出する場合があります．

閉鎖式ドレーンのメリットは，ドレーンとバッグが一体化しているために逆行性感染が起こりにくいこと，排液量・性状が確認しやすいこと，排液が患者の皮膚に直接付着しないので皮膚障害を起こしにくいこと，が挙げ

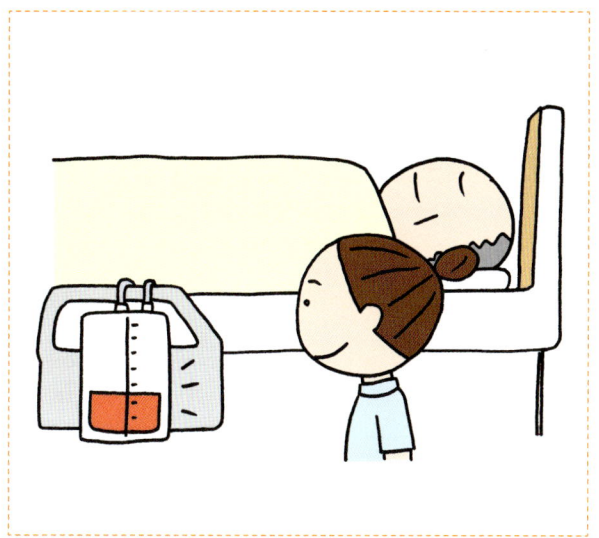

患者状態と排液確認

られます．
　デメリットは，ドレーンが長く動きに制限を生じることです．これにより離床が困難となりやすいため，適切かつ適時に動きに制限がないかどうかの確認が必要になります．

3 ドレーンを付けている患者と最初に接するとき，何をする？　何を見る？

観察のポイント

最初に患者に接するときは，ドレナージの目的と，ドレーンの種類を把握し，ドレーンの排液を観察しアセスメントしていきます．

まず，ドレーンの先端が身体のどこに挿入されているかを把握し，そのドレーンが身体のどの部分を介して排出されているのかを観察します．そして排液量の確認を行いますが，排液量は前日（前回）までの経過と比較し，急激な増減がないかを観察します．

表1　消化器外科手術後に挿入されるドレーンの排液の正常と異常

状態		色・性状
正常（腹腔内術後滲出液）		術後滲出液や腹水．淡黄色．さらさらとした透明感のある液（感染を伴うと混濁する）．術直後は術中の血液が腹腔内に残り淡血性であることが多い．淡血性→淡々血性→淡黄色となることが通常
縫合不全	食道-胃管	唾液様，胃液様．淡黄色～淡茶色，やや粘調
	食道-空腸	淡黄色～淡茶色，黄褐色
	胃-空腸	淡黄色～淡茶色，黄褐色
	空腸-空腸	黄褐色
	胆管-空腸	黄褐色，緑色
	膵管-空腸	黄褐色
	結腸-結腸（直腸）	便汁・便臭を伴う
膵液漏		赤ワイン色．感染を伴うと混濁，灰白色となることもある　胃切除・脾摘でも膵周囲操作をするため起こりうる
胆汁漏		茶褐色．肝切除断端，胆嚢床，胆嚢管からの胆汁漏出
出血		血性
腹腔内膿瘍		黄白色などの膿汁．悪臭を伴う
乳び漏		乳白色．食道手術の胸管損傷などで起こる
イレウス（胃管・イレウス管）		黄褐色なら小腸での閉塞疑い，便汁なら結腸での閉塞疑い

（縫合不全注記：消化管内の消化液が漏出するので，吻合腸管が何であるかを考えよう．とくに経口摂取開始時期は注意して観察）

減少している場合は，ドレーンの屈曲，膿や血液の詰まりなどによる閉塞がないかを確認します．ドレーンの固定位置がずれていないかを確認することも必要です．

「どんなことが起こりうるか」を考えておく

挿入されているドレーンの排液の正常な状態を理解したうえでドレーン排液を観察しなければ，異常に気づくことはできません．さらにある程度，「どんなことが起こりうる患者なのか」を予測しながら注意深く観察することが，「正常か異常か」の適切な判断につながると考えます．排液の性状・排液量から何が起こっているかを推測し，患者の全身状態の把握に見逃しがないかを，再度確認しましょう．また，採血データも合わせて見ていくように習慣づけることが大切です（**表1**）．

縫合不全を疑う場合は，意識レベル，発熱，腹痛，腹部膨満，腸蠕動の低下などの腹膜炎所見がないかを確認していきます．

出血を疑う場合は，意識レベル，血圧低下，頻脈，尿量低下など出血による血行動態の変化がないかを確認していきます．

膵液漏がある場合は，仮性動脈瘤の形成や破裂による動脈性の出血が起こりうるため，注意して観察する必要があります．膵液漏や胆汁漏があれば，ドレーン排液のアミラーゼやビリルビン値が高値となります．医師から排液の測定指示が出された際は，その結果を確認していきます．

このように，挿入されているドレーンによって予測を立てた観察が必要になります．

4 ドレーンを付けている患者への感染管理でおさえておくことは？

ドレーン刺入部の観察が大切

ドレーンは人間にとっては「異物」なので，ドレーンの挿入自体が感染を引き起こす可能性があります．感染の徴候としては，創傷部とその周囲が赤くなり，腫れて熱をもち，痛みが増強することが挙げられます．したがって，ドレーン刺入部に発赤，熱感，びらん，湿疹などの皮膚障害や感染徴候がないかを観察します．とくに消化液が漏出している場合には皮膚障害を起こしやすいため，ドレーン刺入部の観察が重要です．

また，感染があるとドレーンの排液が混濁したり膿が出ることがあります．さらに高熱が出ることがあります．このような感染徴候と検査データを，合わせて観察していきます．

開放式ドレーンでは感染が起こりやすい！

開放式ドレーンは外界と通じていることで，閉鎖式ドレーンに比べて，創傷部から感染する可能性が高く，注意が必要です．

ガーゼやドレッシング材に汚染がないか，観察を行います．汚染があればただちに交換する必要があります．

また，開放式・閉鎖式ドレーンともに，排液の体内での停滞は感染につながります．ドレナージの効果を得るためには，排液が常に流れやすいように，ドレーンの固定を工夫することが大切です．ドレーンの内腔が狭くなっていないか，詰まりや折れ曲がりがないか，また排液の量・性状・臭気などの観察が必要です．いつもの状態に比べて排液量の性状や色調，においが変化したときはとくに注意が必要であり，緊急の処置が必要となる場合

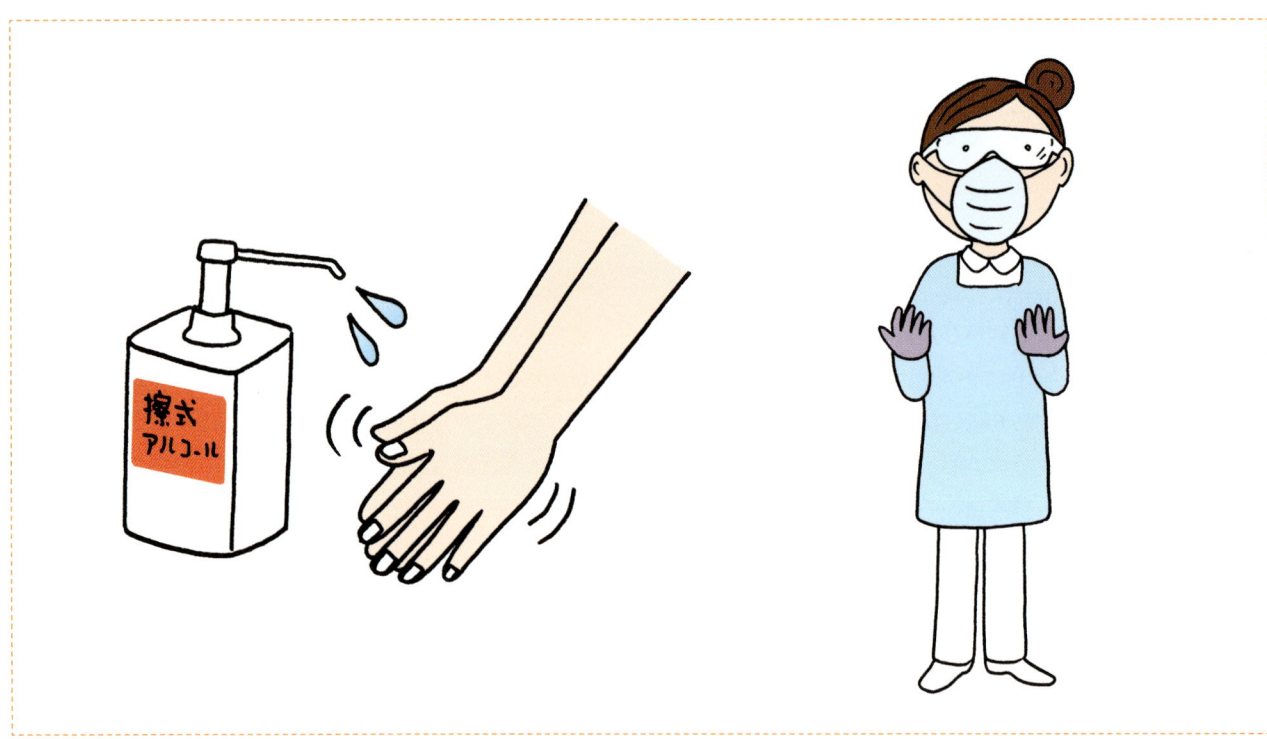

感染対策（スタンダードプリコーション）の例

があります．

感染予防に十分に努める

　ドレーンの取り扱いに関しては感染予防，職業曝露予防が必要となり，スタンダードプリコーションを行います．スタンダードプリコーションとは，感染を防ぐための標準的な予防策のことで，手指衛生やマスク・手袋などの個人防護具の使用を，適切に行うことをいいます．

　とくに手術後は，術後侵襲により免疫力の低下や栄養状態の低下が生じ，易感染状態となりやすいため，保菌患者との水平感染予防が重要となります．

　ドレーンを取り扱う前や処置前には必ず衛生学的手洗い（アルコール製剤によるラビング法＝擦式消毒を含む）を行うことを徹底します．ドレーンの排液を開放する場合や刺入部を開放する場合は，曝露の可能性があるため，手袋の着用だけではなく，エプロンやゴーグルの着用を徹底します．培養用に排液採取をする際は，周囲菌の混入を防ぐためにバッグに培養容器が付かないよう，注意して採取する必要があります．

5 ドレーンを付けている患者ケアでおさえておくことは?

過度な体動制限に陥りやすいことに注意

　ドレーンを付けている患者に対する体動制限は，挿入しているドレーンによって異なります．したがって，医師から指示されている体動制限を確認したうえで，ケアを行います．患者によっては，疼痛やドレーン挿入による不安から，過度に体動を制限してしまう場合もあります．ドレーンの必要性や取り扱いについて十分に説明するとともに，鎮痛コントロールを行うことで，不安を緩和していく必要があります．

理解が得られる患者での注意点

　理解が得られる患者には，制限範囲内で自分で活動できるようにしますが，体動によりドレーンの先端が組織にあたって痛みを伴うこと，ドレーンの固定や閉鎖式ドレーンの設置位置が不適切だとドレーンが引っぱられて挿入部に負荷がかかり痛みが増強すること，などが起こりえます．これらの痛みにより患者が動きにくい状態になっていないか，苦痛になっていないかを確認し，ドレーンが引っぱられないように固定を行い，必要時には鎮痛薬を使用して除痛を図ります．

　また，ドレーンの挿入部の固定位置がわかるようにマーキングし，体動や処置などでドレーンが抜けていないか，刺入部の固定位置，マーキング部位に変化がないかを確認します．

　複数のドレーンや，点滴などのチューブが留置されている場合は，チューブ類の絡みが抜去の原因となることに，注意する必要があります．

理解が得られない患者での注意点

　ドレーンの必要性の理解・協力が得られない患者の場合は，体動の介助を看護師で行います．また，固定を強化する（固定用テープを太くする・増やす，固定テープの種類を変更する，包帯などを選択するなど）ことで，自己（計画外）抜去が生じないようにする必要があります．

ケア時の注意点

　ケアを行う際は，ドレーンが屈曲したり動作の妨げになっていないかを確認し，さらに挿入部やその周囲に発赤や腫脹などスキントラブルがないか，固定テープによるかぶれや表皮剝離などのトラブルがないかを確認します．

　また，圧較差や重力を利用する排液バッグを用いている場合は，刺入部より低い位置に置くようにし，感染予防のため床に接地しないようにします．

引用・参考文献（STEP1）
1) 窪田敬一：最新全科 ナースのためのドレーン管理マニュアル．照林社，2005．
2) 岡元和文編：徹底ガイド 術後ケアQ&A．総合医学社，2009．
3) 山上裕機編：この1冊でまるごとマスター ナースのための消化器外科ドレーン管理．消化器外科NURSING（2012春季増刊），メディカ出版，2012．
4) 露木奈緒編：インシデント事例から学ぶ重症患者のドレーン管理．急性・重症患者ケア．2(4)：総合医学社，2013．
5) 中野あけみ：腹部のドレーン，留置部位による排液の違いは？ 見逃してはいけない！腹腔・胸腔ドレーンの管理＆ドレーン感染のトピックス．エキスパートナース，27(12)：18-21，2011．

STEP 2
ドレーンを固定してみよう

1 ドレーンの固定とは？ 誰が行う？

　ドレーンの固定は医師とともに実施することもありますが，日常的にはほとんどの場合，看護師が行います．適切にドレナージが行われること，感染などの合併症を予防することはもちろんですが，ドレーン挿入・留置による身体的苦痛や，体動・行動制限による精神的苦痛が最小限にとどめられるよう，患者の状態に応じて固定方法を工夫する必要があります．

　ドレーンの固定は大きく分けて，①挿入部の固定，②挿入部以外の固定，の2つがあります．

挿入部の固定

　挿入部の固定を行う目的は，ドレーンの脱落・埋没の予防，挿入部からの感染を予防することにあります．医師がドレーンと挿入部の皮膚を縫合固定する場合もあります．

　挿入部には透明のフィルムドレッシング材を貼付して，ドレーン挿入部を容易に観察できるようにします．しかし，挿入部からの滲出液を認める場合や，テープによる皮膚のトラブルがある場合には，ガーゼでの固定が必要となることもあります（**図1**）．

　ドレッシング材とガーゼのどちらを選択するにせよ，ドレーンの脱落や埋没，また，挿入部周囲の発赤・腫脹・熱感などの感染徴候を早期に発見することが重要です．とくにガーゼでの固定を行う場合には，挿入部の状態の観察が容易に行えないため，注意して観察する必要

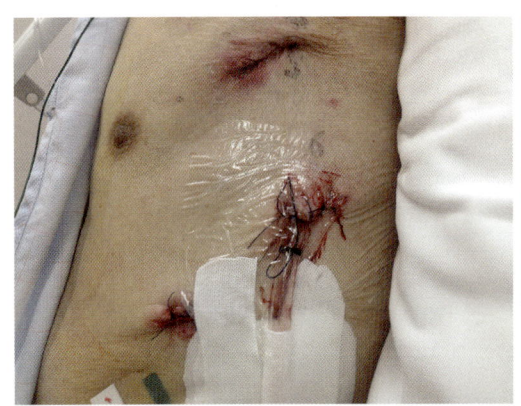
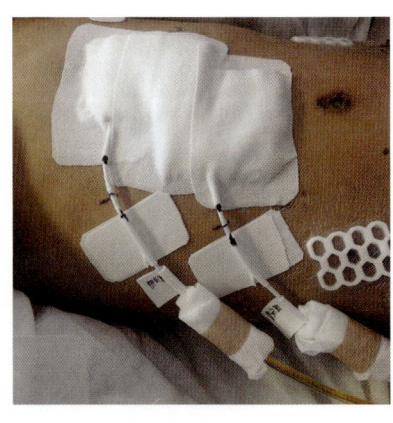

図1　挿入部の固定：フィルムドレッシング材（左）の場合とガーゼの場合（右）

があります．

挿入部以外の固定

挿入部以外の固定は，ドレーンの望まない抜去（事故などによる計画外抜去），接続外れ，患者の体動による屈曲などを予防するために実施されます．ドレーン挿入部はたとえ縫合固定されていても，固定位置のずれや外力により糸の断裂などが生じる可能性もあります．挿入部のフィルムドレッシング材を貼付した後，少し離れた位置にテープを用いて1か所もしくは2か所固定を行います（図2）．

計画外抜去を防ぐためには，不要なたるみをつくらないことや，なるべく患者の手の届かない（日常生活の妨げにならない）場所に固定することも必要です．実際に固定を行う際には，ドレーン排液の流れ方も考慮する必要があります．

ドレナージは多くの場合，高い位置から低い位置に向かい流れることで，排液を行っています．排液バッグはドレナージ挿入部位より低い位置に固定されますが，挿入部から排液バッグまでのあいだに液体（排液）が滞り

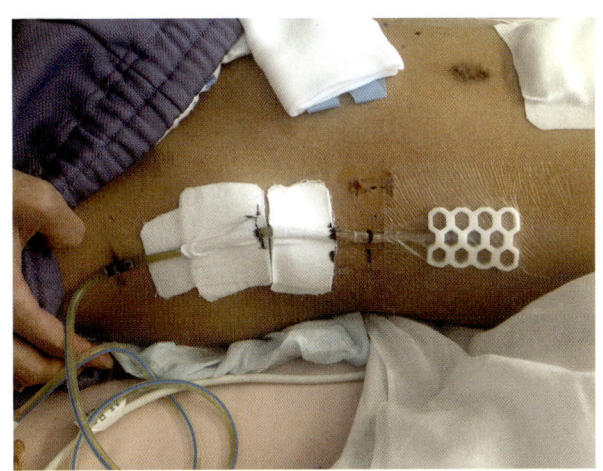

図2　チューブの固定
挿入部のフィルムドレッシング材を貼付した後，少し離れた位置にテープを用いて1か所または2か所固定する．

なく流れるように，テープで固定します．

ドレーンの固定時には，引っぱられる力に抵抗できるように固定されているか，患者の移動や行動に配慮され活動の妨げになっていないか，ドレーンの種類にあった固定がされているかを念頭に固定を行うことが重要です．

2　ドレーンの固定時は，どんなことに注意すればいい？

ドレーンの固定は，ドレーンチューブの種類を理解し，それぞれの特徴に合わせて適切に行うことが必要です．

最も基本的なことは，排液がドレナージされやすいように，排液バッグの位置や固定方法を決めることです．

排液バッグの位置は，基本的に挿入部より下に位置するように固定します．挿入部より排液バッグが上に位置すると，ドレナージが効果的に行えないばかりでなく，排液の逆流による逆行性感染のリスクが高まります．また，挿入部から排液バッグまでのあいだに屈曲やねじれがないように固定することも重要です．

ドレーンを固定する場合には，以下のポイントに注意し，挿入部から排液バッグまでをたどりながら確認していきます．

挿入部位の清潔が保たれているか

フィルムドレッシング材の汚染がないか，挿入部からの出血や滲出液によりテープが剥がれていないか，フィルムドレッシング材の継続使用が適切か（ガーゼへの変更が必要か），などについて確認します．

なお，体毛がある人の場合はできるかぎり体毛を避けてテープを貼用し，体毛のある部分に挿入部が近い場合は，除毛を行います．

剥がれないように固定されているか

まず，挿入部を中心にして，フィルムドレッシング材が貼付できているかを確認します．

なお，ペンローズのような短いドレーンではガーゼ固定が行われるため，固定時にドレーンが屈曲していないかを確認することが必要です．

マーキングを行い，ドレーンの位置確認ができるようになっているか

マーキングを行うことにより，ドレーンの脱落や埋没などを早期に発見することが可能となります（図3）．

患者の身体の動きに合わせた固定になっているか

挿入部位以外の固定を行う位置は，関節の動きのある部位は避けるようにします．

排液バッグはベッドサイドや床などに固定されているか

排液バッグの種類により，ベッド上に置く，ベッドサイドに固定する，専用の固定器具を用いるなど，固定場所は異なります．それぞれ，適切な場所に安定的に固定することが必要です（図4）．

また，患者の体動の妨げにならない位置，また体動時の計画外抜去を引き起こさないような位置に固定するようにします．

皮膚トラブルが予防できているか

テープによる皮膚の発赤や水疱，挿入部からの排液の漏れに起因する皮膚トラブルなどに注意します．皮膚に応じたテープの選択を行い，正しい貼り方・剥がし方を実践することが重要です．

予防的に被膜剤を塗布することによって，皮膚トラブルを予防することもできます．

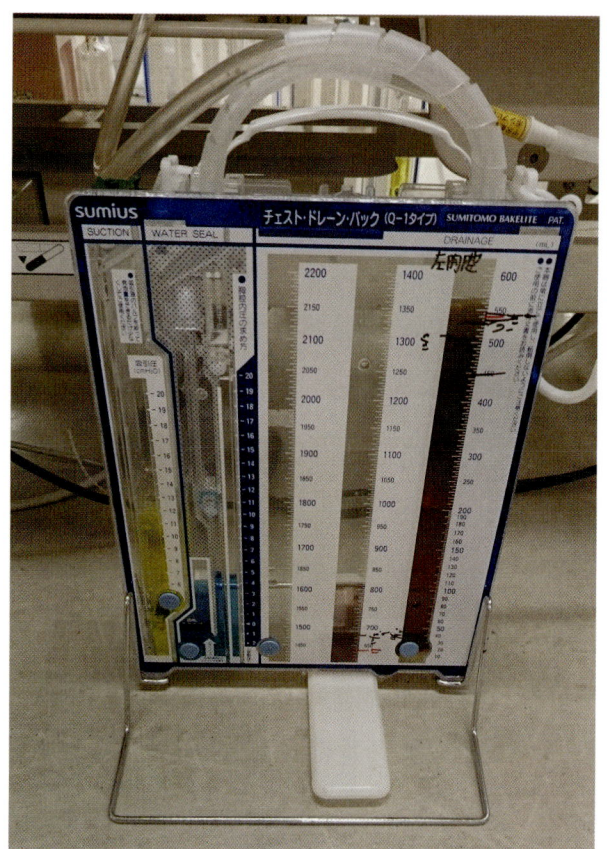

図4　ドレーンの固定の例
専用の固定器具がある場合は，その器具でしっかり固定する．

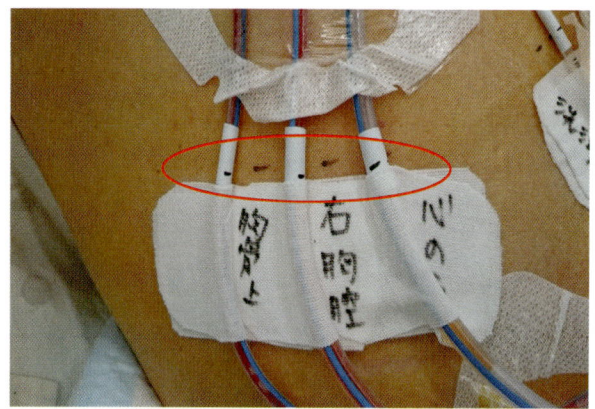

図3　マーキングの例
ドレーンと皮膚にずれがないか確認するために，マーキングを行う．

3 ドレーンの固定で必要な物品は？

必要物品は，①フィルムドレッシング材（またはガーゼ），②固定用テープ，③マーカー，④はさみ，⑤皮膚保護剤（スプレーなどの被膜剤など），です（図5）．

フィルムドレッシング材

透明のフィルムドレッシング材を使用することで，挿入部は容易に観察することができます．ペンローズなど短いドレーンの挿入では，創部の滲出液や血液などを，ドレーンを通して誘導し，ガーゼに吸収させます（オープンドレナージ）．フィルムドレッシング材を貼付すると，挿入部が屈曲しドレナージが行えなくなるため，注意が必要です．

また，挿入部周囲からの排液の漏れが多い場合には，フィルムドレッシング材が剥がれやすく，皮膚トラブルの要因にもなるため，ガーゼでの固定を検討する必要があります．

固定用テープ

ドレーンの脱落や埋没，また計画外抜去を予防する目的で，1～2か所の固定を行います．テープの幅が狭いと容易に剥がれてしまうため，5cm程度の幅の広いテープを選択します．

マーカー

ドレーンの位置が確認できるようマーカー（油性ペン）によるにマーキングを行います．ドレーンに直接マークを記入することも可能ですが，マーカーが消えやすい場合には，ドレーンにテープを巻き，その上にマークを記入します．

皮膚の保護

皮膚に被膜をつくることによって，テープによる皮膚トラブルを予防することができます．皮膚保護剤には，スプレータイプや塗布するタイプなどがあります．

皮膚が脆弱な場合には，固定用テープの貼付部位に，ハイドロコロイド材や透明ドレッシングフィルム材などの創傷被覆・保護材を貼ることによっても，トラブルを予防することができます．

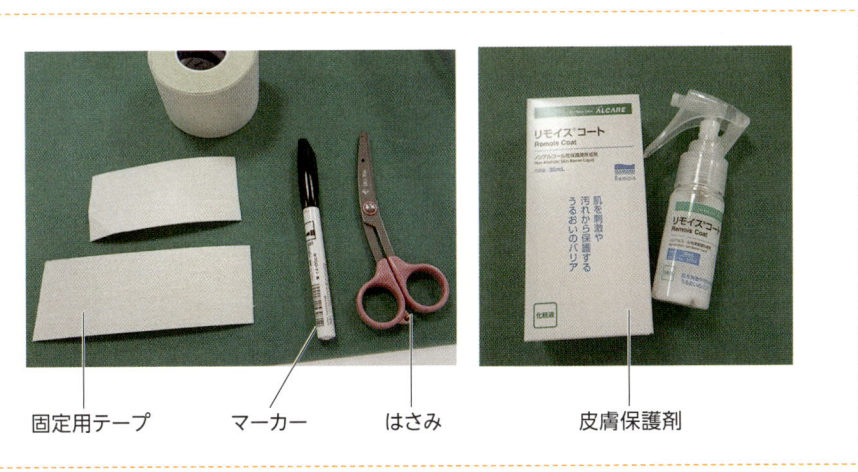

固定用テープ　　マーカー　　はさみ　　皮膚保護剤

図5　必要物品

4 ドレーンの固定は具体的にどのように行う?

挿入部の固定

挿入部が，フィルムドレッシング材の中心にくるように貼付します．

滲出液が多いなど，なんらかの原因でフィルムドレッシング材の貼用が困難な場合は，挿入部にY字の切り込みを入れたガーゼを敷き，上からガーゼで覆います．

挿入部以外の固定

1か所の固定につき，ドレーンに合わせて，テープを2枚切ります．そのうち1枚は，他方よりも2～3cm長めに切ります．さらに，テープを剥がれにくくするためにそれぞれの角を丸くするように切っておきます（図6）．

貼付する位置が決まったら，まず土台となる短いテープを貼ります．その上にΩ（オメガ）形になるように，ドレーンにテープを巻き付けて固定します（図7）．この時，テープとテープが密着していることが重要です．テープが浮いてきたり剥がれやすい場合には，切り込みを入れたテープで補強することによって，剥がれを防ぐこ

とが可能です（図8）．

収縮性のあるテープで固定する場合，テンションをかけて（ひっぱって）固定すると，表皮が引っぱられ，皮膚トラブルを起こしやすくなります．一方で，皮膚トラブルを考慮して固定をゆるくしてしまうと，ドレーン抜去の危険性が高まるため，注意が必要です．

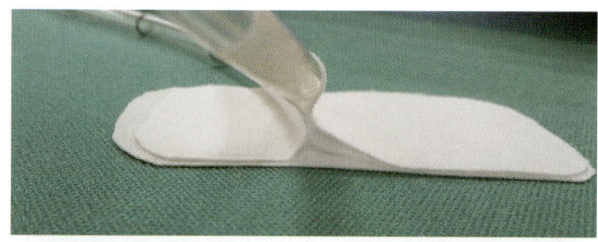

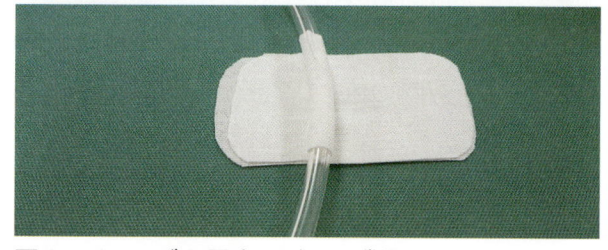

図7　チューブの固定：Ω（オメガ）形
貼付する位置が決まったら，まず土台となる短いテープを貼り，その上にΩ（オメガ）形になるように，ドレーンにテープを巻きつけて固定する．

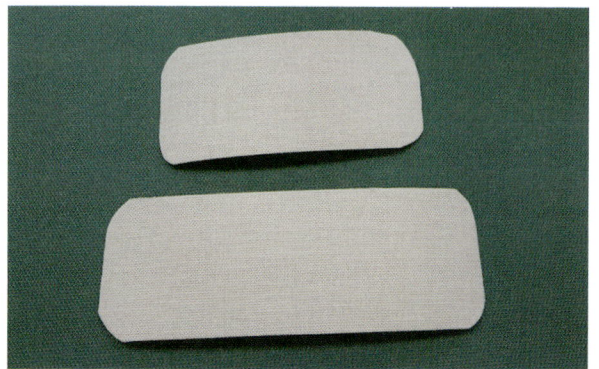

図6　用意するテープ
ドレーンに合わせてテープを2枚切り，そのうち1枚は，他方よりも2～3cm長めに切る．それぞれの角を丸くするように切る．

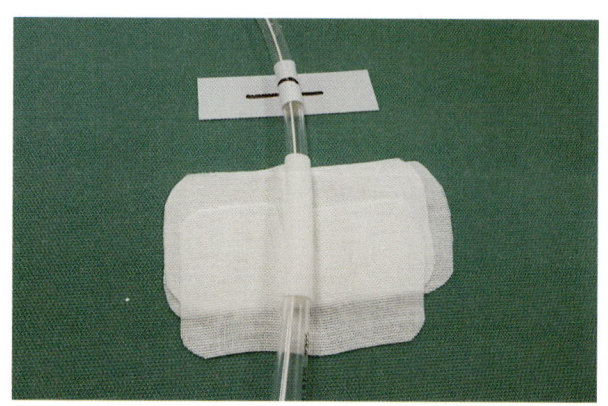

図8　テープの補強
切り込みを入れたテープで補強することによって，剥がれを防ぐ．

排液バッグ

ベッド上やベッド柵，床など，バッグが安定する場所に置きます．床の場合には転倒を予防するため，専用の固定具やテープで固定します．

5 ドレーンをうまく固定するコツは？

ドレーンの種類・挿入目的を理解する

ドレーンの種類によって，固定方法は異なります．ドレーンの種類や挿入目的を十分に理解することによって，それぞれに応じた適切な固定を行うことができます．

また，ドレナージを行っているからといって，必ずしも患者の活動を制限する必要はありません．歩行が可能な場合には，排液バッグを首からぶら下げる，点滴台に固定するなど，活動をできるだけ制限しないような工夫が必要です．

挿入部から排液バッグまでの固定をイメージする

挿入部から排液バッグまでの固定をイメージしてから，固定を開始します．十分なイメージをもつことによって，「固定した後に排液バッグを固定する場所がなかった」とか「患者の活動の妨げになってしまった」ということを避けられます．

テープの周囲を丸くカットする

固定に用いるテープは，周囲を丸くカットします．角をとることによって剥がれにくくなるだけでなく，皮膚の損傷も予防することができます（図6参照）．

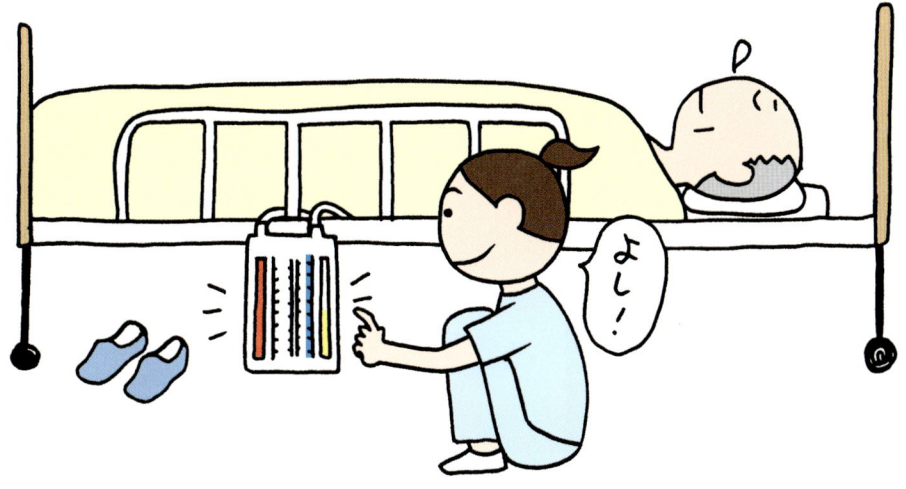

引用・参考文献（STEP2）
1) 藤野智子・福澤知子編：看るべきところがよくわかるドレーン管理．南江堂，2014．
2) 清水潤三・曽根光子：はじめてのドレーン管理．メディカ出版，2013．

STEP 3
固定されたドレーンを確認してみよう

1 ドレーンが挿入されているってどうみるの?

ドレーンの位置と固定を観察

　胸腔ドレーンなど，X線撮影で先端位置確認（図1）が行えるものに関しては，X線撮影を行います．
　また刺入部の観察，固定状況の確認も重要です．刺入部の位置が変わっていないか，挿入部位の固定の縫合に緩みがないかを観察し，ドレーン・チューブが抜けていないか，深くなっていないかを確認します．
　透明フィルムのドレッシング材で固定している場合，刺入部は観察しやすいですが，ガーゼなどで覆われている場合は，必要に応じてガーゼを剥がして確認する必要

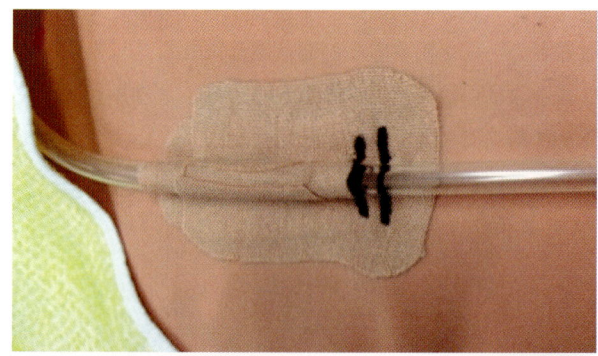

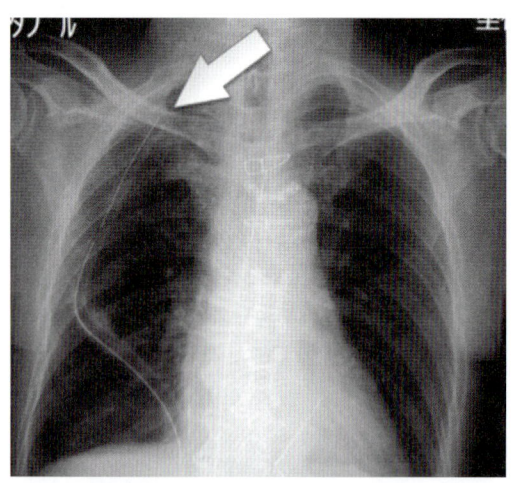

図1　X線撮影での先端位置確認
ドレーンの先端の位置が変化していないかを確認する．

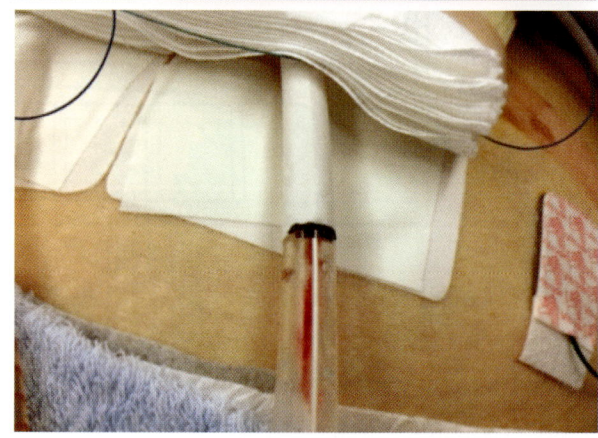

図2　ドレーン固定位置確認マーキング例
ドレーン・チューブの位置が変わっていないかを，マーキングによって確認する．

があります．

ドレーン・チューブの位置が変わっていないかマーキング（図2）をし，勤務交代時や体位変換時，リハビリテーション施行前後で変化がないか，確認します．

排液から観察

ドレーン挿入時は，患者の状態やエコー検査などにより，排液量が予測できます．排液量が予想以上に多い場合，あるいは予想以上に少ない場合は，目的の位置にドレーン・チューブが挿入されていないなど，何かしらの異常が考えられるため，医師に報告する必要があります．

排液量を正確に知るためには，刺入部から排液バッグまで，閉塞はないかを確認する必要があります．「屈曲がないか」「フィブリンや凝血塊などでチューブ内が閉塞していないか」「三方活栓やクレンメ，鉗子などでクランプされていないか」などを確認しましょう．

排液量が多く血性の場合や，急激に排液の性状が変化し血性になった場合などは，すぐに医師に報告する必要があります．基本は，排液の量，性状，色調，臭気などに変化がないかを観察します．

排液量の減少は，実際に滲出液などの排液が減っている場合や，ドレーンの閉塞が考えられます．また，ドレーン自体が挿入された位置から浅くなっているなど，いわゆる「ドレーン抜去」の可能性も考えられるため，注意が必要です．

2 ドレーンが正しく固定されているってどうみるの？

挿入されたドレーン・チューブにより効果的なドレナージを行うためには，ドレーン・チューブの先端が動かないよう，ドレーン・チューブをしっかりと固定する必要があります．また，固定のテープやドレーンにマーキングを行い，位置のずれを確認するようにします．

加えて，ドレーン・チューブの自然抜去や迷入を予防し，患者の離床の妨げにならないよう，適切に固定する必要があります．患者ができるかぎり苦痛にならないような配慮も必要です．

刺入部の固定

基本的にドレーン・チューブは，刺入部の皮膚と縫合し，抜去されないように固定します．ペンローズドレーンの場合は，迷入防止のために滅菌安全ピン（図3）を使用する場合もあります．また，透明フィルムのドレッシング材を用いて固定する場合もあります．

刺入部を固定する縫合に緩みはないか，迷入・抜去の可能性はないか，刺入部から排液の漏れが起こっていないかなどを確認します．

皮膚との固定

ドレーン・チューブが屈曲しないように固定します．体動などにより屈曲，捻転，抜去が起こらないよう考慮

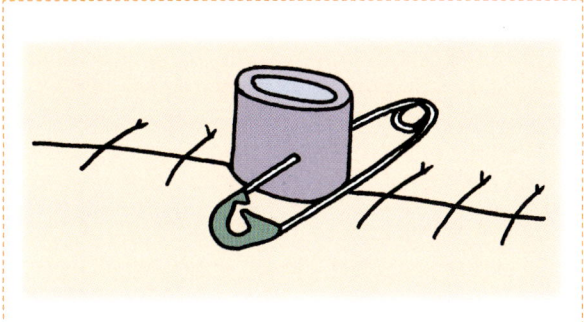

図3　ペンローズドレーンの迷入防止
ドレーン先端に滅菌安全ピンを使用する．

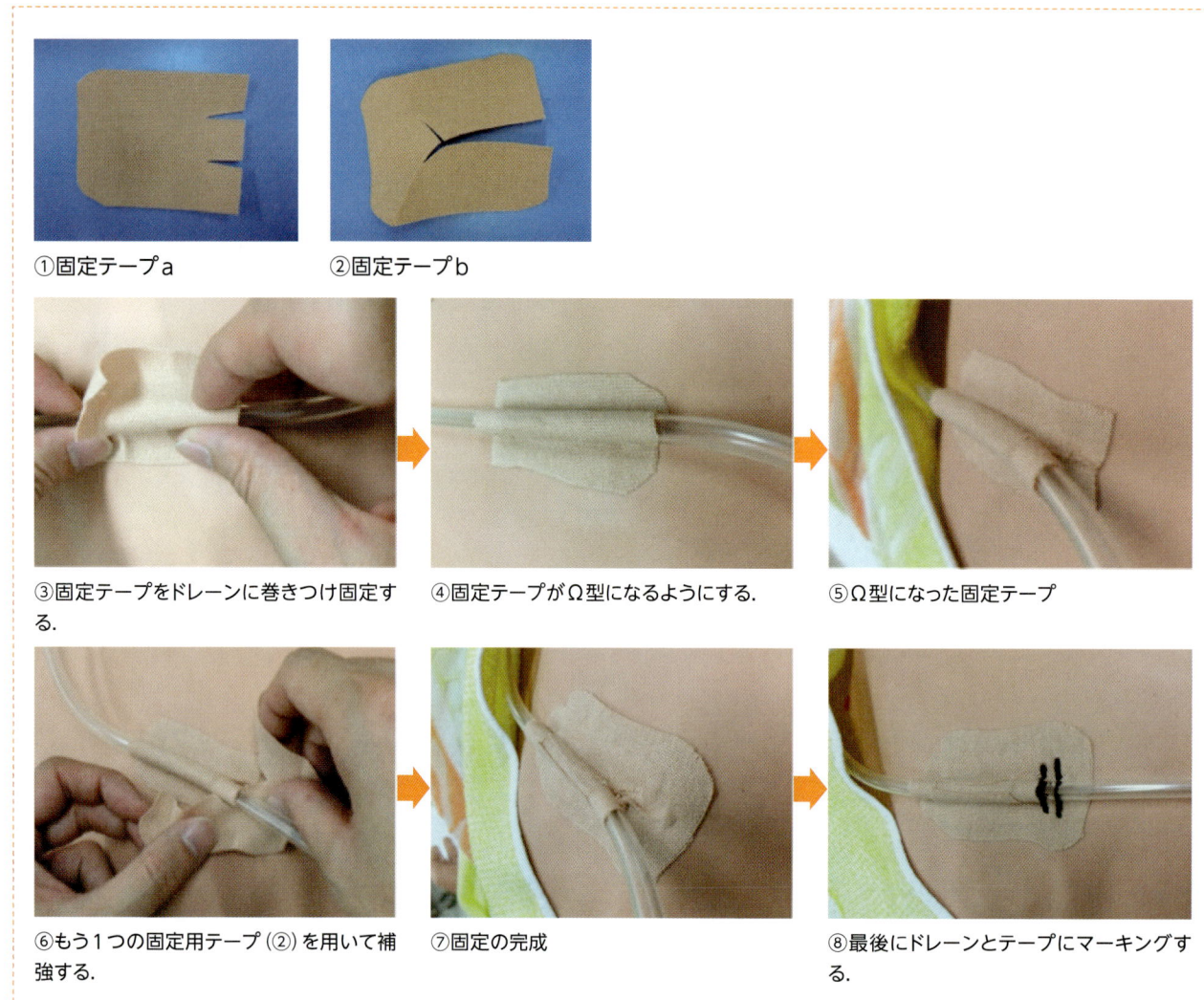

図4 ドレーン・チューブと皮膚の固定例（Ω型）

する必要があります．固定の位置によって排液が滞り，ドレナージの妨げにならないよう注意します．

患者の状況に応じた固定が行われているかを観察します．術後の離床が進んでいくことを妨げないよう注意し，また患者のADLが拡大していくなかで生じうる抜去などに配慮して，固定を行います．

ドレーン刺入部の発赤，腫脹，疼痛，熱感，臭気など，感染徴候がないかを観察する必要があります．また，固定による皮膚トラブルにも注意して観察を行います．

皮膚との固定例

固定用のテープ2種（図4①②）を用意します．違いは切り込みの方法で，固定と補強に用います．まず，固定用テープ（図4①）を図4③のようにドレーンに巻きつけ，固定します．この時，固定テープがΩ型になるように固定します（図4④⑤）．

さらに，もう1つの固定用テープ（図4②）で，図4⑥のように補強します．これで固定の完成です（図4⑦）．最後にドレーンとテープにマーキングします（図4⑧）．

3 ドレーンが抜けていたらどうする?

「情報・予防・治療」の目的で挿入されていたドレーンがなんらかの原因により抜去されてしまうと,ドレナージの効果がなくなり,患者に大きな影響を及ぼします.すぐに対応しなければ,命にかかわる危険性もありますので迅速な対応が必要です.

ドレーンの状態確認

ドレーンが抜けているところを発見したら,あわてず,迅速に対応しましょう.すぐに医師に報告し,抜去されたドレーンが先端まで抜けているか,あるいは先端が切断され体内に残っていないかを確認します.

途中まで抜けていた場合でも,看護師の判断で抜去を進めてはいけません.無理に引っぱることで,ドレーン・チューブの先端がちぎれて体内に残る可能性があります.すぐに医師に報告し,処置ができるように環境や物品を整え,患者の状態の変化に注意して観察します.

脳室・脳槽ドレーン

脳室・脳槽ドレーンが抜けていた場合は,抜去部の消毒を行い,清潔ガーゼで保護します.頭蓋内圧のコントロールのため,頭部の高さをそのままにして,医師に報告します.

ドレーン抜去による頭蓋内圧変化によって起こる,意識レベル,神経症状の変化,呼吸状態に注意して観察する必要があります.必要時には,CT,MRI撮影を行います.

頭蓋内圧に大きくかかわるドレーンであり,トラブルが起こらないよう,絶えず厳重な管理が必要です.

胸腔ドレーン

胸腔ドレーンが抜けていた場合は,胸腔内に空気が入り込み,肺が虚脱し換気ができなくなる可能性があります.人工呼吸器装着中の陽圧換気下では,緊張性気胸になる可能性が高く,すみやかに対応する必要があります.

対応の方法は,すみやかに抜去部に清潔ガーゼを当て,抜去部から空気の入り込みを防ぎます.密閉性の高いフィルム材を用いて密閉し,医師に連絡をします.

左右の胸郭の動き,呼吸音,呼吸苦,SpO_2値など呼吸状態の変化に注意し,バイタルサインなどを観察する必要があります.必要時に胸部のX線撮影を行います.

心嚢・縦隔ドレーン

心嚢・縦隔ドレーンが抜けていた場合は,抜去部の消毒を行って清潔ガーゼで保護し,ただちに医師へ報告します.心嚢液の貯留による心タンポナーデを起こす可能性があるため,血圧低下,心音微弱,頸静脈怒張など,バイタルサインなどに注意して観察する必要があります.

必要時,心エコー検査を行います.感染の危険性があるため,途中まで抜けたドレーンの再挿入は禁忌です.

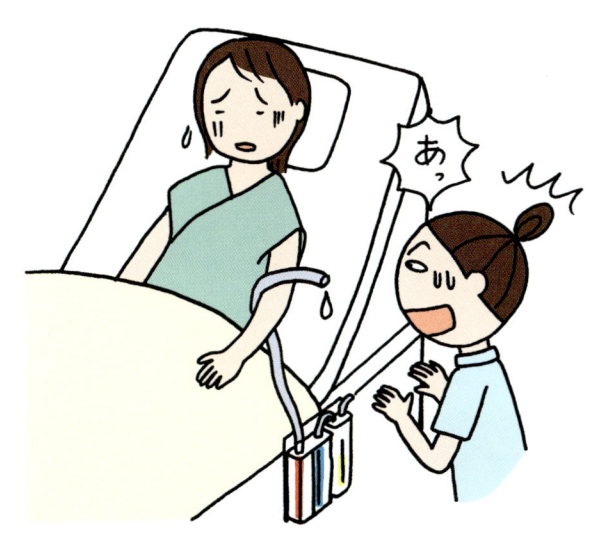

消化器系のドレーン

消化器系ドレーンが抜けていた場合は，抜去部を清潔ガーゼで保護し排液できるようにします．消化器系の排液（各消化液など）により，皮膚トラブルを起こす可能性があるので，排液量が多い場合は，その予防に努める必要があります．

ペンローズドレーンなど，安全ピンを使用していた場合は，ドレーンが体内に迷入していないか，安全ピンの確認を行います．必要時，X線撮影を行います．

4 ドレーンの固定が外れそう，もしくは外れていたらどうする？

外れそうな場合の対応

ドレーンの固定が，汗や滲出液などで外れそうになっていた場合，固定をやり直す必要があります．汗や滲出液により皮膚への刺激が考えられるため，汗や滲出液を拭き取り，清拭を行い，皮膚の清浄化を行ってから再固定を行います．

汗や滲出液が多い場合，皮膚トラブルおよび感染を引き起こします．固定部分の皮膚トラブルの予防として，汗・滲出液から皮膚を保護する役割をもつ，3M™キャビロン™非アルコール性皮膜（液体包帯，図5・右）の使用も検討します．また刺入部からの滲出液が多い場合は，透明フィルム材から滅菌ガーゼに変更することも検討します．

外れている場合の対応

固定が外れている場合，ドレーンの位置が変化している可能性があります．刺入部の観察を行い，チューブが浅くなっていないか，もしくは深くなっていないかを確認する必要があります．

ドレーンの位置に変化があった場合は，すぐに医師に報告します．刺入部の位置が変わっていた場合は，排液の量・性状・色調などに変化がないかを観察します．

排液量が急激に減少した場合，排液がなくなった場合，急にエアリークが認められる場合などは，ドレーン自体が本来挿入されていた位置から浅くなり，抜けている可能性も考えられるため，注意が必要です．

外れている場合の再固定

刺入部の固定にフィルムドレッシング材を使用している場合，フィルム材の端が何かで（患者の手や清拭用タオル，寝衣などで）こすれるとめくれやすくなるため，端を他のテープで補強します．また，発汗などが多く，

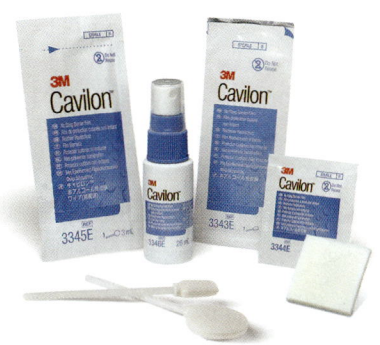

図5　液体包帯の例：3M™キャビロン™非アルコール性皮膜(ナプキンタイプ，写真右)
写真提供：スリーエム ヘルスケア株式会社
便・尿などの汚染，テープ・粘着製品の剥離刺激などから，撥水性の皮膜形成で皮膚を保護する．

①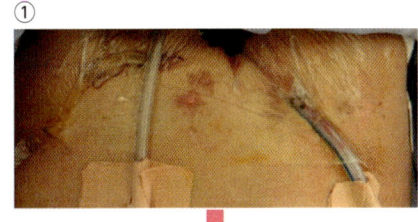
発汗などで剥がれやすい場合はフィルムドレッシング材から

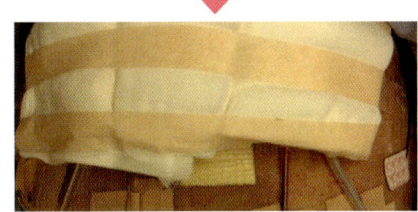
滅菌ガーゼでの保護へ変更を考慮

②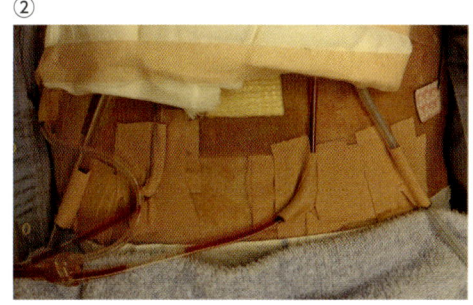
刺入部から，ドレーン・チューブが閉塞しないように固定する．

③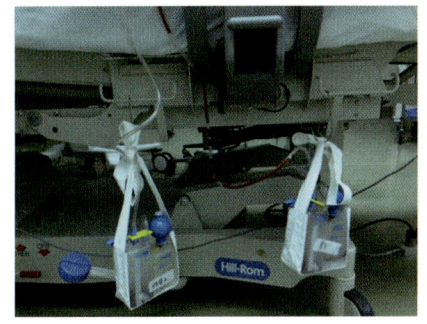
排液バッグは，挿入部位より低い位置で，床につかないように管理する．

④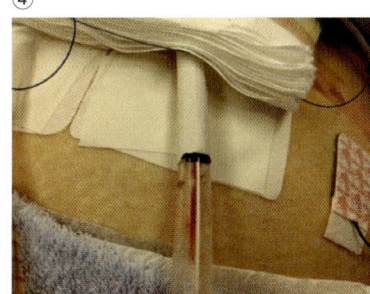
まっすぐの固定は強いが，テープに伸縮性がないため，患者が動いたときにドレーンが少しでも左右や上に引っぱられると，剥がれる可能性がある．

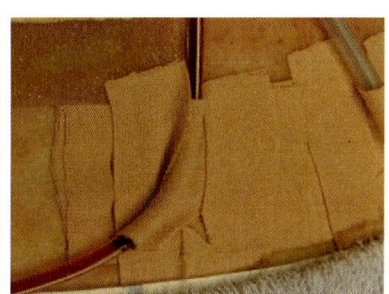
テープに伸縮性があるため，患者の動きによって左右や上にドレーンが引っぱられても固定は剥がれにくい．

図6　ドレーン再固定の留意点

　フィルムドレッシング材が剥がれやすくなった場合には，フィルムドレッシング材から滅菌ガーゼによる保護に変更を考慮します（**図6①**）．

　またドレナージ効果を十分に得ることのできる固定，患者に合わせた固定用テープを調整します．たわみや屈曲は排液を停滞させ，十分なドレナージができなくなります．そのため，ドレーン・チューブのたわみや屈曲がないように固定します（**図6②**）．

　また，逆行性感染予防のためにも，排液バッグは挿入部位より常に低い位置に置き，排液バッグは床につかないように管理します（**図6③**）．

　皮膚トラブルに十分注意しつつ，ドレーン・チューブがしっかりテープ固定できる位置を選択し，テープと皮膚の接地面を大きくすること，ドレーンとテープ，皮膚とテープを確実に固定することを考慮して，粘着力の強いテープを選択します．動きの多い患者の場合は，伸縮性のあるテープを選択するほうが剥がれにくい場合もあります（**図6④**）．

　また，離床に伴うADL拡大を妨げないようなドレーンの固定，排液バッグの位置，チューブにテンションがかからない工夫などを行っていく必要もあります．ベッド上で臥位から坐位に移る場合や歩行時などは，排液バッグを支柱棒にかけるなど，チューブ自体が引っぱられないよう工夫する必要があります．

　離床が進み，動く機会が増加していくにつれ，ドレーン固定テープが剥がれることが多くなるため，テープが

剥がれたときには，すぐにコールしてもらうように，患者に伝えておくことも大切です．

抜去により，再挿入や感染のリスクなどの患者負担が大きくなるため，固定や刺入部の観察を十分にし，離床や患者の動きによる誤抜去を，できるかぎり防ぐ必要があります．

5 管理の第一歩「ルートをたどる」ってどういうこと？

ドレーンの固定が確認できれば，次はルートの管理です．ここでの「たどる」とは，ただルートの挿入部からバッグまでを「ざっと見る」ことではなく，指差喚呼のように一つひとつを確かめるようにして，観察していくことです．

挿入部の確認

まず挿入部を観察します．ガーゼやドレッシング材によって保護されている場合，挿入部が観察しにくい場合があります．しかし，「観察しにくい」という理由で観察しない，というわけにはいきません．

また，ドレーンが固定できていても，胸腔や腹腔側のドレーンが押しだされ，たるみが生じる場合があります（図7）．この場合，医師に報告し，対応してもらう必要があります．ガーゼ交換の際も当然ながら，適宜確認する必要があります．

固定部分からバッグまでの確認

挿入部からルートをたどっていくと，次は固定部分です．では固定部からバッグまでのルートは，どのようにたどるのでしょうか？（固定の実際は前項参照）

まず，ここも「ざっと見る」だけでは不十分です．ルートを手で持ち，「屈曲や断裂がないか」「チューブの外側に血液汚染がないか」「クレンメが付いている場合はクレンメの開放忘れがないか」など，バッグ接続部までのルートを順に触りながら観察していきます（図8）．

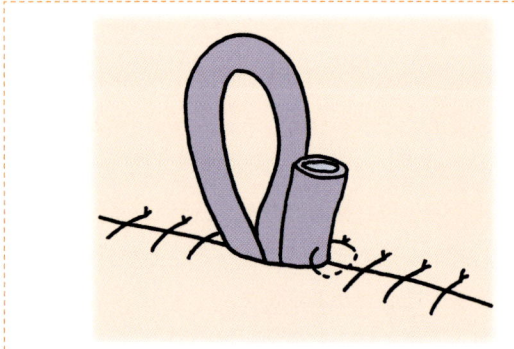

図7　ドレーンが押し出されてたるみが生じている

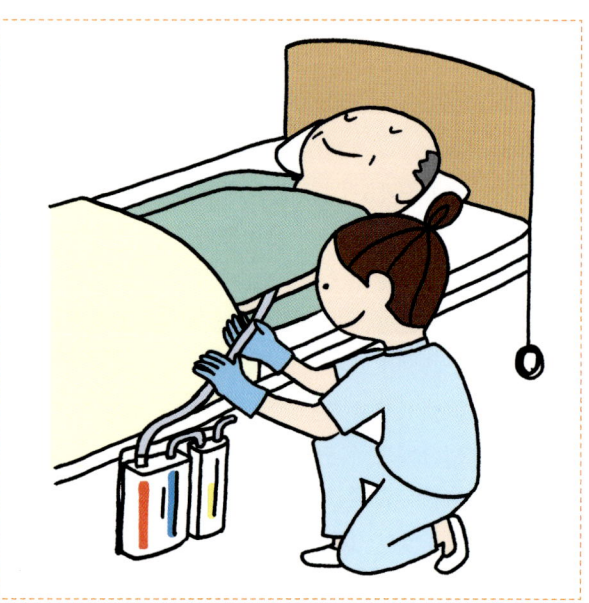

図8　ルートを触りながら観察

6 「ルートが屈曲している」ってどういうこと？

ルートをたどっていったら，患者の背中や足の下敷きになっていたとします（図9）．この場合，ルートが屈曲している可能性があります．

一処置一観察の原則

ルートは外的な力が加わらないかぎり，自然に曲がりません．体位調整やヘッドアップした後，患者自らが体位を変えた後など，必ずルートをたどり，患者の身体の下敷きになっていないか，ベッドと柵の間に挟まっていないかなどを，確認する必要があります．

「一処置一観察」という言葉で表現されるように，なんらかの介入や変化があった後には，必ず挿入部から順に確認をしながらルートをたどりましょう．

側臥位や坐位をとれる患者に注意

側臥位でドレーン挿入部が身体の下側になる場合，とくに注意が必要です．また，ドレーンの誘導方向にも注意しましょう．

離床が進むにつれ，坐位で過ごす時間が長くなり，今までと同じ固定位置ではルートが屈曲しやすい場合などでは，固定位置の変更を考慮すべきです．

身体の下敷きになったり，柵に挟まったりした場合，ルートが引っぱられ，バッグとの接続部やルートの接続部などが外れる可能性があります．必ずルートにはゆとりをもたせるように管理しましょう．

ルート屈曲の影響

ルート屈曲が患者に与える影響を考えてみましょう．

ルートが屈曲していると排液が誘導されず，ドレナージの妨げとなります．そして，ドレーンの閉塞や挿入部からの滲出により，皮膚トラブルや感染を引き起こす危険があります．

さらに，ドレーンの挿入部位によっては，ルートの屈曲が患者の生命にかかわる事態となります．たとえば脳室ドレーンの屈曲は脳圧亢進を引き起こす可能性があります．また，心嚢ドレーンの屈曲は心嚢液貯留から心タンポナーデを引き起こす可能性があり，とくに注意が必要です．

「ただルートが折れ曲がっているだけ」と安易に考えず，細心の注意を払って観察していきましょう．

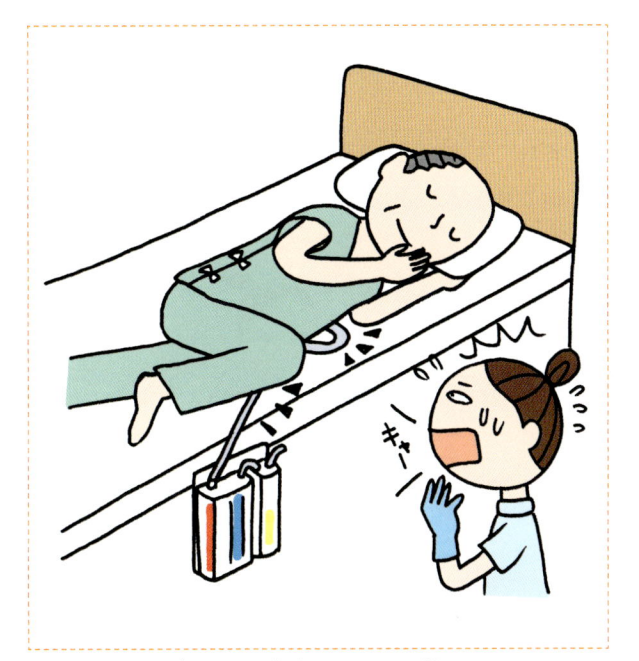

図9 ルートが患者の背中や足の下敷きになっている

7 ルートが屈曲していたらどうする?

　では，実際にルートが屈曲していた場合，どうすればいいのでしょうか？　折れ曲がったルートをそのまま元どおりに戻せばいいのでしょうか？——答えはNoです．「屈曲していた」ということは，すでに述べたようなリスクが考えられます．ルートを戻した後，**表1**を参考に観察する必要があります．

①屈曲部位に亀裂・断裂がないか？

　ヘッドアップ・ダウンの際，ベッドに挟むことがあり，亀裂や断裂を生じる場合があるため，注意が必要です（図10）．

②ルート内に凝血塊形成がないか？

　ルート内の流れが滞り，凝血塊を形成する可能性があります（とくに血性排液をドレナージしている場合，p.48参照）．

③ルートの閉塞はないか？

　見える範囲以外でも，凝血塊が形成され，ルートの閉塞が起こる可能性があります．

④挿入部からの排液漏れ・固定の剥がれはないか？

　屈曲・閉塞により貯留した排液は，挿入部から漏れだすことがあります．漏れだした排液によって固定テープが汚染され，固定が剥がれやすくなります．

⑤戻した後，多量の排液が流出しないか？

　屈曲を戻したことで，それまで貯留していた排液が急激に流出する可能性があります．たとえば，「胸水穿刺後のドレーンが屈曲していて，解除した途端500mL以上の胸水が流出した」ような場合，虚脱していた肺胞が一気に再膨張し，肺血流の再灌流および血管透過性亢進が生じて，再膨張性肺水腫を引き起こす危険性があります．

　つまり，屈曲を戻した後，患者の全身状態，バイタルサインの観察が必須であることは，いうまでもありません．

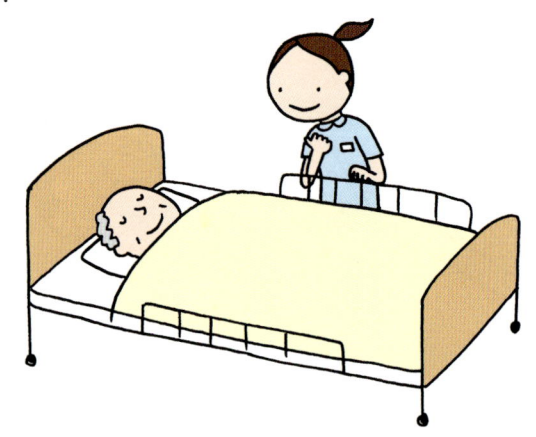

表1　屈曲したルートを元に戻した後の観察点

1. 屈曲部位に亀裂・断裂がないか？
2. ルート内に凝血塊形成がないか？
3. ルートの閉塞はないか？
4. 挿入部からの排液漏れ・固定の剥がれはないか？
5. 戻した後，多量の排液が流出しないか？

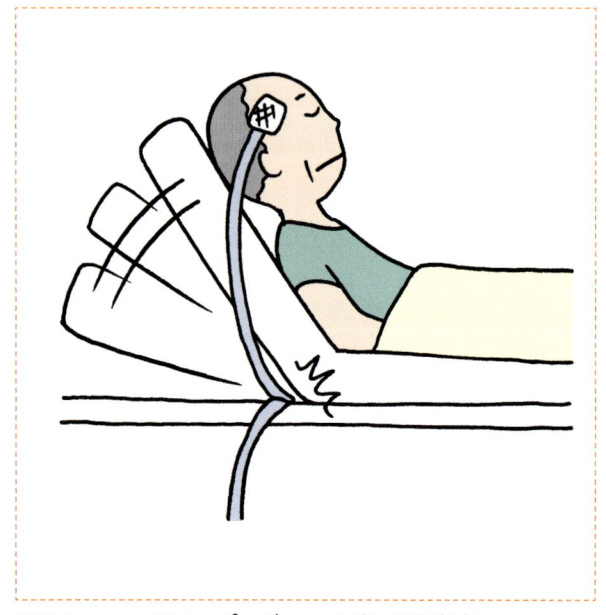

図10　ヘッドアップ・ダウンの際の注意点

8 ルートに閉塞がみられたらどうする？

「屈曲を戻したのに排液がみられない」「さっきまでルート内に排液されていたのに，突然止まってしまった」「ルート内の排液に呼吸性の動きがあったのに，動きがなくなった」——このような変化に気づいた場合，ルートの閉塞を考えます．

それでは，閉塞がみられた場合，どのように対応すればいいのでしょうか？

ドレーンの目的別に患者観察

まずは患者の観察です．ただし，ドレーンの挿入部位によって観察すべき重要ポイントが変わってきますので，初めにドレーン挿入の目的と挿入部位について，理解しておく必要があります．それらの違いを理解しておかなければ，ドレーンの正しい管理方法も異常の早期発見もできないことを，肝に銘じましょう（図11）．

では，それらを理解したうえで，ルートの閉塞に気づいた場合，どのように対応すべきでしょうか？

ミルキングの実施

ミルキングをしても問題ないドレーンであれば，ルートを指やミルキングローラーを用いてミルキングを行います（図12）．ミルキングとは，もともと「乳搾り」の意味で，ルートをしごくことで一時的に陰圧を発生させ，滞っていた排液を再度流します．

ただし，シリコンドレーンが挿入されている患者にミルキングローラーを使用してはいけません．シリコンドレーンは傷つきやすいため，アルコール綿で挟むようにし，手でしごきます（ただし，ウレタン製のドレーンはアルコール綿禁忌）．そして，すみやかに医師へ報告する必要があります．

患者の状態をよく観察して，医師へ報告しましょう．

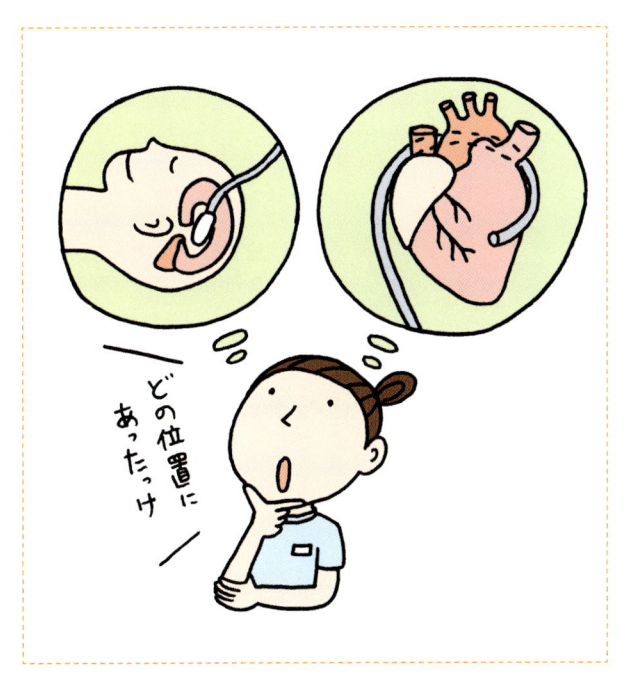

図11　患者の観察すべき重要ポイント

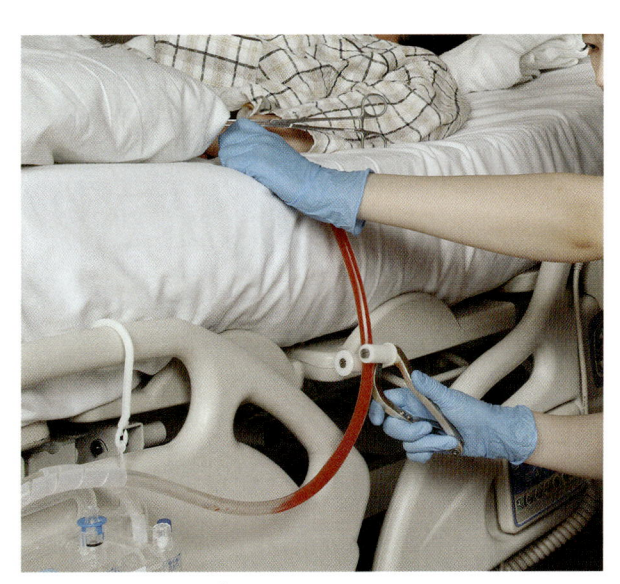

図12　ミルキングローラー

9 ルートの接続部はどうみる?

　ドレーン管理中，望まない抜去（自己抜去や事故による抜去）や接続部の外れ・破損などを起こすと出血や感染リスクの増加などをまねき，回復の遅れや生命の危機に陥る場合もあります．ドレーン接続部を観察する際は，ドレーンの外れや破損について注意深く観察する必要があります．

接続部の構造

　ドレーンと排液バッグをつなぐ場合，接続部はどのようになっているでしょうか？　胸腔ドレーンの接続部（図13①）や，脳室ドレーンのロック式の接続部（図13②）など，それぞれ特徴があります．

接続部の観察

　接続部の観察は，勤務交代時や体位変換・移動などのケアのたびに，きちんと固定されているかどうか，指差喚呼して，観察と確認を行います．

　接続部が緩んでいれば深く差し込みます．三方活栓を利用したロック式の場合は，緩んでいればしっかりと閉め直して，外れないようにします．

　接続部の観察で重要なのが，接続部からの排液の漏れです．排液の漏れは，接続部の緩みや外れ，破損によって起こります．

　たとえば脳室ドレーンの接続部は，三方活栓で接続され，感染対策として滅菌ガーゼなどで保護されています（図13③）．ガーゼ内の三方活栓は清潔な部位であるため，看護師のみの判断で，滅菌ガーゼを外して観察することができません．接続部を目視することができないため，ガーゼが汚染されていないか否かで確認します．汚染があれば，接続部の緩みや外れ，破損によって髄液が漏れている可能性があります．外気と交通して細菌感染やオーバードレナージの危険性もあるため，注意して観察を行います．

①胸腔ドレーンの場合の接続部

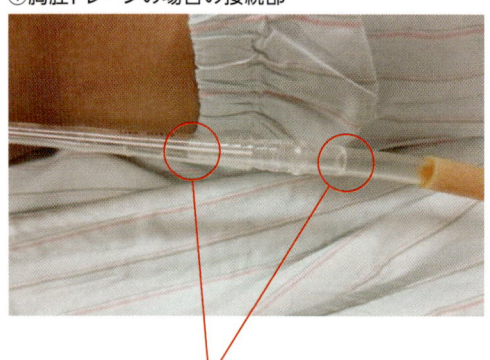

接続管とチューブの口径が合わないと，チューブの破損が起こる場合がある．適正なチューブで接続を行う．

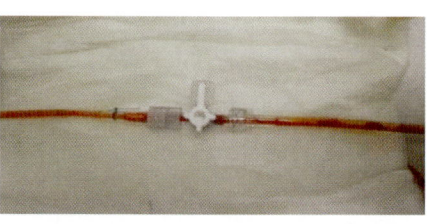

②脳室ドレーンの三方活栓を利用したロック式の接続部

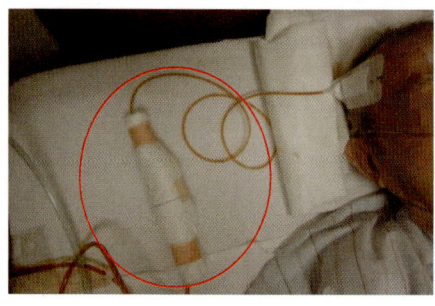

③脳室ドレーン：ガーゼなどで接続部を保護している．

図13　閉鎖式ドレーンの接続部

10 接続部が外れていたらどうする？

外れているとどうなる？

ドレーンの接続部が外れる原因には，接続部の固定力が不十分で緩みが生じて外れる場合や，ドレーンに想定以上の力が加わってしまう場合などがあります．

たとえば胸腔ドレーンでは，接続部が外れると空気が胸腔内へ流入し，胸腔内の陰圧が維持できなくなり，気胸から緊張性気胸へ発展する可能性があります．脳室ドレーンでは，短時間で多量の髄液が漏れてしまい，オーバードレナージを引き起こす可能性があります．外れた接続部から細菌が入れば，逆行性感染を引き起こしてしまう可能性もあります．

ドレーンの接続部は「外れない」ことが原則です．しかし膵管チューブのように，あえて接続部をロック式のコネクタを用いずに接続する場合もあります．これは，過剰な力が加わったときに接続部が外れることによって，ドレーンそのものが抜けるのを予防するという考えかたで行われます．

接続部が外れた場合はどう対応する？

接続部の外れや破損しているところを発見したら，すみやかに対応します（図14）．たとえば胸腔ドレーンの

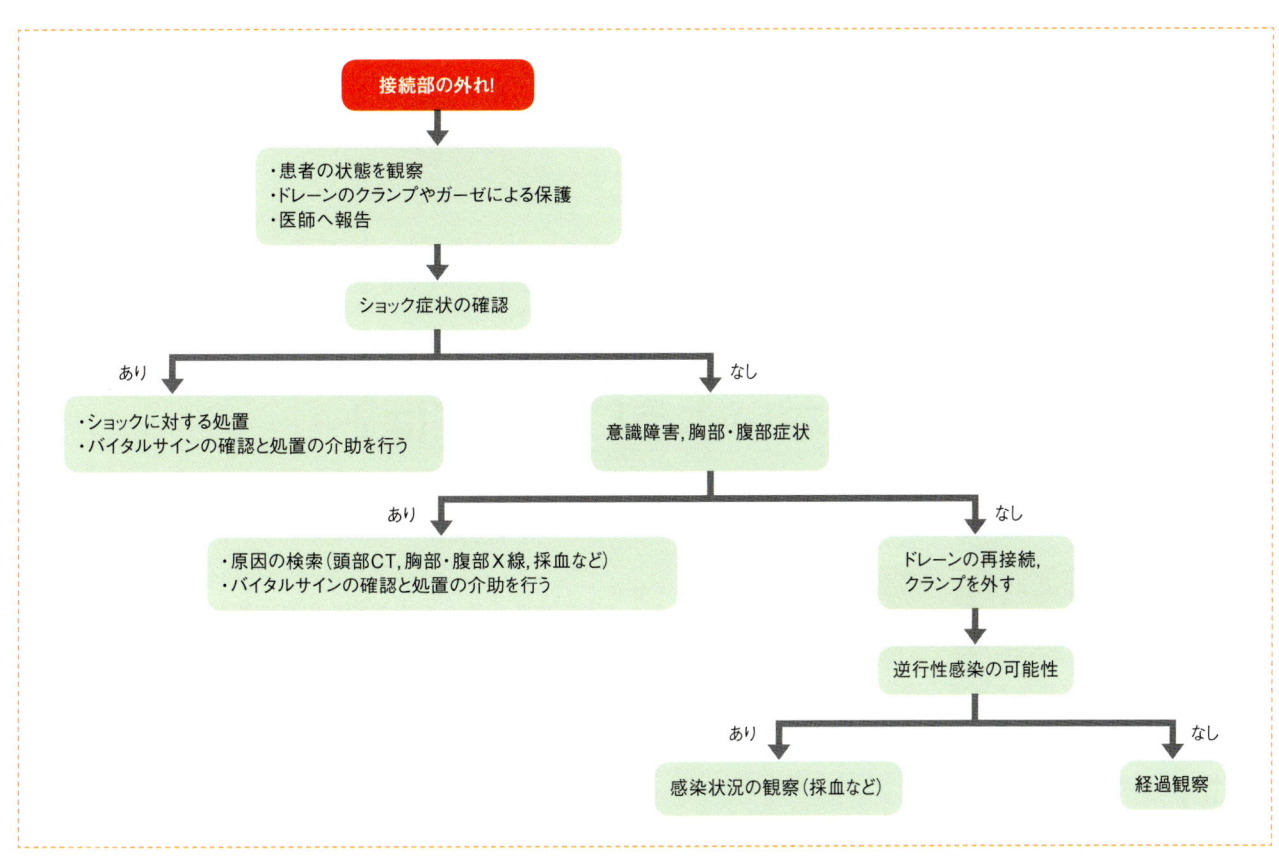

図14 接続部が外れた場合の対応

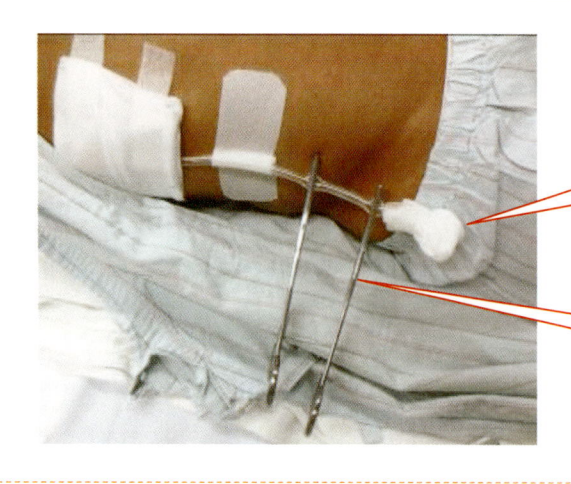

> ドレーン・チューブ連結部を清潔に保つために，滅菌ガーゼで覆う．

> ドレーンのクランプは，1か所がなんらかの原因で外れた場合のために，必ず2か所で行う．

図15　閉鎖式ドレーン接続部が外れた場合：胸腔ドレーンのクランプ
接続部が外れたら，クランプ鉗子により患者側をクランプする．

場合では，まず患者の状態を観察し，接続部や破損部は清潔なガーゼで保護します．そして，患者側のドレーンをクランプ（図15）し，医師へ報告を行います．

クランプ後は，ドレーンを再接続しますが，一度接続が外れたドレーンは不潔になっているため，新しいドレーンとバッグに交換して，接続を行いましょう．再接続後は，クランプを外し，患者の観察を行います．

患者の観察

患者状態の観察は，バイタルサインチェックとドレーンの排液量・性状の観察も行い，逆行性感染の可能性についても観察を行います．ショック状態であれば，すぐに医師へ報告し，ショックに対する処置や原因の検索を行います．

11　接続部が外れないようにするには？

接続部の補強

接続部がしっかりと差し込まれているかどうか確認を行っても，患者が積極的に動きだしたり，あるいは長期間留置することにより，緩みが生じてしまう場合があります．テープだけで巻きつけていると，接続部の緩みや外れが起こる可能性があります．

そこで，たとえば胸腔ドレーンでは，確実に接続部を固定するために，タイガンベルトを用いて補強するなどの工夫が行われます（図16①②）．その際，タイガンベルトのカット部位が直接皮膚に当たって皮膚トラブルを起こさないように，上向きの位置（図16③）に調整します．

①ドレーン接続部

③タイガンベルトのカット部分は上向きに固定する.

タイガンベルトによる
ドレーン接続部の固定

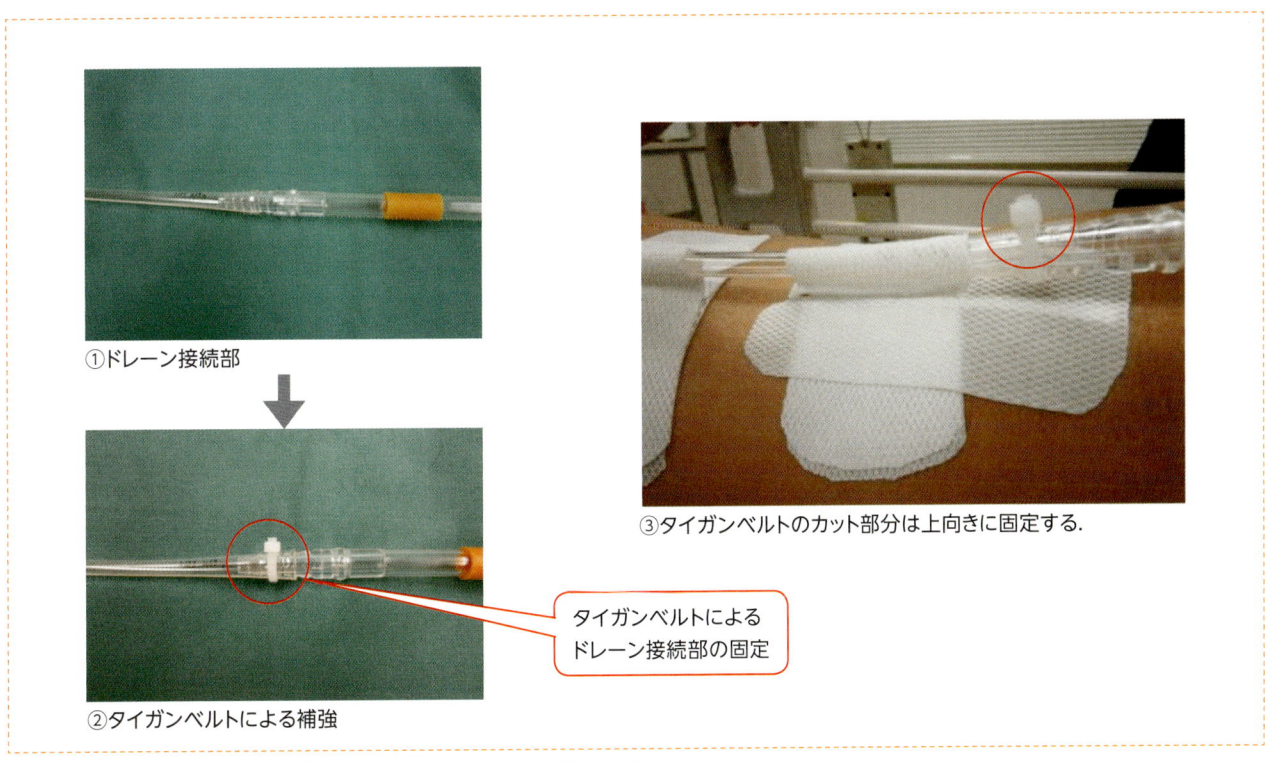

②タイガンベルトによる補強

図16　接続部の固定：胸腔ドレーンにおけるタイガンベルト

体位変換や移動時の外れに注意

体位変換や体動前後には，必ず接続部に緩みや外れがないか，確認を行います．また可能であれば，ドレーンに想定以上の力が加わらないよう，誘導方向にドレーンを変更するなどの工夫を行います．

看護師が定期的に接続部を観察することはもちろんですが，接続部の外れなど生じうる危険性について，たとえば，「移動時には引っぱらないようにしてください」「ドレーンの固定テープが剥がれかけているときは，看護師に知らせてください」など，事前に患者へ説明を行うことも必要です．患者自身にもドレーン管理について理解してもらい，協力を得ましょう．

引用・参考文献（STEP3）
1) 竹末芳生ほか編：術後ケアとドレーン管理（エキスパートナース・ガイド）．照林社，p.246-293，2009．
2) 特集 見逃してはいけない！腹腔・胸腔ドレーンの管理&ドレーン感染のトピックス　おさえておきたい！ドレーンの観察ポイントとその根拠．エキスパートナース，27(12)：12-31，2011．
3) 永井秀雄ほか編著：見てわかる　ドレーン&チューブ管理（Nursing Mook）．学研メディカル秀潤社，p.13-20，2006．
4) 藤田秀樹編：この一冊で手技・排液観察をマスター！消化器外科のドレーン管理（消化器外科NURSING 2007 春季増刊）．メディカ出版，p.8-15，p.210-243，2007．
5) 吉原千景：重大事故を起こさない！チューブ・ライン事故抜去を防ぐコツ 1 リスク別 事故抜去が起こる場面と対応．エキスパートナース，25(9)：48-60，2009．
6) 露木菜緒特集編：インシデント事例から学ぶ重症患者のドレーン管理－解剖生理・術式・目的・排液・ケアのすべてがわかる！．急性・重症患者ケア，2(4)：2013．
7) 佐藤憲明編：ドレナージ管理&ケアガイド（ベスト・プラクティスコレクション）．中山書店，2008．
8) 柿下博一ほか：新人ナースがまず覚えたい！コマ送り写真でわかる！整形外科の基本看護技術 1）ドレーン管理．整形外科看護，18(4)：336-343，2013．
9) 松田知佳：先輩ナースが伝授！ドレーン・カテーテルの管理 徹底マニュアル 1 ドレーン管理の基礎知識．泌尿器ケア，18(8)：798-801，2013．
10) 山家いづみほか：かならず役立つ！脳神経外科のドレーン管理パーフェクトマスター 8 閉鎖式ドレーン 硬膜下ドレナージの管理と看護のポイント．Brain Nursing，29(7)：663-666，2013．
11) 林尚三ほか：循環器ナースのヒラメキ力向上計画 2 新人さんのキモチに寄り添い GoodとDoubt（第30回）感冒症状と心不全で入院した患者さんにひそむDoubtとは？．Heart nursing，25(9)：929-933，2012．
12) 中川国利：プリセプター必読！新人ナースのケアの疑問・つまずきポイント解決マップ 3 ドレーン管理．消化器外科Nursing，17(3)：225-233，2012．
13) 松田政徳：はじめてさん必携！ドレーン管理7days速習プログラム 3 ドレーントラブルの原因と予防：総論．消化器外科Nursing，15(5)：450-459，2010．
14) 濱本実也ほか：ドレーン管理に必要な基礎知識．インシデント事例から学ぶ重症患者のドレーン管理－解剖生理・術式・目的・排液・ケアのすべてがわかる！露木菜緒特集編集，急性・重症患者ケア，2(4)：744-770，2013．
15) 清水潤三：ドレーン管理の基本：ドレーンの固定と管理．術後ケアとドレーン管理（エキスパートナース・ガイド）．竹末芳生ほか編，照林社，p.244-251，2009．
16) 藤野智子ほか：ドレーン管理－看るべきところがよくわかる（ナースビギンズ）．南江堂，
17) 宮坂善和ほか：なるほどわかった！日常診療のズバリ基本講座 胸腔ドレーンの管理のポイントとトラブルシューティング．レジデントノート，13(12)：2254-2261，2011．
18) 足羽孝子ほか：特集 よくわかる ドレーン管理のコツとトラブル対策．事例にみる事故予防対策．ドレーンの抜去・ゆるみ．エキスパートナース，21(2)：42-49，2005．

STEP 4
排液バッグと排液を確認してみよう

1 排液バッグが指示通りの設定になっているか，どのようにみる？

　体腔内に貯留した滲出液や血液は，ドレーンの中を通って，排液バッグに貯留されます．ドレーンは，体腔内に溜まった水分や血液，リンパ液などを体外に排出するために用いられる管です．

　溜まった液体や気体は，圧力の高いところから低いところに流れるという特性を利用して排液を促します．また，体腔内が陰圧である場所からの排液は，吸引装置などを用いて，適切な圧を設定して身体から強制的に排出させます．

吸引装置を用いるドレナージ

　吸引装置を用いて圧力を設定するドレナージの目的は大別して，①治療的（腔内の減圧）と②予防的（体腔内の圧迫による臓器障害の回避）の2つがあり，圧の設定が適切でない場合，ドレナージ本来の目的が達せられないばかりか，臓器障害をきたすといった不利益が生じる可能性があります．

　ドレナージを施行しているすべての患者に吸引装置を用いるわけではありません．胸腔ドレーンのように体内が陰圧になっている場所や，血液が凝固でドレーン内が閉塞するおそれのある場合に，吸引装置が必要となります（能動的ドレナージ）．

　一方，ドレーン内の凝固のおそれがない胃液や胆汁などは吸引装置を用いず，自然落下で排液します（受動的ドレナージ）．また，脳ドレーンは特殊で，頭蓋内圧を適正に保つことを目的とした受動的ドレナージもあります．

吸引圧の確認方法

1) 携帯用低圧持続吸引器

　携帯用低圧持続吸引器として用いられる排液バッグには，SBバックやJ-VAC®があります．このような低圧かつ持続的に吸引できるタイプのバッグは，基本的に厳密な圧設定ができません．排液が多くなると，吸引圧が低下する特性があります．

　SBバックは，本体に装着されている風船を膨らませ，その風船が縮む力を利用しています．J-VAC®は，本体に内蔵されたバネが広がることで閉鎖された空間に陰圧を生じ，創部との圧較差によってドレナージを行います．

　このような器具の圧の確認は，SBバックであれば，風船が陰圧ボトル一杯に膨らんでいるかを確認します（図1）．J-VAC®は，排液バッグそのものが液体または空気で膨らんでいないかを確認します（図2）．

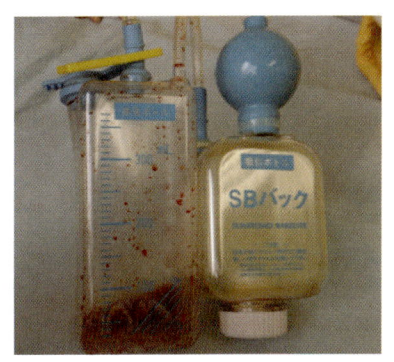

図1　SBバックの圧確認
右のバッグ内の風船が縮む力が陰圧を作りだす.

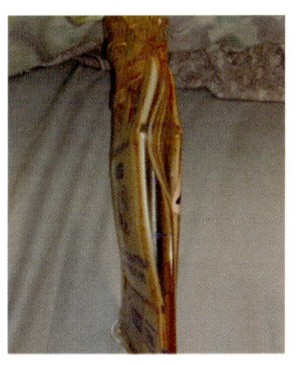

図2　J-VAC®の圧確認
バッグ内のバネが広がろうとする力で，陰圧を作りだす.

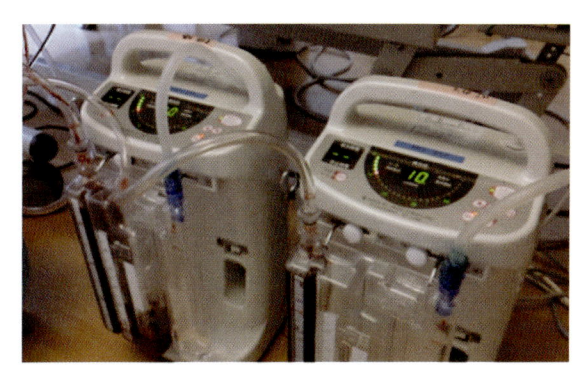

図3　機械式吸引装置の圧確認
機械式吸引装置では，表示された値を確認する.

2）機械式吸引装置

　機械式吸引装置は表示された値を確認します（**図3**）．脳ドレーンや腹腔ドレーンの場合，バッグやサイフォンチャンバーの高さを確認しますが，詳細は他項を参照してください．

2　排液バッグが指示通りの設定になっていないときにはどうする？

　ドレナージの目的には，「治療的」「予防的」「インフォメーション」の3つがありますが，圧を設定する場合は「治療的」および「予防的」ドレナージが多く，指示通りの設定になっていない場合は，患者に不利益が生じる可能性があります．したがって，排液バッグが指示通りの設定になっていない場合は，まず先輩看護師や医師に確認します．次に，現在の圧が患者にとってどのような影響を及ぼすのかを考えます．

圧設定の方法

　低圧式持続吸引器やチェスト・ドレーン・バッグのような持続吸引器の圧設定は，ボタン操作で設定します．自分以外の他者が圧変更を行った可能性があるので，まずは先輩や医師へ確認します．それでも設定が違う場合には，医師の指示通りの設定に戻します．

　例としてSBバックの圧設定方法を**図4**に示します．チェスト・ドレーン・バッグの操作方法は他項を参照してください．

圧設定とドレナージ量の関係

　繰り返しになりますが，ドレナージは，圧の差を利用した排液手段です．設定された圧が，体腔内圧より圧設定が高い場合（陰圧が強い場合）は，想定以上に排液量が増加し，反対に体腔内圧より圧設定が低い場合（陰圧が弱い，もしくは圧がかけられていない場合）は，排液量が少なくなります（**表1**）．

　ときに身体にとって不必要な液体を体外に排出することができずに，周辺組織への圧迫（コンパートメント症候群）や感染を助長させてしまう可能性があります．頭部や縦隔部，胸腔ドレナージの場合では，体腔内に貯留

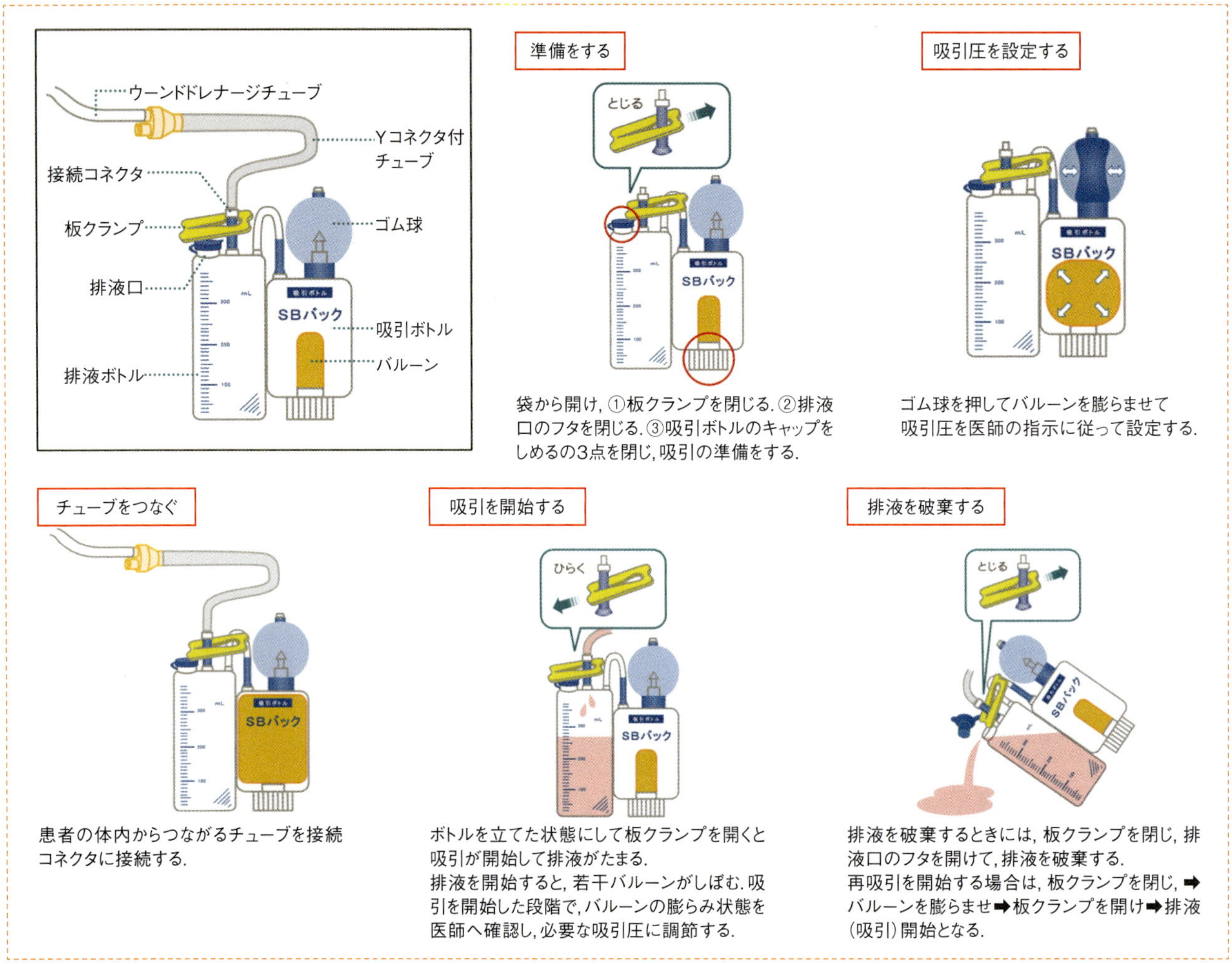

図4　SBバックの圧設定方法
住友ベークライト株式会社資料提供にて作成

表1　設定圧とドレナージ量の関係

設定圧が低い場合 （体腔圧＞設定圧）	アンダードレナージ 想定以上に，排液量が低下する．
設定圧が高い場合 （体腔圧＜設定圧）	オーバードレナージ 想定以上に，排液量が増加する．

した滲出液や血液によって，頭蓋内圧亢進，心タンポナーデ，肺の拡張障害などを引き起こし，生命の危機的状況に陥る可能性があります．

一方，設定圧が過剰に高い場合（陰圧が強い場合），予定以上に排液量が増加してしまうオーバードレナージ現象を起こす場合があります．髄液ドレナージの場合では低髄圧を，硬膜下ドレーンの場合は再出血を引き起こす可能性があります．胸腔（胸水）ドレナージの場合は再膨張性肺水腫を引き起こす可能性があり，生命を脅かすおそれがあります．

設定圧が変化するさまざまな原因

低圧持続吸引の場合，結果的に設定圧が変化することもあります．チューブの閉塞やクランプの開放忘れによっても，陰圧動作が働かなくなります．

また，SBバックやJ-VAC®の場合，バッグ内が排液でいっぱいになると陰圧動作が働かなくなります．ケア後のクランプ開放やチューブの確認，排液量と排液バッ

グ内の観察も基本となります．

　脳室ドレーンのようにドレナージキットを使用している場合では，患者の体動やベッドの高さの変化によって，0バランスで固定されたチャンバーより体が上下にずれてしまい，結果的に設定圧が変化してしまうことがあります．またチャンバー部が振動などで落下することもあります．

　意図的な圧の調整でなくても，さまざまな原因で圧が変化してしまうことがあるため，定期的な観察と注意が必要です．

3　排液の色調はどのようにみる？

ドレーンが挿入されている目的は何か，どこに入っているのかを確認する

　排液の色調を観察していくうえで最初に確認しておくことは，ドレーン留置の目的や挿入部位です．なぜなら，ドレーン挿入の目的や部位により，色調が正常なのか，そうでないのかの基準が異なるからです．

　排液の色調変化を観察する際に，そのドレーンが「何の目的で，（何が）どこに留置されているか」という視点は，適切な患者状態の判断につながるだけでなく，異常を早期に発見するためにも必要となります．

排液の色は何色か，表現方法を確認する

　色調変化の有無は大切な情報源です．観察した色調を適切に表現することが，異常時の早期対応や継続的な観察をしていくうえで重要となります（**図5**）．

　しかし，色の認識は個人によって異なる場合があることには注意が必要です．観察した色調を，誰が評価しても適切に正確に表現するために，参考書に記載されている色調を参考にしたり，先輩看護師に一緒に確認してもらうなどして，色調の表現方法の統一を確認しておきましょう．

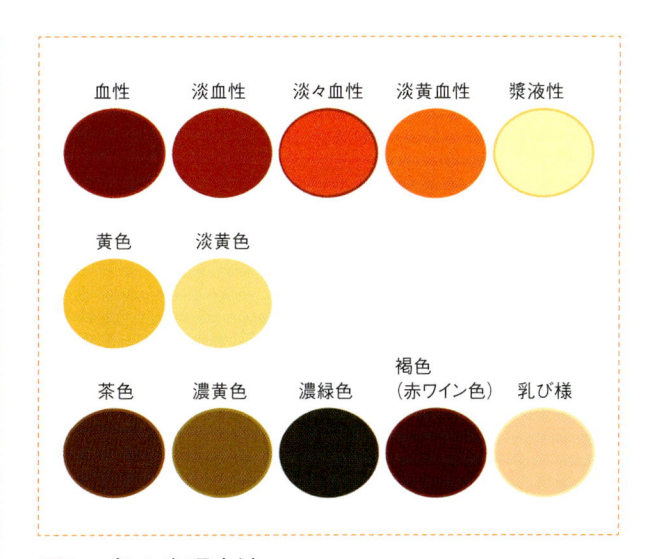

図5　色の表現方法

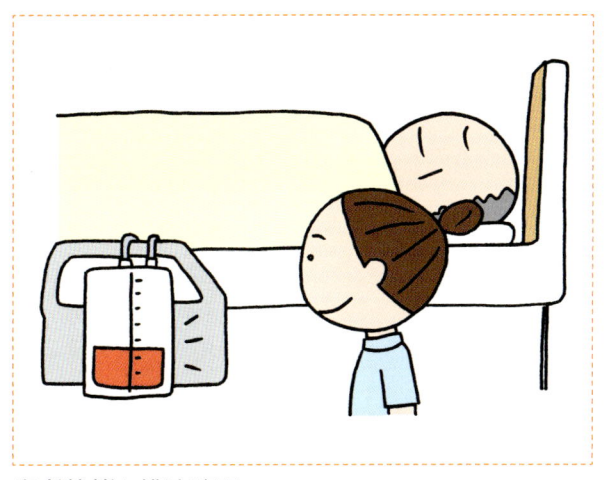

患者状態と排液確認

血性　　　　　　　　　　　　　　　　　　　　　　　漿液性
濃い　　　　　　　　　　　　　　　　　　　　　　　薄い・澄んでいる

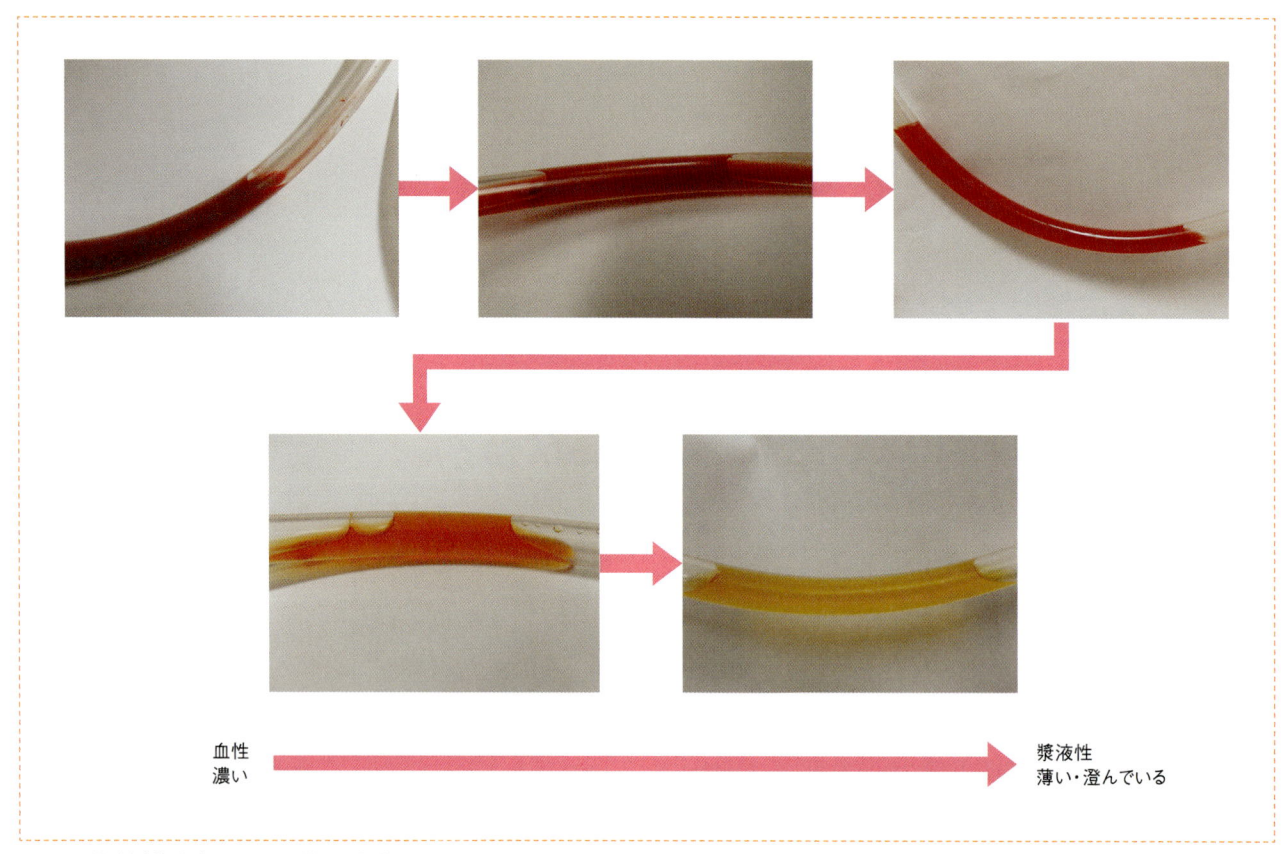

図6　術後排液色調の正常な変化

表2　排液の色調：観察のポイント
① 血性か血性でないか
② 濃いか薄いか
③ ドロドロしているかサラサラしているか
④ 澄んでいるか濁っているか
⑤ 液体内に凝血塊（図7）や浮遊物はないか

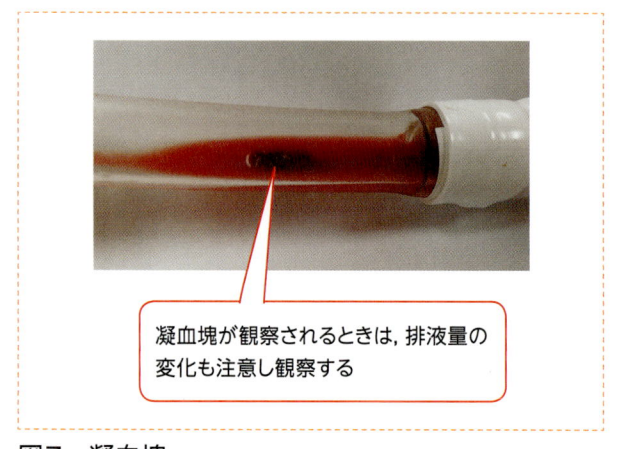

凝血塊が観察されるときは，排液量の変化も注意し観察する

図7　凝血塊

排液の色調の観察

　ドレーンの色調は，挿入部位や留置期間により変化します（**図6**）．また，色調は排液バッグでなく，ドレーン内を観察します．観察のポイントは**表2**のとおりです．ドレーン挿入部位や期間による変化をふまえたうえで，経時的に観察をしていきます．

4 排液の色調が変化していたらどうする？

正常な排液の色調がどのように変化していくか

排液の色調変化は，異常の徴候を発見するための重要な情報となります．また，おさらいですが，ドレーン留置の目的や部位により排液の色調変化は異なります．

具体的には，術後は血性から淡黄色の漿液性へ，感染原因の除去目的であれば混濁した膿性からサラサラした漿液性へと変化します．正常か異常かの判断をするために，一般的な正常の排液の変化の過程も知っておきましょう．

早急な報告が必要な，出血・感染・縫合不全時の色調変化

急な色調変化時に見逃してはいけないことは，濃血性や鮮血性への変化，血性排液の持続です．そのような急な変化時は出血を疑います．また，排液に混濁や膿，浮遊物が観察される場合は，感染の可能性が考えられます．

排液が褐色（赤ワイン色）や便汁様，濃黄色調などへ変化したときは，縫合不全や臓器損傷が疑われます．いずれの場合も，早急に報告する必要があります（図8）．

体位変換後や処置後に量や色調の変化（薄かった色調が血性へ変化するなど）を認める場合があります．体内に貯留していたものが排液され，急な色調変化として観察される場合もあるため，前後の状況もふまえて経時的に色調変化を観察することが大切です．

排液の色調変化時の観察のポイントと対処法

緊急度の高い色調変化時は，患者が急変する可能性があります．この時，同時に観察しておきたいことは，経時的な排液量，臭い（いつもと違う臭い），血圧や脈拍変化，顔色，意識レベルの変化です．それらの情報も合わせて先輩看護師や医師へ報告し，状態の悪化を防ぐことが重要です．

異常な色調変化	考えられる要因	対処方法
*血性でなかったものが濃血性や鮮血性へ変化した *血性の排液が持続する	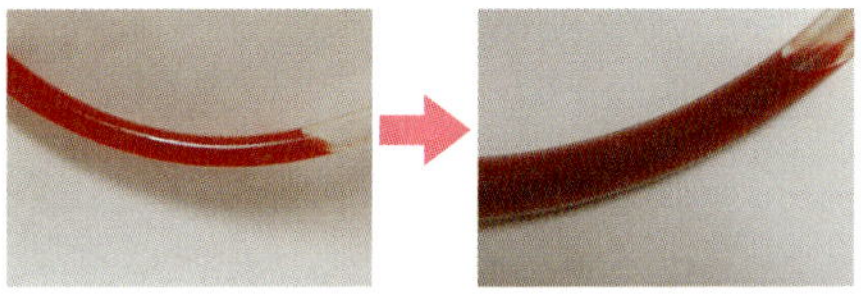 術後出血 縫合不全	早急に医師へ報告する
*混濁や浮遊物，異臭がある *消化液や便汁様への変化，臭いがある 茶色／濃黄色／濃緑色／褐色（赤ワイン色）／乳び様	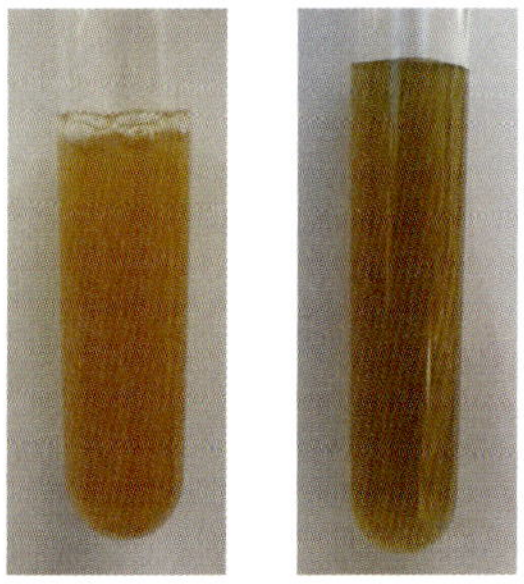 感染 縫合不全 消化管や胸管などの損傷	

図8 異常な色調変化時に考えられる原因と対処法

5 挿入部の炎症ってどのようにみて判断する？

挿入部の炎症の観察

ドレーン挿入部の炎症症状として，セルサス（Celsus）の炎症四徴である腫脹，発赤，熱感，疼痛がないかを確認します（図7）．

また，ドレーン挿入部の滲出液，出血，硬結がないかも観察していきましょう．

観察のタイミング

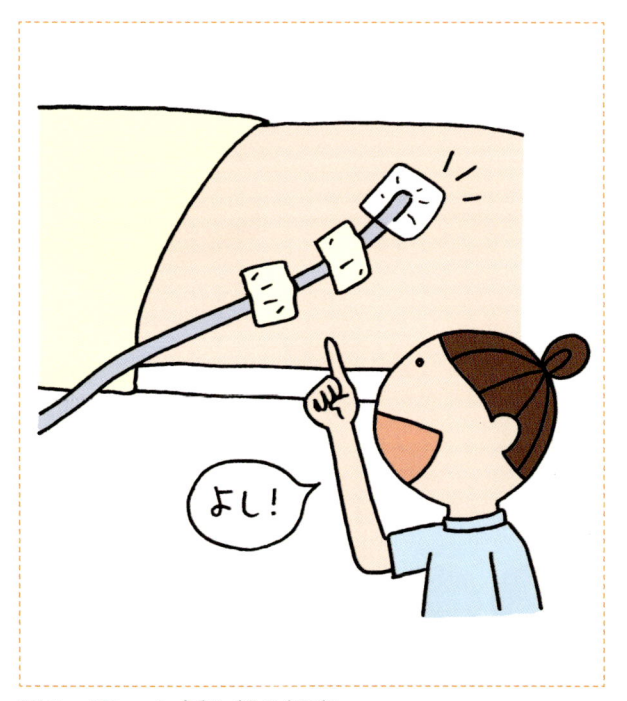

ドレーン挿入部の観察は，いつ行えばよいのでしょうか？ ドレーンの固定方法の項（「Step2 ドレーンを固定してみよう」参照）で解説されているように，ドレーンの固定では，密閉されたフィルムドレッシング材が推奨されています．

1．フィルムドレッシング材使用

透明なフィルムドレッシング材でドレーン挿入部が保護されている場合は，患者の全身状態を観察するときに，ドレーン挿入部も容易に観察できます．たとえば，勤務交代時や，清拭の援助の際に行います．炎症症状がみられる場合は，観察する回数を増やして，症状の変化を確認していきます（図8）．

挿入部に滲出液，出血がみられたら，フィルムドレッシング材で密閉した状態では，細菌の繁殖を助長させてしまいます．そのため，観察時に滲出液，出血が多いときは，フィルムドレッシング材を剥がし，ガーゼで保護しましょう．

2．ガーゼ使用

ガーゼでドレーン挿入部が保護されている場合は，最低でも1日1回ガーゼ交換を行いましょう．そのガーゼ交換の際に，挿入部を観察します．それ以外ではガーゼが汚染されていないかを確認し，汚染時にはガーゼを交換し，挿入部の観察を行います．

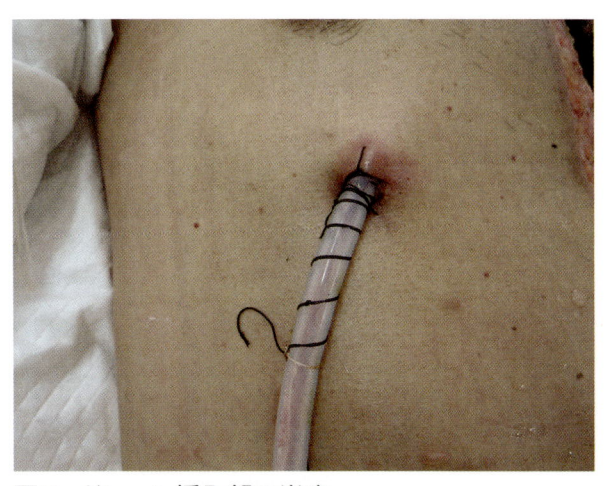

図7 ドレーン挿入部の炎症
挿入部の皮膚周囲に発赤がみられる．

図8 ドレーン挿入部の観察

6 挿入部が炎症しているときはどうする？

炎症と感染の違い

挿入部に発赤，腫脹，熱感，疼痛がある場合は，炎症症状があると判断します．炎症とは，侵襲に伴う正常な生体反応です．これらの症状がある場合は，なぜ炎症反応が起きているかをアセスメントしていきましょう．

それと同時に，感染が起きていないかを確認していきます．感染とは，病原菌が侵入・増殖し，生体に悪影響を起こしている状態です．発熱や疼痛の変化，排液の性状・量，採血検査（白血球数やCRP値の上昇）などを確認します．

原因のアセスメントと対策

ドレーン挿入部の炎症の主な原因として，①ドレーンという異物が挿入されていること，②ドレーン挿入部から滲出液がある場合は滲出液の化学的刺激による皮膚の炎症反応，③細菌感染による炎症反応，などが考えられます（**表3**）．

炎症症状が新たに出現したときは，医師へ報告し，その後の対応を検討していくことが必要です．

なお，米国疾病予防管理センター（CDC：Centers for Disease Control Prevention）の手術部位感染（SSI：surgical site infection）予防ガイドラインでは，不必要なドレーンの挿入は推奨されておらず，ドレーンの早期抜去が推奨されています．

また，感染が疑われたら，ドレッシング材の変更も検討が必要です．閉鎖式ドレッシング材を使用している場合，密閉環境は細菌の増殖を促進させます．銀イオン入りのドレッシング材の有効性についても述べられています．

最も重要なことは，医療者の管理によりドレーン挿入部の炎症や感染を起こさないことです．観察やケアをする際には，スタンダードプリコーション（標準予防策）を徹底し，感染の媒体にならないように注意しましょう．ドレーン管理においても，逆行性感染を起こさないよう排液バッグの位置を挿入部より高くしないことや，ドレーンの屈曲，位置ずれなどを起こさないよう管理しましょう．

表3 ドレーン挿入部の炎症とその対策

原因	対策
ドレーン挿入による炎症反応（疼痛・発赤など）	早期抜去 鎮痛薬の使用 刺激を軽減するような固定の工夫
滲出液による炎症反応	清潔部位（頭蓋内・関節腔内など）の部位ではなく，医師に確認し，ドレーン挿入部周囲を泡洗浄し被膜剤などを塗布する ドレーンの屈曲や閉塞がないかを確認し，滲出液が出る原因を検索，除去する
細菌感染による炎症	早期抜去 医師の指示でドレーン抜去時に細菌培養検査を提出する

7 排液バッグの交換のタイミングは?

ドレナージには受動的と能動的，閉鎖式と開放式の4種類があります．どの方法であってもバッグ内に排液が貯留する体積がなければ，いくら陰圧がかかっていても，排液が阻害されてしまいます．そのため，適切な排液バッグの交換，排液物の破棄を行う必要があります．

ドレナージの場所や性状，方法により排液量は異なります．観察する項目や間隔もそれぞれ異なります．

そして排液バッグがある程度いっぱいになると，陰圧の程度に影響が出る可能性があるため，看護師は，安定したドレナージを管理する必要があります．

閉鎖式・受動的ドレナージのタイミング

閉鎖式・受動的ドレナージは，チューブの両端の高さの差によって生じる圧力差により，ドレナージが行われます．排液を阻害する主な現象は，チューブのたるみ，排液バッグの高さ，漏れ(leak)，閉塞，屈曲です．

このような現象により，ドレナージ不全が生じます．ドレナージ不全とは，排液されるべき滲出液がなんらかの原因でドレナージされない状態のことです．

ドレナージ不全は，排液バッグが満たされた状態でも起こる現象です．排液バッグが満たされる前に，余裕をもって交換するように心がけましょう．

閉鎖式・能動的ドレナージのタイミング

閉鎖式・能動的ドレナージにはさまざまなドレナージのタイプがあります．

バネやバルンにより陰圧がかかるタイプは，排液量の増加によって陰圧が弱まります(**図9**)．吸引圧の低下から，閉塞やドレナージ不全が起きないように排液バッグの交換，排液物の破棄を行う必要があります．

低圧持続吸引器では，バッグの用量が決まっているので，1時間にどのくらい排液量があるかを考えながら，残りのバッグ用量を考えて交換しましょう．とくに吸引器への排液の侵入は，機械の故障にもつながりますので，注意が必要です．

排液バッグの交換時間に決まりはありません．いつでも行えますが，まずは勤務の開始時に排液のペースを観察し，どのくらいで交換が必要かを計画しましょう．そして，計画した時間より早いか遅いかをみて，排液のペースをアセスメントします．

さまざまな排液方法により，注意する点は異なります．それぞれの特徴を理解しながら，交換のタイミングを計画しましょう．

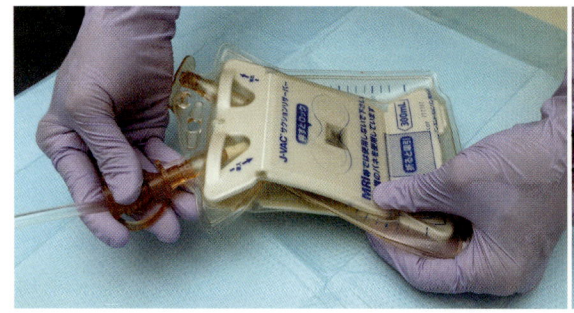

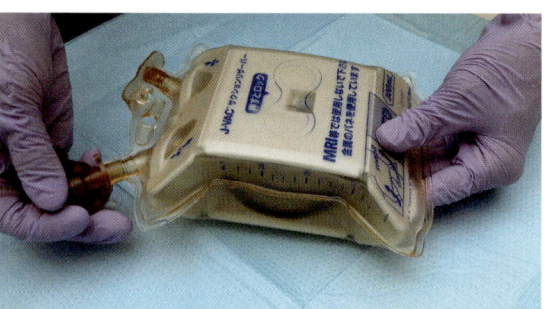

図9　閉鎖式・能動的ドレナージにおける陰圧の状態
左は陰圧がかかっている状態．右は陰圧がかかっていない状態．
排液バッグの半量ほどで吸引圧が半減している可能性があるため，適時排液し，吸引をかける．

8 排液バッグがいっぱいになっていたらどうする?

　排液バッグがいっぱいになるということは，ドレーンの閉塞やドレナージ不全という現象の原因になります．排液バッグが満たされる前に交換するのが理想的です．

　「脳脊髄液や尿など持続的な排液の源があるものなのか」「胃内や腸瘻などの非閉鎖空間か，腹腔や心嚢などの閉鎖空間か」「完全誘導か，減圧目的か」などにより対応が異なります．

完全誘導が目的の場合

　持続的な供給源のある排液物の場合，排液が妨げられる状態をできるだけ避けなければなりません．

　とくに閉鎖空間からのドレナージでは，排液バッグがいっぱいになっていれば，その間はドレナージ不全が起きており，体内に貯留した排液物が閉鎖空間で周囲にストレスをかけたり，感染などの原因になります．

　すみやかにバッグ交換を行うとともに，その時間が長時間であれば，ドレナージ不全が起きていたことを医師へ報告しましょう．

減圧が目的の場合

　非閉鎖空間に入っているドレーンは，排液量が一定しません．もし排液バッグがいっぱいになりドレナージ不全を起こしていても，排液物は生理的に流れています．

　たとえば胃管カテーテルで排液が多い場合，非閉鎖空間である胃内部に胃液が停滞している状態を示しますが，排液バッグが満たされていても，あわてずに排液バッグの交換を行えば，問題はありません．ただし，閉鎖空間では，減圧できていなければなりません．

　排液バッグの交換は，種類によって異なります．なお，交換作業が，逆行性感染の原因にもなりかねないため，交換の際は，スタンダードプリコーション（標準予防策）で行いましょう．

　ドレーンバッグに逆流防止の一方弁やクレンメなどが付いていない場合は（図10），クランプ用鉗子などで排液物の逆流を予防しながら行う必要があります（図11）．

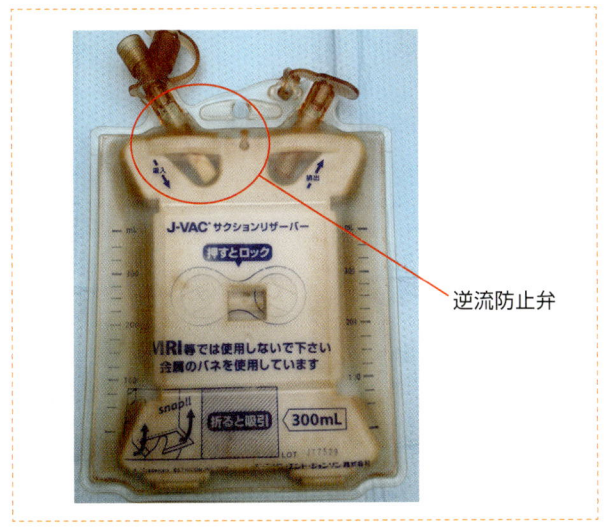

図10　ドレーンバッグの逆流防止弁

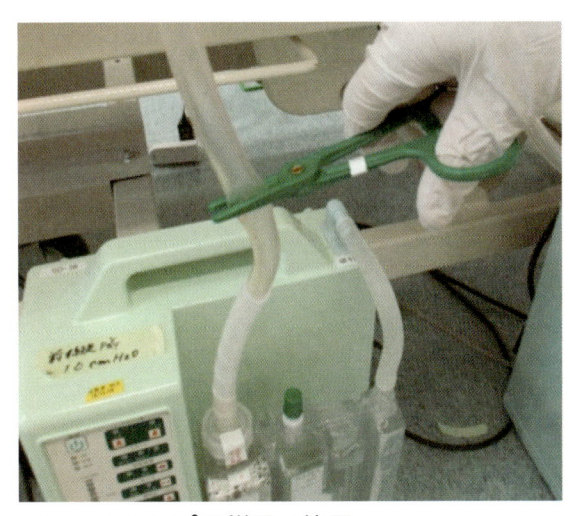

図11　クランプ用鉗子の使用
クランプ用鉗子により排液の逆流を防ぐ．

9 排液バッグから漏れがあったり，破損していたらどうする？

排液バッグの漏れや破損は，ドレナージの機能を損なうおそれがあります．排液バッグの漏れ，破損で起こる合併症は，逆行性感染，ドレナージ不全です．

逆行性感染，ドレナージ不全

ドレナージの方法が受動的でも能動的でも，排液がチューブから体内へ戻ってしまうことは，感染予防のために避けなければなりません．

また，チューブ・排液バッグの破損により排液が漏れることがあれば，閉鎖腔が保持できていない状態です．外界との交通から細菌の侵入が起こり，感染を起こすおそれがあります．排液バッグの漏れ・破損であれば，すぐに排液による汚染に気づくことができます．すみやかに交換を行いましょう．

能動的なドレナージの場合，漏れや破損があれば，設定された陰圧が保持できない状態から，その異常に気づくことができます．設定された陰圧の確認が必要です．

受動的なドレナージの場合，陰圧の設定は自然圧なので，肉眼的に確認することはできません．排液状況から観察し，確認する必要があります．その場合は，ドレーンの刺入部から排液バッグまで，指差し確認しながら観察してください．

セパレート型以外は医師へ交換を依頼する

もし閉鎖腔からの完全誘導ドレナージで，排液物以外のもの（空気など）が確認されれば，破損を示しています．チューブ自体の破損であれば，看護師が行うことはできません．すみやかに医師へ報告しましょう．

看護師が交換できる排液バッグは，ドレーンとチューブ，排液バッグがセパレートに接続しているシステムだけです．もしドレーンと排液バッグが一体型になっているシステムであれば，医師へ交換の依頼をする必要があります．

なお，米国疾病予防管理センター（CDC：Centers for Disease Control and Prevention）の手術部位感染（SSI：surgical site infection）予防ガイドラインでは，ドレーンは閉鎖式を使用することが推奨されています．交換を行う際には，いかなる場合においても閉鎖状態が確保されるように注意が必要です．

表4 排液バッグの交換者

	一体型	セパレート型
実施者	医師	看護師
操作	チューブ・バッグごと交換	バッグのみ交換
注意点	清潔操作	逆行性感染 正確なクランプ操作

引用・参考文献（STEP4）
1) 小松由佳：特集 困らない！ドレーン管理 Part1基礎編．腹腔・骨盤腔ドレナージ．月刊ナーシング，32(4)：66-72，2012．
2) 藤野智子，福澤知子編：第1章 ドレーン管理の基本；ドレーン管理の基本と看護師の役割．ナースビギンズ 看るべきところがよくわかるドレーン管理．南江堂，p.33-34，p.85，2014．
3) 大北喜基：感染のない創部の観察とケア，ドレーン排液性状観察．INFECTION CONTROL，20(8)：803-807，2011．
4) 小山勇：感染のある創部の観察とケア―体腔SSIにおけるドレーン管理を含めて．INFECTION CONTROL，20(8)：808-814,775，2011．
5) 佐藤憲明編：ドレーン・チューブ管理＆ケアガイド．中山書店，2014．
6) 竹末芳生ほか編：術後ケアとドレーン管理（エキスパートナース・ガイド）．照林社，2009．

STEP 5
継続的なケアが必要な患者さんでおさえておきたいこと

1 痛みを訴える患者：挿入部が痛くて動けない

痛みの評価，適切な鎮痛管理

痛みは主観的なものであり，痛みを経験している者以外には，なかなか理解しにくいものです．また，痛みを我慢することに，利点はありません．痛みのために離床が妨げられることは，呼吸器系，心血管系，筋骨格系，中枢神経系などのさまざまな合併症を引き起こし，患者の回復の悪影響になります．したがって，患者の訴えをしっかり聞いて痛みを評価し，鎮痛薬などを用いて適切な鎮痛管理をすることが大切です．

患者の痛みを客観的に理解して共有するためには，痛みの評価スケールを使用することが有効です．代表的な痛みの評価スケールとして，Numerical Rating Scale（NRS）やVisual Analog Scale（VAS），Face Rating Scale（FRS）などがあります（図1）．

痛みの原因は？

痛みへの対処は，薬剤による鎮痛管理だけではありません．
たとえばドレーン挿入部の痛みの原因は，ドレーン留

●表情評価スケール：FRS (face rating scale)

0	1	2	3	4	5
痛くない	ほんのすこし痛い	すこし痛い	痛い	かなり痛い	とても痛い

●数値評価スケール：NRS (numerical rating scale)

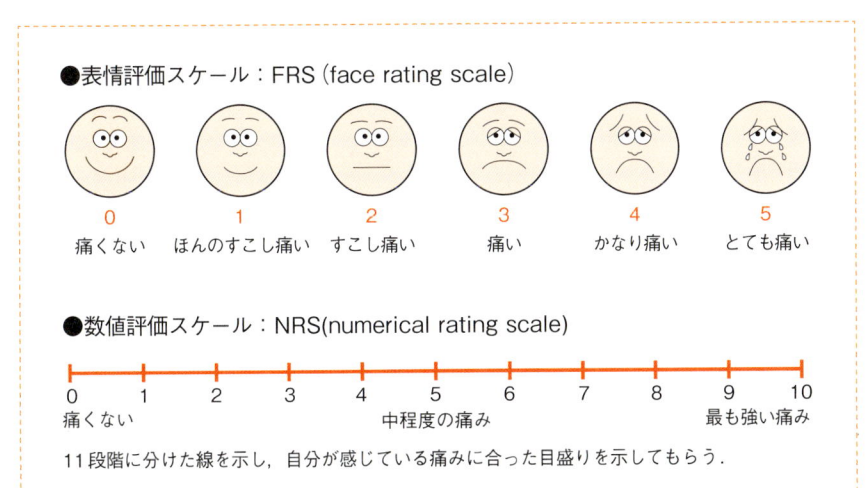

0　1　2　3　4　5　6　7　8　9　10
痛くない　　　　中程度の痛み　　　　最も強い痛み

11段階に分けた線を示し，自分が感じている痛みに合った目盛りを示してもらう．

図1　代表的な痛みの評価スケール：FRSとNRS

置そのものによるだけでなく，固定糸の引きつれ，固定部の炎症，排液による皮膚障害が挙げられます．そのため，ドレーン挿入部の固定状況，皮膚状態を観察し，必要に応じて原因の除去に努めます．

また，臓器を覆っている壁側腹膜，壁側胸膜には痛覚神経が広範囲に存在しており，弱い刺激でも容易に痛みが起こります．そのため，ドレーンの先端があたる場合にも，強い痛みが生じます．その場合，ドレーン位置の調整が必要となることもあります．

痛みの評価スケールの使用とともに，痛みの場所や痛みの強くなる要因など，患者の訴えをていねいに聞きましょう．痛みは生体の警告信号です．鎮痛管理は重要ですが，重要な合併症が発症していないかなど，痛みの原因をアセスメントすることも重要であることを忘れてはいけません．

2 せん妄（不穏）患者：チューブを引っぱる

ドレーンなどの大切なライン類が留置されている患者がせん妄となることは，珍しいことではありません．せん妄は，意識や注意，認知機能などの脳の重要な機能が低下した状態です．

せん妄＝注意力が障害されている

せん妄患者の多くは，注意力が障害されています．そのため，「おなかに管が入っています．大切な管なので，引っぱったりしないでくださいね」と説明をしている間でも，患者は注意を集中できず，説明を聞いていられな

表1　せん妄患者へのケアのポイント

対応	具体策
患者の行動（興奮やライン抜去）の原因を捉えられるようにかかわる	訴えを促す，原因を想定して質問する，原因を想定して取り除くケアを実施して反応をみる，など
現状認知を促す	日時・場所・状況の説明と情報提供，時計やカレンダーなどの設置
苦痛の緩和	鎮痛，安静度の緩和
家族との面会	
せん妄の発症因子の観察と除去	電解質，使用薬剤，酸素化の確認など 眼鏡・補聴器の使用，環境調整など
ラインやドレーン類の必要性を医師と検討	不必要なものは抜去
ラインやドレーン類が気にならないように整理	点滴類はまとめて患者の視界に入らない位置に設置，ラインやドレーン類をタオルなどで覆う，ラインの挿入部を包帯などで保護する，など
ラインやドレーン類の固定を再確認・強化	テンションがかかっても抜けないようループを作って固定

いことがあります．また，説明を聞いてくれても，しばらくして「これは何ですか？」と同じ質問をしたり，管を抜こうとするかもしれません．これは，説明を聞いていないのではなく，注意力を維持できずに説明を理解・記憶することが困難な状況にあるから，と考えられます．

せん妄患者へのケア

せん妄は予防が第一です．しかし，せん妄となってしまったら，せん妄から早期に脱するような介入とともに，患者の安全を守る必要があります．しかし，ラインを引っぱったり興奮しているからといって安易に身体抑制をすることや，力で無理やり制止することは，さらなる興奮状態の助長につながることもありえます．

誰かがそばに付き添い，指示的な態度ではなく穏やかに患者の行動を制止して，患者の要望や苦痛を読み取るように，患者の訴えの表出を促します．そして，できるかぎり患者の興奮やライン類を抜去しようとする行動の原因を探り，取り除きます．

原因が不明であったり除去できない原因の場合，そして患者の安全確保が困難な場合には，鎮静や身体抑制を考慮します．表1にポイントを示します．

3 意識障害患者：意識がもうろうとしていてチューブを触っている

全身麻酔からの覚醒段階では，突然の環境の変化に対して状況が理解できないことがあります．患者の意識レベルを確認するとともに，状況を説明し（日時，場所，手術が終了したこと，現在行われている治療・ケア，患者に装着されているもの），現状を知ってもらう援助が大切です．意識障害がある患者も同様です．ドレーンが何かがわからず触ってしまう行動も，状況の説明で落ち着くこともあります．

また，痛みのために触ってしまうこともあります．そのため，痛みの緩和に努めることも大切です．固定方法に伴う痛みがないかも観察・対処しましょう．

さらに，手が触れるところにドレーン類があり，無意識に触れてしまうこともあります．バスタオルや布団などで保護する，タオルなどで視界に入らないようにする，挿入部を腹帯で保護することなども有効です（**図2**）．

行動の原因を，患者に確認できれば確認し，無理ならば原因を考えながら，状況説明，苦痛の緩和，環境の調整に努めます．

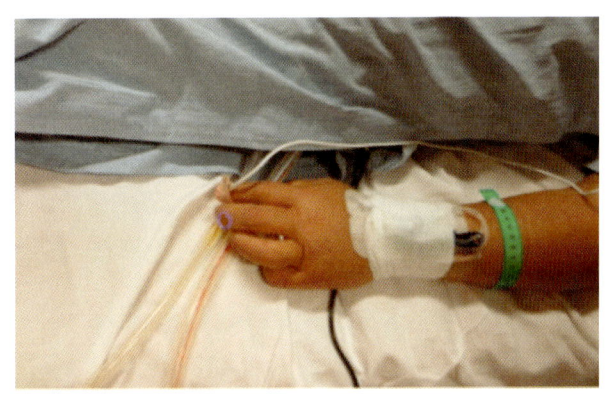

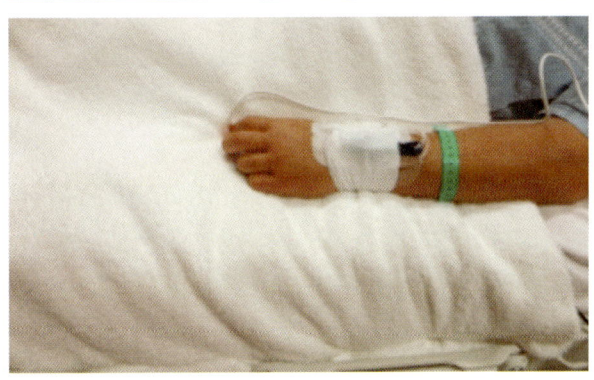

図2　チューブ自己抜去防止の一例
上：手が触れられるところにドレーンなどがある．
下：バスタオルで保護することで，抜去を防ぐ．

4 入浴中（シャワー浴）どのように保護する？

術後早期のシャワー浴は，感染予防，全身の清潔保持，ADL拡大などのために推奨されています．

一般的には，手術部位感染（SSI）予防のために，ドレーン抜去後早期に全身シャワー浴を実施します．ドレーン留置が長期となる患者の場合は，ドレーン留置中でも，下半身シャワー浴を実施します．

患者に「チューブが入っているのにシャワーに入っても大丈夫？」と聞かれることがよくあります．シャワー浴を行う前には必ず，ドレーン刺入部から感染しないようにきちんと保護するとともに，シャワー浴を行うことの必要性，および看護師が介助を行うため心配ないことを説明することが大切です．

シャワー浴時の注意

ドレーン留置中のシャワー浴を行う際にとくに注意すべきことは，①刺入部の保護，②誤って抜去しないこと，です．

図3は，心臓外科手術後の患者で，心嚢胸骨下ドレーンが挿入されています．まだ，滲出液があるため，ガーゼと3M™マルチポア™ドライサージカルテープで固定しています．保護されている部分が広範囲であるため，未滅菌のフィルムドレッシング材やビニール袋で覆い，周囲を撥水性のテープで固定をするなどして，防水を施します．

テープをはがす際には，ドレーンが抜けないよう慎重にはがすようにします．

シャワー浴の新しい方法

シャワー介助は多くの場合，看護師が付き添って行われますが，注意点を説明して点滴棒にかけたり医療用肩かけポーチを使用することで，患者自身でシャワー浴を行うこともできます．

最近では，消化器外科術後においては閉鎖式ドレーン挿入部を被覆しないままシャワー浴を行っている医療施設もあるようです．今後，ドレーン挿入中のシャワー浴に関する新たなエビデンスが確立されてくるかもしれません．

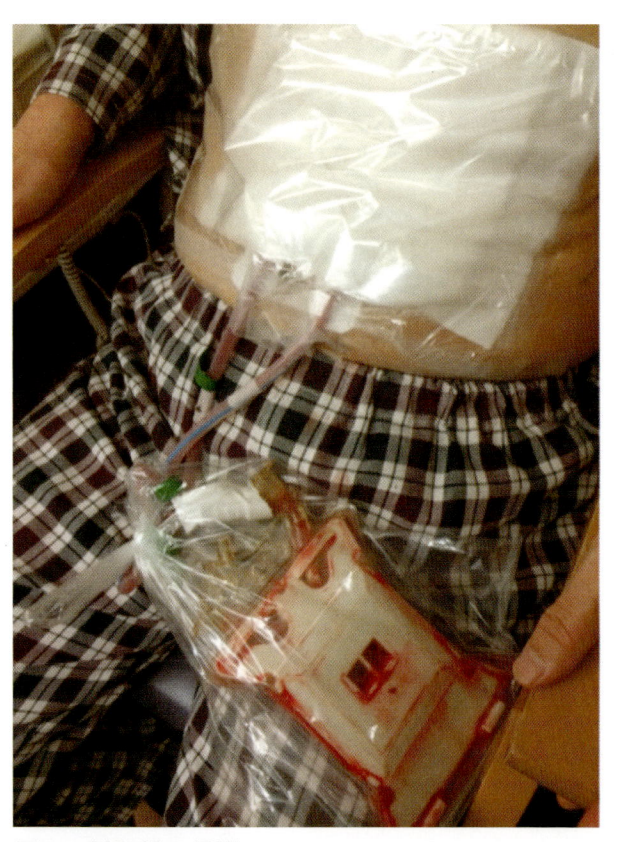

図3　刺入部の保護

5 リハビリ中どのようにチューブをまとめる?

　術後の早期離床の重要性は，広く認識されています．早期離床のためには術後疼痛コントロールが重要なことはもちろんですが，動ける環境を提供することも必要な看護です．

　患者にリハビリの必要性を説明しても「こんなにチューブが入っているから，まだ無理だよ」と言われるかもしれません．患者が動きやすいように，また抜けたりずれたりしないように，チューブ類をまとめることが大切です．

チューブのまとめ方

　図4は，心臓外科術後2日目の患者の離床前の状態です．ドレーン3本，酸素チューブ，モニタ，尿道留置カテーテルが挿入されています．この状態からドレーンをポーチに入れ，ドレーンが引っぱられたり屈曲しないようにポーチを肩にかけ，歩く際に引っかからないように点滴棒や歩行器にフックを付け，チューブの位置を整えます．排液バッグは挿入位置より下方に置きます．

　さまざまなチューブや器械（呼吸器，閉鎖式持続吸引器など）が付いている患者がおられると思いますが，チューブの長さの調整や固定方法などを工夫することで，「いろいろ付いているからまだ動けないな～」と思いがちな患者を支援し，リハビリテーションへと向かってもらうことができます．

体動・移動時の注意事項

　体動により排液量が増加することがあり，それにより循環変動をきたすことがあります．リハビリ前後は，ドレーンが抜けたりずれたりしていないかを確認するとともに，排液量の観察を行うことも大切です．

　術後初めての離床は，患者にとって不安が強いものです．安全かつ安心して動ける環境をつくることができれば，自己効力感（行えそう，という期待感）や回復感も高まり，その後のリハビリも順調に進むはずです．

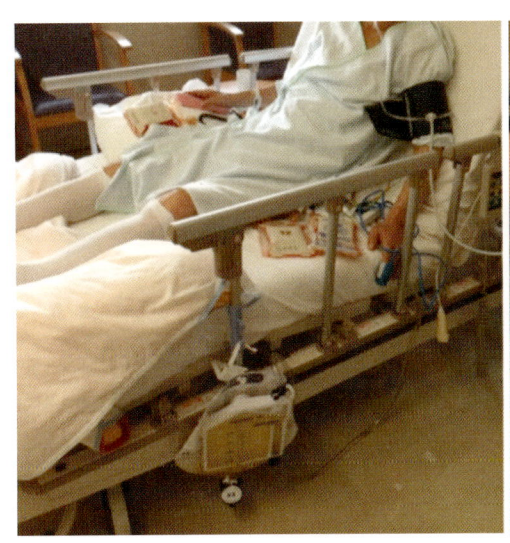

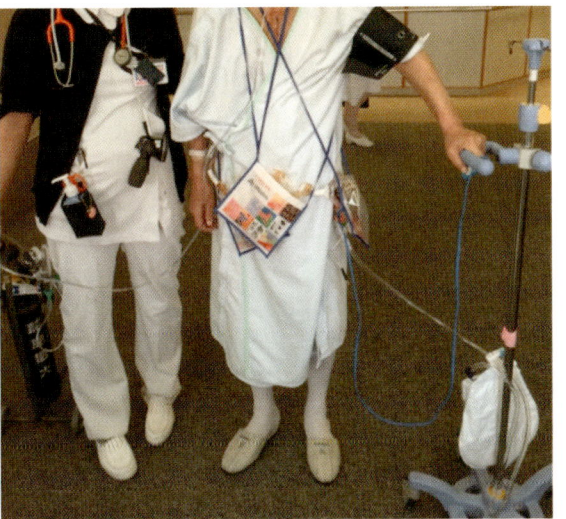

図4　患者に付いているチューブや器械
左：臥床した状態．右：移動時．ドレーンをポーチに入れ，そのポーチを肩にかける．歩く際に引っかからないように点滴棒や歩行器にフックを付け，チューブの位置を整える．排液バッグは挿入位置より下方に置く．

6 テープによる皮膚障害の予防と対処方法は？

　テープの皮膚障害には，①テープ剥離時の「物理的要因」，②テープ貼付部の発汗や細菌の繁殖による「生理的要因」，③粘着配合成分やアレルギー刺激による「化学的要因」，があります（図5）．要因別皮膚障害の種類と予防，対処方法について説明します．

物理的要因による皮膚障害

　物理的要因で発生する皮膚障害には，角質や表皮の剥離，緊張性水疱などがあります．

1．角質・表皮剥離

　テープをはがす際には，角質もはがれます．強い力で一気にはがしたり，同じ部位の剥離を繰り返すことで，角質だけでなく表皮まで剥離することがあります．角質・表皮が剥離されると皮膚が赤くなり，真皮が露出することにより，疼痛が生じます．

　この予防としては，①テープをできるだけゆっくり，皮膚に負担がかからないようにはがすこと，②被膜剤・剥離剤を使用すること，があります．

2．緊張性水疱

　テープ貼付部位の端部に生じやすく，テープを強く引っぱって貼付した時にテープが元に戻ろうとする力や，肘や膝などの屈曲部にかかる力が原因となって生じます．

　この予防としては，①テープを貼付するときに引っぱりすぎないようにすること，②肘・膝などの屈曲部に使用する場合はあらかじめ屈曲部を半分程度曲げた状態で貼付するか，テープに切り込みを入れておくこと，が効果的です．

生理的要因による皮膚障害

　生理的要因では，テープ貼付部に一致して，発汗による皮膚の浸軟が生じます．浸軟とは，テープの長時間の貼付により発汗や不感蒸泄が妨げられ，皮膚が白くふやけた状態のことです．

　浸軟した皮膚は角層のバリア機能が弱く，刺激物質が皮膚の内部に入りやすくなるため，皮膚の損傷を起こしやすくなります．

　この予防としては，①透湿性や通気性の高いテープを使用すること，②入浴時や発汗時テープを交換すること，が効果的です．

化学的要因による皮膚障害

　化学的要因では，テープに含まれる粘着配合成分や化学物質が接触したりアレルギー刺激を起こすことで，接触皮膚炎やアレルギー性接触皮膚炎を生じます．

　テープによる刺激性接触皮膚炎は，粘着剤の配合成分による刺激物が，皮膚中に浸透して引き起こされます．アレルギー性接触皮膚炎は，テープの原材料に含まれる化学物質にアレルギー反応を起こして生じます．テープ貼付後12〜24時間に，痛みを伴った紅斑，浮腫，丘疹，小水疱などの症状が現れます．

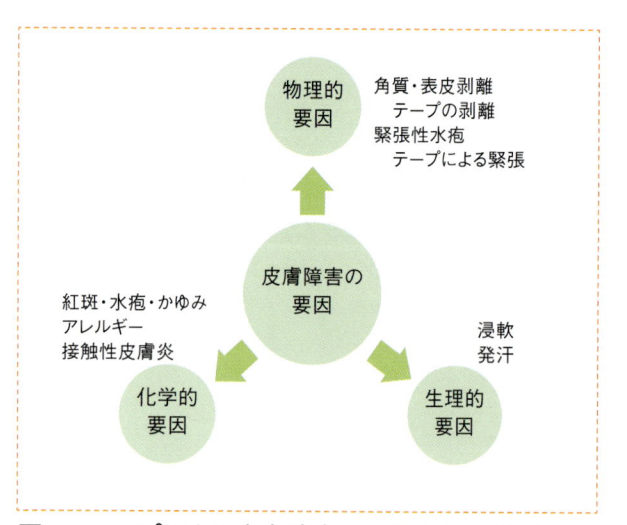

図5　テープによる皮膚障害の要因と皮膚症状

この予防としては，①現在使用しているテープの使用を中止し，ほかのテープを使うこと，②発赤が軽度であれば保護用被膜剤や皮膚被膜剤などを使用すること，があります．

テープによる皮膚トラブルはこのほかに，個体側の要因もありえます．高齢やドライスキンで皮膚トラブルは助長されます．日常的な洗浄・保湿などのスキンケアを心がけましょう．

7 複数のドレーン挿入時の注意点は?

複数のドレーンが留置されている場合，どの部位にどのような理由で留置されているかを，すべて把握しておく必要があります．どこの部位の何のドレーンで異常が起きているのかをすみやかに判断するためです．

複数のドレーンの影響

複数のドレーンを経時的に観察している場合，どこに何のドレーンが入っているかを思い違いして，間違った排液量をカウントして，異常の発見が遅れることがあります．そのようなことを防ぐために，①ドレーンの挿入部位を明確にしておくこと，②ドレーン類や排液バッグは絡まらないように整理されていること，が重要です．

また，複数のドレーンが留置されているということは，留置されている数だけ，誤抜去の可能性があることを示します．看護ケアの際，とくに体位変換の際には，引っぱったり引っかけたりして余計なテンションがかからないよう，注意する必要があります．

複数のドレーンが留置されていると，患者の活動範囲が制限されます．ドレーンの必要性を説明し，誤抜去の予防に努めると同時に，精神的苦痛の緩和も図りましょう．

ルートが患者の背中や足の下敷きになっている

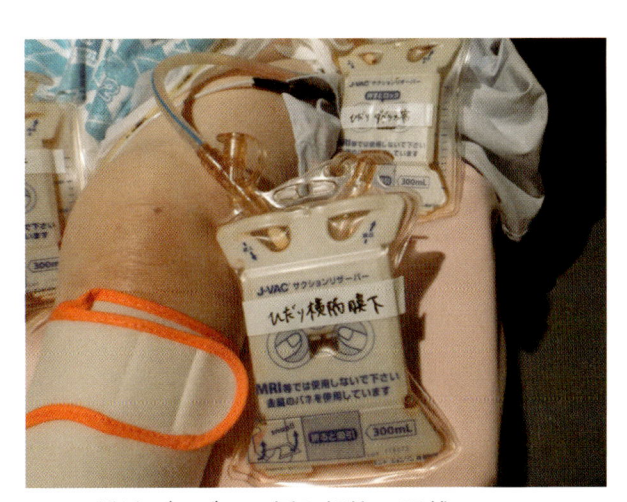

図6　排液バッグへの挿入部位の記載
「ひだり」はあえて，ひらがなにしています．「右」「左」は見間違える可能性があるからです．

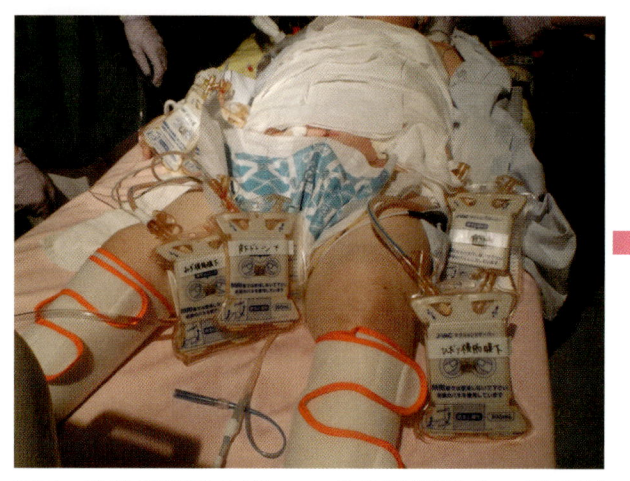

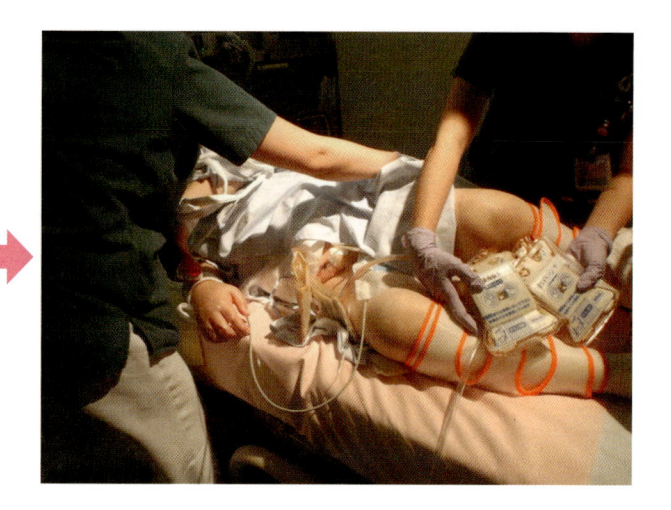

図7　体位変換時のドレーンの位置（仰臥位→側臥位）

ドレーン類，排液バッグの整理

　ドレーンは身体の左右上下に留置されています．右側のものは身体の右に，左側のものは左に，上方側のものは上に，下方側のものは下に整理するようにします．
　どの部位に挿入しているかわかるように，排液バッグに挿入部位を記載し，確認します．手術後から留置されるため，手術室からの帰室時に医師とともに，挿入している部位からなぞりながら確認し，挿入部位を記載します．その後は経時的に確認します（図6）．

誤抜去の予防

　ドレーンを確実に固定します．体位変換や全身清拭などケアのときは，低圧持続吸引などを行っていない場合は，排液バッグをベッド上に置くなどして，テンションがかからないよう注意しながら実施します（図7）．

8　医師への報告が必須なのはどんな場面？

　「よい報告は翌朝でよいが，悪い報告は即刻私を起こせ」というのは，フランスの皇帝，ナポレオン1世の言葉です．医師への報告が必須なのは，ドレーン管理中に「何か悪い状況」が発生した場面です．代表的な場面は，以下のとおりです．

排液量の増加，赤みの増加

　手術直後であれば，手術中の洗浄液が体腔内に貯留していて，それが排出されるまで，ドレーン量は比較的多い状況が続きます．その後，徐々に減っていくのが通常の経過ですが，ドレーン量が増加し，1時間あたり200mL以上の出血が認められる場合は，再手術や止血術が検討されるので医師への報告が必須です．
　体位変換により体腔内に貯まっていた血液が流出する場合もあるので，排液が増加した状況などもあわせて詳しく報告します．
　また，排液の赤みは時間経過とともに薄くなるのが通

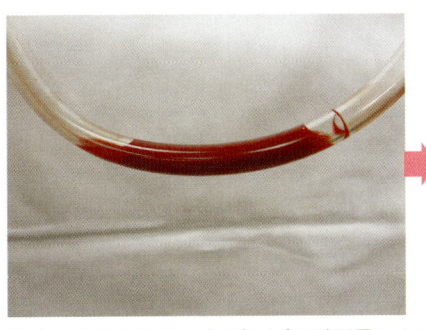

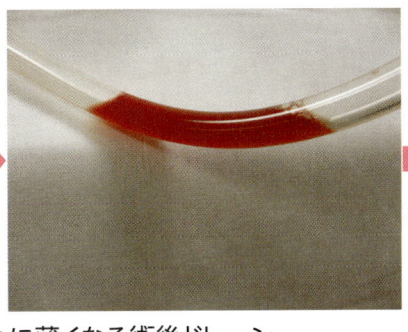

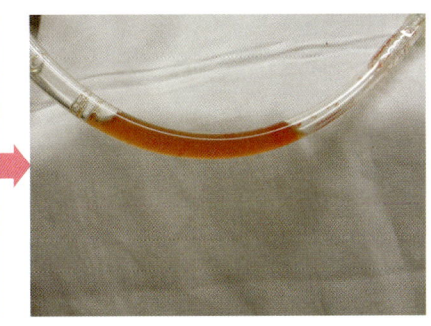

図8　経過のよい場合：時間経過とともに薄くなる術後ドレーン

常ですが（図8），赤みが濃くなった場合は再出血が疑われるので，報告する必要があります．

ドレーン排液量の突然の減少

組織片や凝固血塊（臨床では「コアグラ」という）などにより，ドレーンが閉塞している可能性があります．閉塞するドレーンの種類によって合併症が異なりますが，以下は緊急度が高いので，すぐに報告する必要があります．
①脳室・脳槽ドレーン閉塞：頭蓋内圧亢進，水頭症
②胸腔ドレーンの閉塞：緊張性気胸
③心嚢・縦隔ドレーンの閉塞：心タンポナーデ

予定外抜去，接続外れ

ドレーンの抜去や接続の外れが生じると，体腔内に貯留した体液をドレナージすることができません．胸腔ドレーンであれば胸腔内に空気が引き込まれ，やがて肺が虚脱します．

排液やドレーン挿入部の感染徴候

排液が混濁してくると，体腔内の感染が考えられます．挿入部位に発赤，腫脹，排膿などの異常があれば，挿入部位の皮下組織の感染が疑われます．高熱や頻脈，頻呼吸などバイタルサインの変化があれば，あわせて報告します．

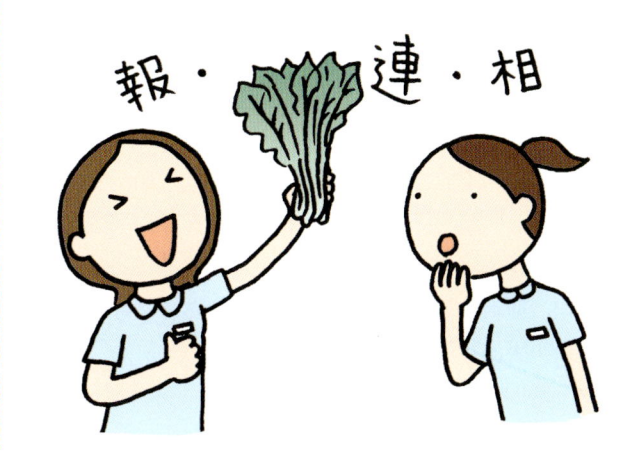

引用・参考文献（STEP5）
1）箭野育子：図でわかるエビデンスに基づく痛みの緩和と看護ケア．p.117-119，中央法規出版，2005．
2）御手洗玄洋総監訳，小川徳雄監訳：ガイトン生理学．原著第11版，p.625-633，エルゼビア・ジャパン，2010．
3）竹末芳生ほか編：術後ケアとドレーン管理（エキスパートナースガイド）．p.44-47，p.202-218，p.220-242，照林社，2009．
4）茂呂悦子編著：せん妄であわてない（看護ワンテーマBOOK）．医学書院，2011．
5）永井秀雄ほか編：ドレーンチューブ類の基礎知識；ドレーン・チューブ挿入患者への最善のケア．臨床に活かせる ドレーン＆チューブ管理マニュアル．学研メディカル秀潤社，p.14-22，2011．
6）四方文子：ドレーン留置患者さんへの指導のヒケツ．病棟でのドレーン管理．この一冊で手技・排液観察をマスター！消化器外科のドレーン管理．消化器外科Nursing 2007春季増刊，藤井秀樹編，246-253，2007．
7）溝上祐子ほか編：知識とスキルが見てわかる専門的皮膚ケア−スキントラブルの理解と予防的・治療的スキンケア．メディカ出版，p.30-44，2008．
8）田端恵子ほか：下肢潰瘍ケア・創傷ケア 医療用粘着テープによる皮膚障害の予防．エキスパートナース，26(14)：124-127，2010．

STEP 6
ドレーン挿入の介助をしてみよう

1 ドレーン挿入時の介助で、ナースがすべきことは？

　ナースは、ドレーン挿入に際しその手技がスムーズに行えるように介助する役割をもちます。ドレーン挿入時にナースがすべきことは、主に次の2つです。

挿入処置の介助

1. 体位の固定
　安全にドレーンが挿入できるように、患者の体位を固定します。側臥位など身体が安定しない体位であれば、クッションや枕などで身体を保持します。
　患者が処置中に動いてしまわないように、必要性を十分説明し、同意を得てから行います。せん妄や不穏状態にある患者に対して、一時的に身体抑制することも必要ですが、抑制で不安がかえって助長されることもあるので、最小限にしなければなりません。

2. マニュアルの遵守
　ドレーン挿入に要する時間が短ければ、患者の負担も少なくなります。処置が始まった後に、必要物品が足りず患者のそばから離れ、物品を探しにいくということはできるだけ避けなければなりません。
　施設ごとのドレーン挿入処置のマニュアルが作成されていることが望ましく、ベテランナースであれ新人ナースであれ、全員が同じレベルで介助できるシステムづくりが重要です。
　新人ナースはマニュアルを理解し、不足なく物品を揃えられるようになっておかなければなりません。自信がなければ、先輩ナースにチェックしてもらいます。

患者の状態観察

1. 循環動態、呼吸状態の観察
　ドレーン挿入時は、ついつい挿入部位や処置台に目が行きがちになってしまいますが、患者の状態を観察することも忘れてはなりません。患者の顔面にドレープがかかってしまうと、患者の表情がうかがえないこともありますが、声をかけながら、ときどきドレープ下の患者の表情や顔色（蒼白やチアノーゼ）を確認します。
　SpO$_2$モニタ（パルス音の高低で術者にも値の推移が伝わります）や、必要であればモニタ心電図を装着し患者の循環動態、呼吸状態を観察します（図1）。

2. 鎮痛・鎮静
　ドレーン挿入時は挿入部位の局所麻酔が行われますが、患者が疼痛を自覚している場合、鎮痛薬を追加する必要があります。
　患者の不安が強かったり、恐怖を感じたりしている場合も鎮静薬の投与が必要となるため、医師に報告します。

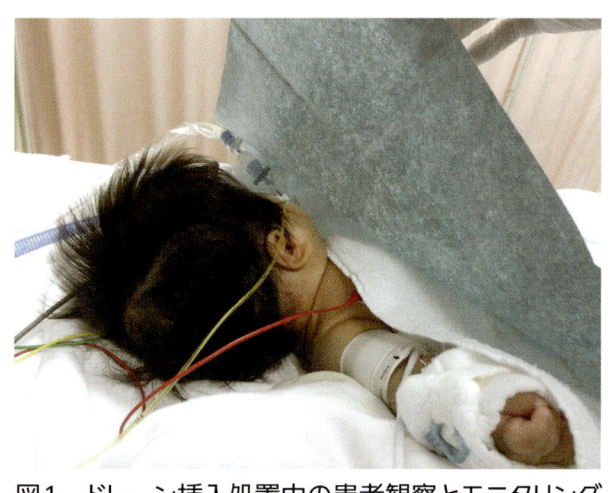

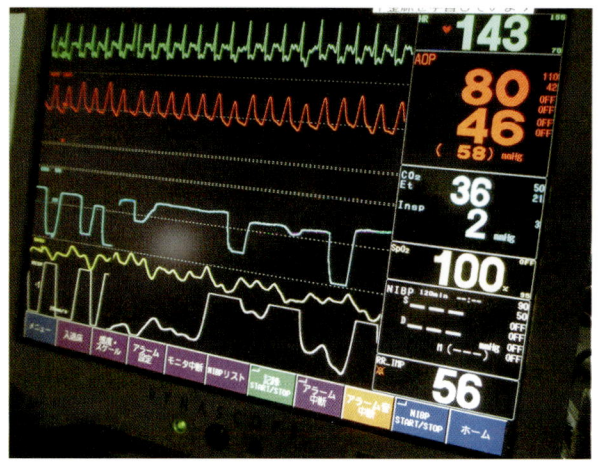

図1　ドレーン挿入処置中の患者観察とモニタリング

ベテランナースであっても，挿入処置の介助と患者の観察を同時に行うことはむずかしいものです．処置時は，リーダーナースなどに応援を求めたほうがよいでしょう．

応援を呼ぶことは，自分の力不足でも医師のためでもなく，何よりも患者のためであると，肝に銘じましょう．

2　緊急的な対応で，ナース自身がすべきことは？

ドレーン挿入時に緊急的な対応が必要となる場面は，血圧低下や頻脈などの循環動態の変化，SpO_2低下や呼吸抑制などの呼吸状態の変化を認めた場合です．

循環動態，呼吸状態が重篤化すると脳に十分な血液（酸素）が送られなくなり，意識レベルにも変化がみられてくるため緊急対応が必要となります．

どう対応するかを誰が決める？ナースは何をすべき？

ドレーン挿入処置には，必ず医師が居合わせているため，挿入処置を続けるのか，処置を中止し蘇生処置に移るかは，医師が決定します．

心タンポナーデや緊張性気胸であれば，ドレーンを挿入することで急変打開が図れるので挿入処置が続けられることが予測されます．穿刺による出血性ショックであれば，止血操作と蘇生処置を優先させなければなりません．

ドレーン挿入時，医師はその処置に集中しています．ナースは患者の状態を綿密に観察し，状態変化があれば正確に医師に報告します．心拍数（脈拍数），血圧，SpO_2，呼吸パターン，意識状態を注意深く観察しましょう．

誰がどう動くか？：急変時の対応

緊急的に行われるドレナージ術は昼夜を問わず行われますが，あまり緊急性が高くないドレナージ術の多くは，昼間に行われることが多いでしょう．

「急変」では，多くのルーティンワークを中止し，マンパワーを集結させて対応にあたらなければなりません．

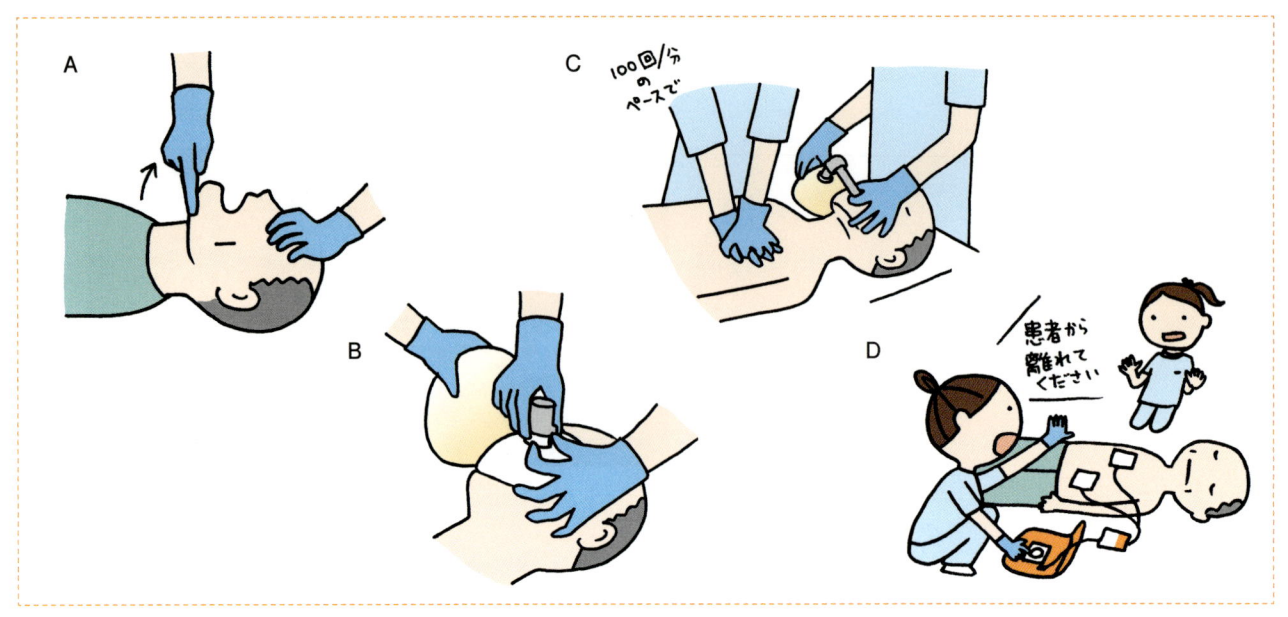

図2 急変対応：ABCDの基本

問題は，その状況下でマンパワーをどのように使うかです．施設や勤務体系によって対応できるナースの数は異なってきますが，ここでは緊急時のナースの役割について説明します．

1．処置係

患者の処置や蘇生に携わるナースです．胸骨圧迫や人工呼吸，薬剤投与，輸血準備にあたります．できれば2名以上で対応します．

2．連絡係

医師や看護師に応援を依頼するナースです．状況により患者家族にも来院していただくように伝えます．要点をおさえた報告の技術が必要です．

3．記録係

行った処置や投与した薬剤の種類や時刻を，正確に記録するナースです．とくに時刻は正確に記録する必要があります．病院内の時計は，時刻をあらかじめ合わせておかなければなりません．

対応の基本はABCD

患者が急変した状況での対応は，どのような場面でも基本は"ABCD"です．患者に声をかけ，意識レベルを評価しながら，以下の行動をとります（図2）．

A：気道確保（airway）

頭部後屈，顎先挙上で舌根沈下を解除します．気管挿管にも備えます．

B：人工呼吸（breathing）

気道確保した状態で自発呼吸がなければ，バッグバルブマスク（BVM）で換気を補助します．リザーバーバッグを付け，酸素10L/分投与します．

C：循環評価・循環管理（circulation）

患者の意識がなく，頸動脈が触れなければ臨床上の心停止と判断します．胸骨圧迫（100回/分のペース）を開始します．

D：除細動（defibrillation）

除細動器，AEDを患者に装着します．

PART 2

ドレーンに触れる機会が増えてくる

―「まずはよく用いられるチューブ・ドレーンを知ろう」編―

- STEP 1 ▶ よく用いられるチューブ・ドレーンって何？
- STEP 2 ▶ おさえておきたい系統別ドレーンのケア：①脳神経系
  - おさえておきたい系統別ドレーンのケア：②頭頸部
  - おさえておきたい系統別ドレーンのケア：③呼吸器系
  - おさえておきたい系統別ドレーンのケア：④循環器系
  - おさえておきたい系統別ドレーンのケア：⑤乳腺
  - おさえておきたい系統別ドレーンのケア：⑥消化器系
  - おさえておきたい系統別ドレーンのケア：⑦腎・泌尿器
  - おさえておきたい系統別ドレーンのケア：⑧子宮・付属器
  - おさえておきたい系統別ドレーンのケア：⑨骨・関節
  - おさえておきたい系統別ドレーンのケア：⑩その他
- STEP 3 ▶ おさえておきたいカテーテル関連のケア

STEP 1
よく用いられるチューブ・ドレーンって何?

1　気管チューブ

目的

気管チューブは，①酸素化の低下（PaO_2低下），②換気能の低下（PCO_2上昇），③呼吸筋疲労（呼吸回数上昇，努力呼吸などの異常な呼吸パターン），④意識レベル低下，⑤循環不全，のいずれかがみられる場合や，これらを改善させる目的で，人工呼吸器が必要な患者に用いられます．

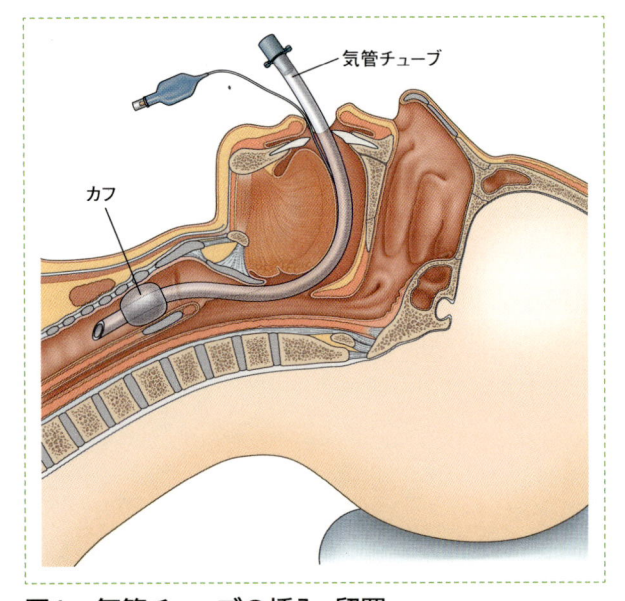

図1　気管チューブの挿入・留置

挿入経路

気管チューブは通常口から挿入し，声門を通過して気管分岐部の2cm程度上部の位置に留置されています（図1）．

挿入時のケア

1．準備物品

気管チューブの挿入に必要な物品は，①スタイレット，②挿管チューブ（男性7.5〜8.0mm，女性7.0〜8.0mmを用いることが多い），③喉頭鏡，④潤滑液，⑤聴診器，⑥カフ用シリンジ，⑦バイトブロック，⑧固定用テープ，⑨キシロカイン®ポンプスプレー，などです（図2）．

2．挿入時の注意点

挿管処置は危険が伴います．そのため，安全かつ迅速に施行できるよう，①物品をすぐに使用できる状態でスタンバイし，②ベッド周囲の環境を整えます（表1）．挿管処置は緊急で行う場面が多いですが，上記2点を行うことによって，より安全かつ迅速に挿管処置を施行することができます．

図2 気管チューブ挿入時の必要物品

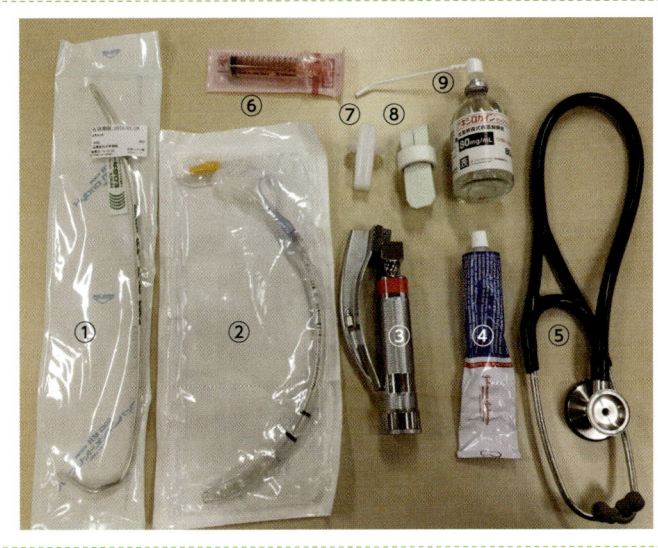

①スタイレット
②挿管チューブ
　男性7.5〜8.0mm
　女性7.0〜8.0mm
　を用いることが多い
③喉頭鏡
④潤滑液
⑤聴診器
⑥カフ用シリンジ
⑦バイトブロック
⑧固定用テープ
（⑨キシロカイン®ポンプスプレー）

表1 気管チューブ挿入時の注意点

物品	<すぐに挿管介助ができるように> ①気管チューブの準備 　気管チューブの先端を清潔に保持したまま，スタイレットを挿入する．スタイレットが気管チューブの先端より先に出ていないことを確認する．気管チューブに潤滑液を垂らす（ぬる） ②カフ損傷の有無 　カフにエアを入れ，カフが破損していないかを確認する ③喉頭鏡の準備 　喉頭鏡とブレードを接続し，ライトが点灯するかを確認する ④鎮静薬の準備 　医師に鎮静で使用する鎮静薬（例：プロポフォール®，ドルミカム®）を確認し，準備する	ベッド周囲	<医師が挿管しやすいように> ①スペースの確保 　頭元のベッド柵を外して医師が患者の頭側に入れるスペースを確保できるようにベッドを動かす <挿管処置時の急変に備えて> ①モニタ（QRS）音を鳴らす 　処置に集中してしまい患者の状態悪化を見逃さないよう，モニタ音の心拍音が聞こえるように設定する ②バッグバルブマスク（BVM）の準備 　挿管処置中は酸素を投与しないため，すぐにBVMで換気できるように準備しておく ③吸引の準備 　挿管時は痰や分泌物で声門が見えないことも多いため，吸引の準備を行う

挿入中の看護

1．2人の看護師で介助

挿管介助は可能であれば2人の看護師が役割を分担して行います．1人が挿管介助役をして，もう1人がモニタ観察などのモニタリングを担当します．

挿管介助役は，処置がスムーズに進行するように物品を渡す順番を把握しておきます．もう1人がバイタルサインや身体症状を観察し，異常を認めた場合にはただちに医師へ報告します．

また，挿管処置は苦痛を伴う処置であるため，鎮痛薬や鎮静薬が投与されます．患者が苦痛を訴えるようであれば，医師へ報告し鎮痛薬・鎮静薬の追加を検討してもらいます．

近年では，鎮静薬を用いず，鎮痛薬のみの投与で挿管されるケースもあります．その際は，患者に対する挿管処置時の苦痛の説明や苦痛の評価が重要視されます．

2．患者・家族への説明

患者とその家族へは，人工呼吸管理が必要となる理由や，挿管中は飲食できないこと，話せなくなること，体動が制限されるなど苦痛を伴うことなどを説明します．また，できるかぎり苦痛が軽減できるようにかかわるこ

表2　気管挿管の流れ

	処置内容	ポイント
①	鎮静薬を投与し，医師のタイミングに合わせて喉頭鏡を渡し，次に気管チューブを渡す	挿管中は酸素を投与していないため，モニタや身体症状の異常を認めていないかをモニタリングする
②	声門を気管チューブが通過，もしくは医師の指示のタイミングでスタイレットを抜く	片手でスタイレットを抜くのではなく，もう片方の手で気管チューブを保持しながら抜く（スタイレットと同時に気管チューブも抜けないようにするため）
③	シリンジを用いてカフに10ccのエアを入れる	処置終了後に再度カフ圧計で調節する
④	バッグバルブマスクで換気しながら胸郭の動きを観察し，3点（心窩部，両側胸部）聴取する EtCO$_2$（終末呼気二酸化炭素濃度）の観察も食道挿管を見抜くのに有効	食道挿管，片肺挿管を見逃すことが最も避けるべき合併症である
⑤	X線撮影を行い，気管チューブの挿入の深さを確認し，固定する	

とも説明します（表2）．

留置中のケア

1．チューブの先端の位置

挿管中は，X線撮影によりチューブの先端の位置を確認します．

理想的な位置は，①チューブ先端が気管分岐部より2cm程度上部，②カフが声門より3cm程度下部，です．なぜなら，チューブ先端の位置は頭部伸展で2cm程度浅くなり，頭部屈曲で2cm程度深くなるからです．

チューブ先端の位置が変われば，片肺挿管や食道挿管となるため，チューブ位置は上記2点を確認します．

2．挿管チューブ留置に伴う合併症

挿管チューブが長期留置されていると，VAP（Ventilator Associated Pneumonia：人工呼吸器関連肺炎）を合併するリスクが高まります．VAPは致死率が24〜76％と高く，予防的にかかわっていく必要があります．

予防策として，表3に示すかかわりが推奨されています．

3．固定方法

気管チューブは多くの場合，上顎に固定されます．下顎に固定すると，開口時にチューブの先端位置が変わる

表3　VAPの予防策

	内容
①	手指衛生を確実に実施する
②	人工呼吸器回路を頻回に交換しない
③	適切な鎮静・鎮痛を図る．とくに過鎮静を避ける
④	人工呼吸器からの離脱ができるかどうか，毎日評価する
⑤	人工呼吸中の患者を仰臥位で管理しない

日本集中治療医学会ICU機能評価委員会：人工呼吸関連肺炎予防バンドル2010改訂版．より引用

可能性があるからです．先端位置が変われば，片肺挿管や計画外抜去の原因となります．したがって，チューブのズレが生じないように開口しても位置が変わらない上顎に固定することが基本となります（図3）．

また，固定器具やテープの選択も重要です．唾液や汗が多い場合は，水分に強いテープを選択します．テープによるスキントラブルが発生している場合は，アンカーファスト®などの固定器具の選択を検討してもよいでしょう（図4）．

4．患者・家族への説明

たとえば，「この管はお口から気管にまで入っていて，この管を通して人工呼吸器でサポートしています．管が

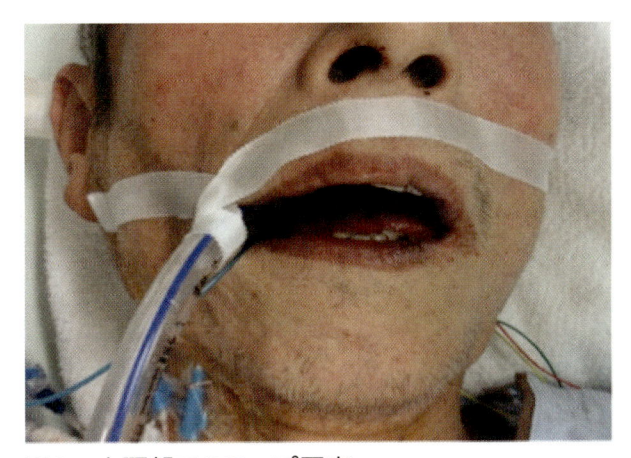

図3　上顎部でのテープ固定

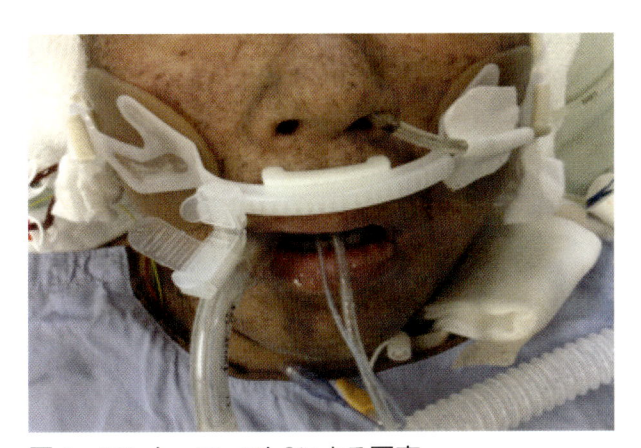

図4　アンカーファスト®による固定

入っているあいだ，声を出すことはできませんが，人工呼吸器からのサポートを減らすことができれば管も抜けるようになります」，などの説明を行います．

鎮静薬を使用して挿管される場合，患者は現状を理解することができず，声が出せない苦痛やチューブの違和感，人工呼吸器自体の不快感などにより，計画外抜管をしてしまう可能性が出てきます．そのため，挿管している現状を理解してもらえるよう，丁寧に説明します．

家族にとっては，患者に行われている医療処置がどのようなものか，わからないことも少なくありません．不安につながらないよう，患者のみならず家族にも同様に説明を行います．

抜去時のケア

1．抜管の判断

抜管の判断は，挿管の理由となった事項（「目的」で示した項目）がすべて解決しているかどうかによります．

抜管後は自力での去痰が必要となります．痰や分泌物の量や咳嗽力を評価し，抜管後にどのようなケア介入が必要かを，アセスメントしておく必要があります．

2．準備物品

再挿管に必要な物品，吸引に必要な物品，バッグバルブマスク，酸素マスクなどを用意します．

表4　抜管の流れ

	処置内容	ポイント
①	痰や分泌物の性状や量，咳嗽力を評価し，抜管後の状態を予測する	
②	抜管前に再挿管に必要な物品（図2），バッグバルブマスク，吸引に必要な物品，抜管後の酸素マスクをそれぞれ，いつでも使用できるように準備する	
③	抜管前にカフ上部，口腔内，気管内を吸引する	抜管時にカフを抜いたとき，カフ上部に溜まった分泌物が気管内に流れ込むことを防ぐ
④	医師のタイミングでカフを抜き，抜管する 抜管後は再度口腔内の吸引を行い，気道への垂れ込みを防ぐ	
⑤	酸素を投与し，嗄声，上気道部の狭窄音の有無を聴取する	嗄声，狭窄音は声門浮腫などの上気道部狭窄のサイン 上気道部が閉塞すれば緊急気管切開が必要になるため，抜管後は必ず観察する

3. 抜管時のケア

抜管の流れを**表4**に示します．

痰や分泌物の量が多く，性状が水様性であれば，水分出納バランスが多く肺が「水浸し」の状態である可能性が高いため，必要に応じて利尿薬などを使用します．

咳嗽力が弱い場合は，必要に応じて吸引や，坐位保持のポジショニングによって去痰できるようサポートします．

計画外抜管，すなわち自己抜管が起こった場合には，まずはバッグバルブマスクで換気を行い，酸素化や呼吸状態を観察します．その間に再挿管の準備をします．バッグバルブマスクでの換気で問題なければ，高濃度酸素マスクなどに切り替え，経口挿管が必要かどうかを，「目的」で示した項目について観察します．

NPPV（noninvasive positive pressure ventilation：非侵襲的陽圧換気）やネーザルハイフローなどを用いれば，再挿管しなくてもよいケースもあります．

---

2 気管切開チューブ

目的

気管切開チューブとは，気道確保の方法として気管切開した部分（気管切開孔）に留置するチューブです（**図1**）．

1. 長期の人工呼吸管理に適している

気管切開による気道確保は，気管挿管と比較して長期の人工呼吸管理に適しており（**表1**），人工呼吸もしくは人工気道管理が長期に必要と判断された場合に実施が考慮されます．

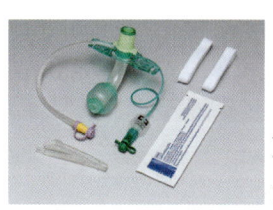

人工呼吸管理が必要な場合に使用するカフ上部吸引機能付きチューブ
アスパーエース™気管切開チューブ

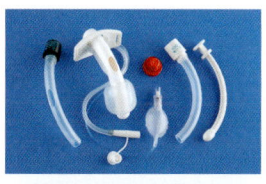

人工呼吸管理や発声訓練にも対応できる窓付き二重管構造のチューブ
シャイリー™気管切開チューブ

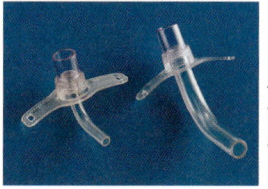

人工呼吸管理が不要で誤嚥のリスクが低い場合や小児の管理に使用されるチューブ
トラキオソフト™（カフなし）

写真提供：コヴィディエンジャパン株式会社

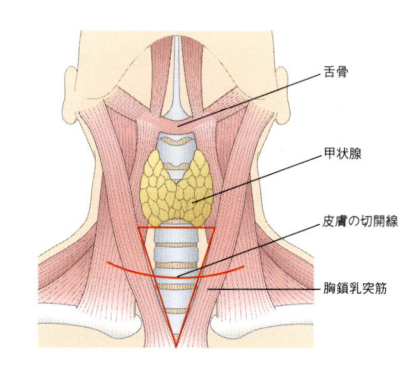

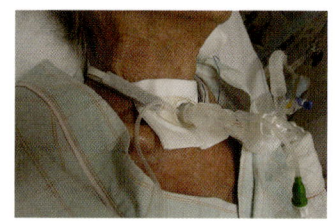

舌骨
甲状腺
皮膚の切開線
胸鎖乳突筋

気管切開チューブが留置されている患者

図1 気管切開チューブの種類と留置部位

表1 気管切開のメリットと対象となる病態

気管切開のメリット（気管挿管による気道確保と比較して）

- 気道分泌物の吸引が容易で，気道クリアランスを保つことができる
- 口腔ケアなどの看護が容易となり，口腔内の清潔を保つことができる
- 死腔が少なくなる
- 気道抵抗が小さくなり自発呼吸仕事量が減少する
- 患者の苦痛・不安感が軽減され，離床も容易になる
- 発声訓練により発声が可能となる
- 嚥下訓練が可能となる

対象となる代表的な病態

- I型もしくはII型呼吸不全で長期人工呼吸管理が必要な場合
  - 脳神経疾患による重度の意識障害
  - 神経筋疾患
  - 基礎疾患の重篤化（敗血症合併など）
  - 重症肺炎
  - 急性呼吸窮迫症候群
- 嚥下障害機能により誤嚥の危険性がある場合
- 気管挿管による気道確保が困難な場合
  - 口腔や頸部領域の手術
  - 腫瘍や気道熱傷などによる上気道閉塞

気管切開による気道確保が必要となる病態は多岐にわたり，要因もさまざまです（表1）．したがってICUなどクリティカルケア領域や一般病棟はもちろん，在宅領域においても気管切開チューブの管理を必要とする患者は少なくありません．

挿入経路

気管切開によって造設された気管切開孔に，気管切開チューブが挿入されます（図3）．換気は気管切開チューブを介して行われますので，人工呼吸器の装着はもちろん酸素投与や吸入薬の投与も気管切開チューブを介して行われます．

気管切開の方法

気管切開の方法は，外科的気管切開と経皮的気管切開の2種類に大別されます（図2）．両者を比較すると，経

＜方法に関係なく共通して必要な物品＞
気管切開チューブ（医師に確認したサイズ），消毒薬（イソジンなど），覆布，ガーゼ，Yカットガーゼ，麻酔用のシリンジと針，チューブカフ用のシリンジ，チューブ縫合固定用の縫合糸，閉鎖式吸引システム，キシロカインゼリー，局所麻酔薬，無影灯，救急カート，吸引セット，バッグバルブマスク，術者術衣一式，肩枕や抑制帯

＜外科的気管切開に必要な物品＞
外科的に気管そのものを切開し，アプローチしていく方法．気管切開セットには，切開に必要な止血鉗子や扁平釣などの器械がセットされている．電気メス（対極板）の準備も必要となる．

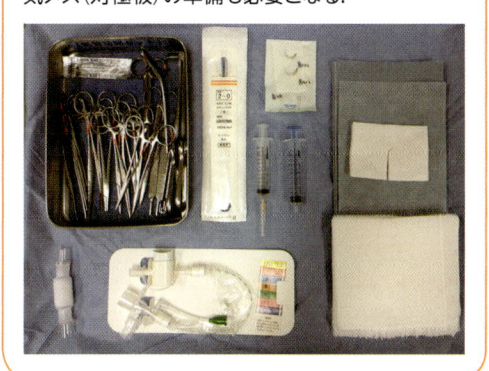

＜経皮的気管切開に必要な物品＞
皮膚切開後，気管壁を穿刺してガイドワイヤーを挿入し，それを軸に穿刺孔をダイレーターで拡張し，気管切開孔を造設する方法．専用のキットが製品化されている．穿刺時のトラブルを回避するために，内視鏡で確認しながら施行することが推奨されている．またチューブ挿入困難となるトラブル発生もありうるため，外科的気管切開セットも使用できるように準備しておく．

ネオパーク™経皮気管切開キット
写真提供：コヴィディエンジャパン株式会社

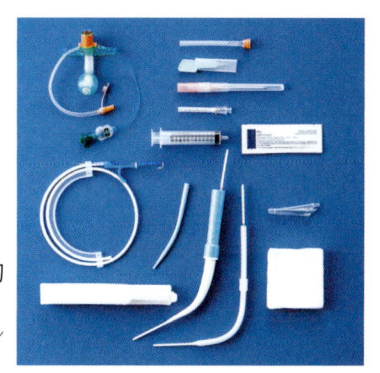

図2 気管切開の方法と必要物品

皮的気管切開術のほうが感染や施行時の出血などの合併症が少なく[3]，施行時間も有意に短いため，比較的侵襲が少ない方法として普及しています．

待機的気管切開（時間的余裕がある場合の気管切開）は手術室で実施する場合もありますが，経皮的気管切開の確立に伴い，ICUや病棟処置室等で気管切開を施行する機会も増えています．

挿入時のケア

1．必要物品
気管切開の方法によって必要物品が異なります（図2）．

2．患者・家族への説明
医師によるインフォームド・コンセントが行われ，患者・家族の承諾が得られていることを確認します．

挿入中の看護

術中の出血を予防するための抗凝固療法の中断や，嘔吐や誤嚥を予防するため，経管栄養や内服薬の中断が確実に行われているかを確認します．

術野を確保するために，肩枕を挿入します．また，気管挿管による人工呼吸療法下での入れ替えとなるため，患者の頭側に呼吸管理と抜管を担当する医師が入ることができるスペースを確保するとともに，術者の無菌操作が確保できるよう，環境整備を行います．

観血的処置であるため，出血の状態をはじめ，SpO_2や$PetCO_2$などの呼吸モニタリング，バイタルサインの観察が不可欠です．血圧や心拍数の上昇は，疼痛に関連している可能性もありますので，注意しましょう．

留置中のケア

1．合併症と挿入部の観察
気管切開の主な合併症を表2に示します．出血傾向や感染徴候として，創部の状態や喀痰の性状を観察する必要があります．また気管切開チューブの閉塞や誤挿入も想定しながら，呼吸状態をはじめ，バイタルサインの観察を行う必要があります．

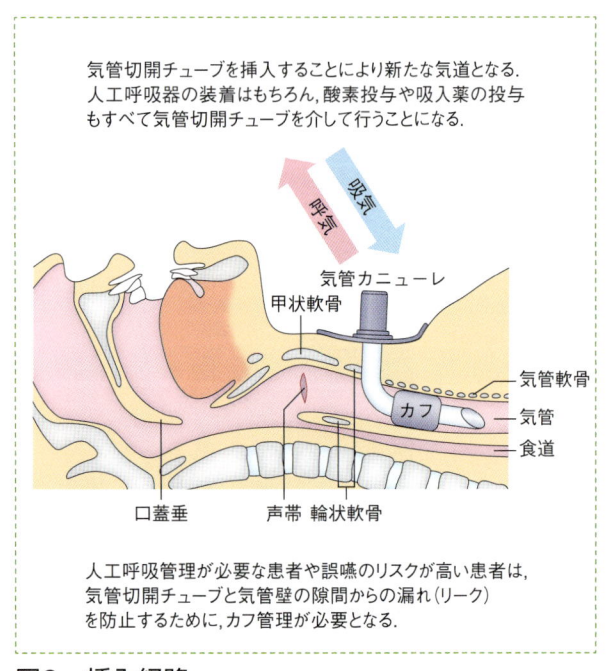

図3　挿入経路

気管切開チューブを挿入することにより新たな気道となる．人工呼吸器の装着はもちろん，酸素投与や吸入薬の投与もすべて気管切開チューブを介して行うことになる．

人工呼吸管理が必要な患者や誤嚥のリスクが高い患者は，気管切開チューブと気管壁の隙間からの漏れ（リーク）を防止するために，カフ管理が必要となる．

表2　気管切開による合併症[4]

術中	早期	晩期
出血	出血	声帯機能不全
気胸	気管切開部位の感染	嚥下障害
気縦隔	肺炎	喉頭浮腫
皮下気腫	縦隔炎	声門下狭窄
無気肺	敗血症	気管軟化症
気管後壁の損傷	気管切開チューブの挿入困難，誤挿入，閉塞	気管食道瘻
反回神経損傷		肉芽形成
輪状軟骨・気管軟骨の骨折		創傷治癒遅延
ガイドワイヤーの誤挿入や消失		瘢痕形成
気管外への誤挿入		気管腕頭動脈瘻
挿管チューブの抜去		
気管切開チューブの挿入付加		
換気不能，低酸素血症		
誤嚥		
心肺状態の悪化		

2. 留置中の注意点

気管切開チューブは気管チューブと比較して短いため，バッキング（咳き込み）や体位変換などの処置で，容易に抜去してしまう危険があり，したがって確実な固定が重要です（図4）.

体位変換や気管切開孔などの処置は誤抜去しないように2人の看護師で行い，1人が気管切開チューブを保持しながら行うようにします.

創部が安定するまでは，グルコン酸クロルヘキシジンなどの消毒薬を用いて気管切開孔を清拭するように消毒を行います．綿球の気管への脱落を防止するために，綿棒タイプの消毒スティックを用いるとよいでしょう（図4）.

創部安定後，感染徴候がなければ気管切開孔は生理食塩水で湿らせた綿棒（消毒と同様）で清拭し，気管切開孔周囲はアルコールフリーのウェットティッシュや拭き取り用洗浄剤を用いて清拭を行います.

気管チューブと同様に，気管吸引，カフ圧管理，カフ上部吸引などのカフ管理なども必要です.

抜去時のケア

1. ドレーン抜去の判断

自発呼吸が安定し，痰の自己喀出や誤嚥の危険性がないと判断されれば，気管切開チューブの抜去を考慮します.

意識レベルや呼吸筋力や疲労度などの評価も重要です.

2. 準備物品

①救急カート，②吸引セット，③1つ小さいサイズの気管切開チューブ（緊急挿入用として），④ドレッシング材（気管切開孔を保護），などを準備します.

3. 患者・家族への説明

患者と家族には，気管切開チューブを抜去することで，痰を喀出する必要性や，呼吸困難感などを自覚した場合には，すぐに知らせるように指導します.

①消毒の実際

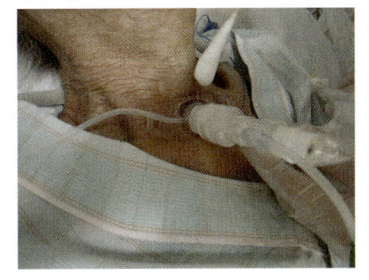

②固定の実際

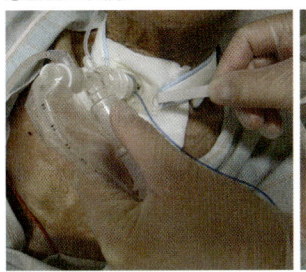

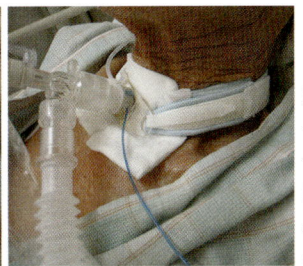

左写真では，気管切開チューブ専用マジックテープタイプのチューブホルダーで固定している．緩みがないよう長さを調節し，しっかりと固定する.

③カフ圧測定

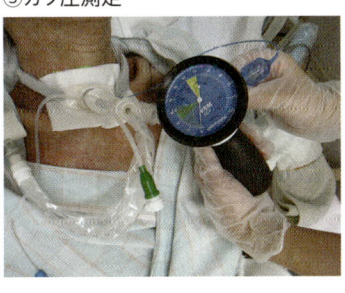

④カフ上部吸引

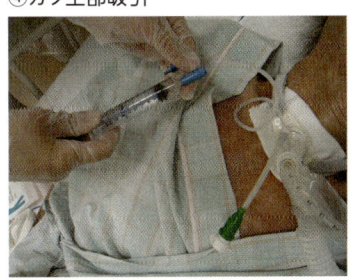

口腔や鼻腔より垂れ込んだ分泌部を，カフ上部吸引ラインから吸引する．強い陰圧で気道粘膜を損傷しないよう，シリンジで低圧での吸引を推奨している.

図4　留置中のケア

4. 抜去後の観察項目

チューブ抜去後は，気道狭窄を生じたり，分泌物が喀出できず窒息を起こす可能性があります．呼吸様式や呼吸音の観察が重要です．離床できていない患者であれば，SpO_2の連続モニタリングを行い，異常の早期発見に努める必要があります．

3 経鼻胃チューブ

目的

意識障害がある患者や麻酔・手術を受けた患者で，嚥下機能が低下し，嘔吐による誤嚥の危険がある場合に用いられます．

また，意識障害がある患者，摂食障害がある患者などで，経口摂取ができない場合に，薬剤や経腸栄養剤を投与するために使用されることもあります．

さらに，胃内容物を体外に排出する必要がある場合にも使用されます．たとえば，腸閉塞など腸の機能が低下した際に，胃の中の空気や消化液を抜くことを目的として（減圧が目的），あるいは薬物の過量服用や毒物を飲んだ患者の胃洗浄を目的としても，使用されることがあります．

挿入経路

胃チューブを鼻孔から挿入し，胃内まで到達させます．鼻孔から胃内までは成人の場合，45～55cm程度で到達します（図1）．

胃管の構造

胃管は，単管式チューブと二重管チューブ（図2）があり，状況によって使い分けます．

単管式チューブは，多くの場合に経腸栄養投与目的で使用されます．二重管チューブは，チューブ先端近くに空気孔があり，胃内の吸引を行う際に胃壁にチューブ先端が密着して，粘膜の損傷を防止する機能をもち，胃内容物の吸引，胃拡張の減圧を行う場合に使用されます．

挿入時のケア

経鼻胃チューブは原則的に医師が挿入します．看護師はスムーズに挿入できるように介助します．

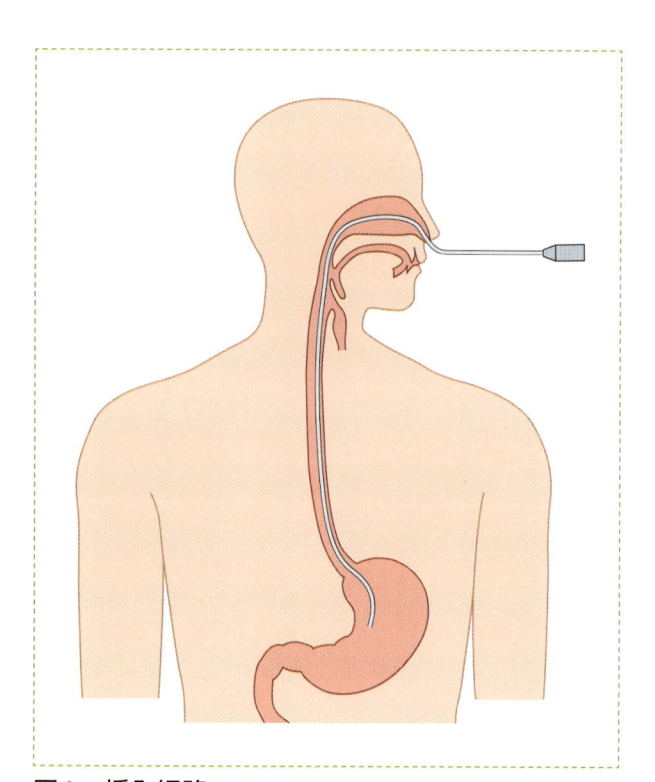

図1　挿入経路

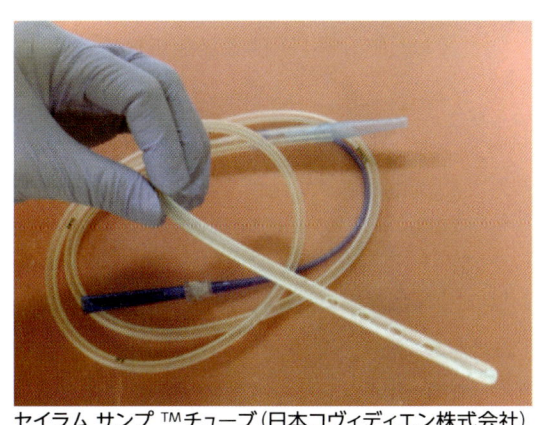

セイラム サンプ™チューブ（日本コヴィディエン株式会社）

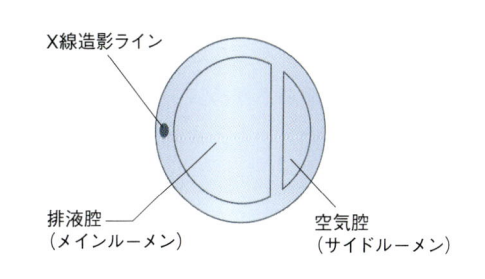

図2　二重管チューブの構造

1. 準備物品

①胃管，②接続用の三方活栓（ロペツバルブ®），③排液バッグ（持続的にドレナージを行う場合），④カテーテルチップシリンジ（注射器と径が異なっている），⑤局所麻酔用ゼリー（キシロカイン®ゼリー），⑥吸引（吸引器・吸引カテーテル），⑦固定用テープ，⑧聴診器，⑨膿盆，⑩処置用シーツ，⑪ティッシュペーパーまたはガーゼ，⑫嘔吐時に吸引ができる準備，⑬マーキング用油性マジック，⑭未滅菌手袋，などを準備します．

2. 患者・家族への説明

患者には，鼻腔から咽頭に抜けるまで苦痛を伴うことがあるため，チューブに潤滑薬の局所麻酔用ゼリーを塗り，挿入時の苦痛緩和を図る配慮をすることを説明します．

嚥下が可能な場合は，咽頭までチューブが入ったら医療者が合図をするので，その合図で唾を飲み込む嚥下運動を行ってもらい，チューブが留置方向に進むように協力してもらうように説明します．

3. ケアの手順

挿入時のケアの手順は以下のとおりです．
①手順を説明し，声をかけながら実施する．
②坐位やセミファウラー位などの体位で，チューブが飲み込みやすいように頭を少し前に倒すような姿勢（頸部前屈位）にする．
③チューブ先端に局所麻酔用ゼリーを塗布し，ペンを握るように胃管の先端より約5cmの部位を把持する．
④左右どちらの鼻腔から挿入するという決まりはないため，鼻腔の閉塞していないほうから，鼻腔底部に沿わせるようにゆっくり挿入する．上に向けて入れるというよりは，顔面に直角方向に入れるつもりで行うと入りやすくなる（図3）．抵抗・疼痛が強い場合は，無理に挿入せず，挿入する鼻孔を変更する．
⑤胃管が咽頭（成人で約10～15cm挿入）に入ったら，

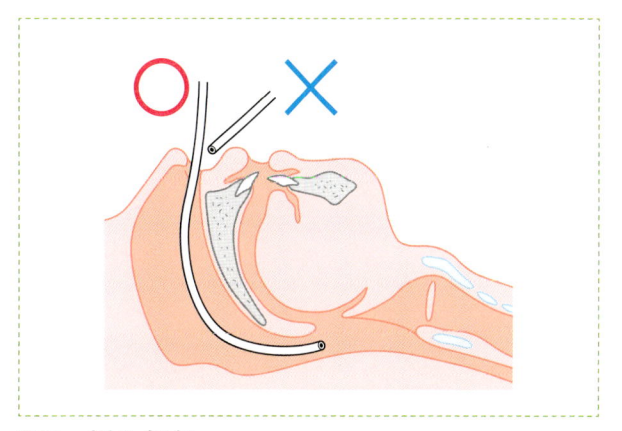

図3　挿入角度
チューブは顔面に垂直に入れる．鼻腔底部に沿わせるように挿入すると，鼻腔を損傷しにくい．

いったん手を止めて，チューブをゴクンと飲んでもらうように声かけを行う．嚥下運動のタイミングに合わせて，さらにチューブを手早く押し進めていく．
⑥むせ込んだり顔色が悪くなるなどの場合は，気管に誤挿入している可能性があるため，チューブを無理に進めずすみやかに抜いて，患者の状態が落ち着いてから再度入れ直す．
⑦チューブがうまく嚥下できていないと，咽頭でループ状になり，口腔内に出てくることもある．食道に入っているかどうかはっきりしない場合は，口を開いてもらい，チューブが咽頭を通って胃のほうに向かっているかを確認する．
⑧チューブ挿入の長さは，体格によっても異なるが，成人で通常45～55cmを目安にする．
⑨胃内に留置されたことを確認する（**図4**）．確認方法は以下のとおり．
- 少量のAirを注入して上腹部で気泡音を聴取
- 胃液の吸引
- 腹部単純X線撮影（薬剤，栄養剤を注入する際はX線による先端位置の確認が必要）

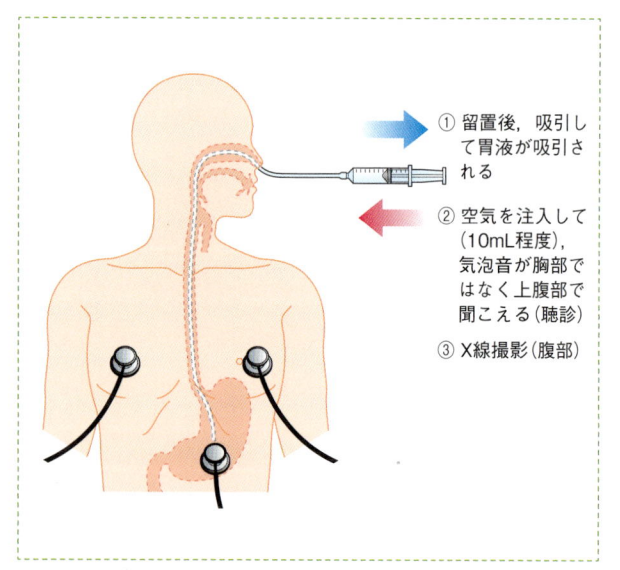

⑩留置したチューブの位置（何cm固定か）を確認し，テープで固定し，排液バッグ接続などを確認する．
⑪終了したことを患者に告げ，挿入への協力の感謝を伝え，労をねぎらう．

留置中のケア

1. 挿入部位の観察項目

　減圧目的で挿入した際は，チューブを排液バッグにつなぎます．排液バッグは，心窩部よりも下になるようにベッドに設置します．

　常に高低差をもたせて排液させ，排液の量や性状を確認します．排出されていないようであればミルキングを行ったり，カテーテルチップシリンジで軽く吸引を行います．

　テープのゆるみや，体動でチューブ位置がずれることもあるため，チューブ固定位置の目盛りや「何cm固定か」を記録したり，チューブに油性マジックで印をつけて，チューブ位置のズレがないかなどを確認します．

　挿入時のみでなく，検査にて腹部単純X線撮影をした際などには，位置がずれていないかを確認します．

　チューブ固定部の圧迫により，皮膚潰瘍を形成することがあります．過度な圧迫が加わっていないか，また，固定部の皮膚の発赤・腫脹・疼痛などの皮膚のトラブルの有無を観察します．

2. 固定方法

　チューブが鼻孔辺縁を圧迫していると，容易に潰瘍ができてしまうので注意が必要です．①定期的な固定テープの交換，②固定位置を少しずらす，③皮膚保護材を貼付する，④鼻下部に固定する，などの工夫を行います（**図5**）．

3. 排液の色調と合併症

　経鼻胃チューブからの排液の色調の正常と異常について，**表1**に示します．

　また，経鼻胃チューブに伴う合併症について，**表2**に示します．

図4　確認方法
①空気を（10mL程度）注入すると「ゴボゴボ」という気泡音が，胸部ではなく上腹部で聴診できる．
②吸引して胃液が吸引される．
③腹部単純X線撮影

永井秀雄ほか編：臨床に活かせる　ドレーン&チューブ管理マニュアル．p.82，学研メディカル秀潤社，2011．より引用

図5 固定方法

①7〜8cmに切ったテープを二股にする
②二股にしたほうをチューブに巻きつけて固定する
③チューブを鼻翼に固定後、頬部にも固定する

圧迫による皮膚潰瘍
●チューブを鼻翼に固定したとき、チューブによる圧迫で皮膚潰瘍が発生することがある

対策1
●固定前にチューブのあたる部分に皮膚保護剤を貼付する

対策2
●鼻下部に固定する

<経鼻胃管の固定方法>
①7〜8cmに切ったテープを二股にする.
②片方ずつチューブに巻きつける.
③同じ大きさのテープで頬部にも固定する.

<経鼻胃管固定時の注意点>
チューブを鼻翼に固定すると、チューブの圧迫で皮膚潰瘍が発生する可能性があるので、チューブの当たる部分に皮膚保護材を貼付するか、鼻の下で固定する.

石黒保直ほか:Chapter2 系統別ドレーン・チューブ管理.消化器.経鼻胃管.臨床に活かせる　ドレーン&チューブ管理マニュアル(永井秀雄ほか編).学研メディカル秀潤社, p.82, 2011.より引用

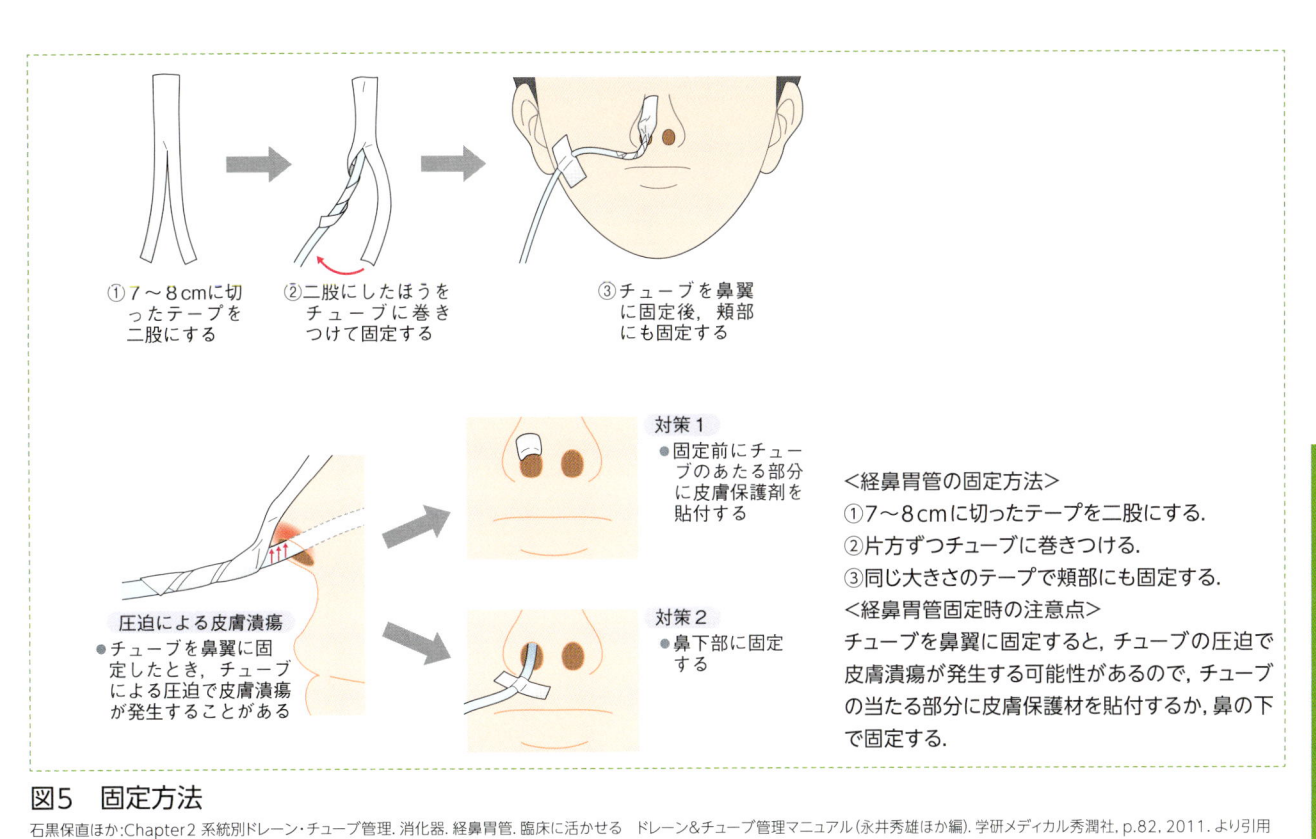

表1　経鼻胃チューブからの排液の色調と考えられること

色	考えられること	ポイント
無色透明	正常	―
黄色	腸液の逆流	便臭を伴う黄色の排液は、腸閉塞でみられる.腸液成分中心の場合は、腸閉塞の治療が必要になる.
緑色	胆汁の逆流	十二指腸液が胃に逆流していることを示す.多くの場合、術後の消化管運動の低下が原因であり、腸蠕動音や腹部の膨満を、排液の量・性状と継続して観察する.
暗赤色	古い血液の可能性	胃管挿入時の鼻腔粘膜から出血した際の垂れ込みや、以前の上部消化管の出血が考えられる.出血時から時間が経過した状態だが、新たに出血することも考えられるため、注意して観察を行う.
鮮紅色	上部消化管からの出血	出血が進行している場合、迅速な対応が必要になることがある.バイタルサイン、自覚症状などを観察し、医師へ報告し、指示を確認する.

抜去時のケア

1. チューブ抜去の判断

腹部膨満感が改善し、腸蠕動音が回復してきたのを確認すれば、抜去が可能と判断されます.

1日の胃液の排液量は100mL以下でも、胃管を開放しておくといつまでも排液として出てくるので、クランプして調節します.

表2　経鼻胃チューブの合併症

症状	原因	対応
胃出血や胃穿孔	カテーテル先端による胃壁への刺激	挿入する部位の粘膜損傷に注意し，カテーテルを深く挿入しすぎないようにする． 固定位置がずれていないか，固定の長さを確認する．
胃・食道逆流，誤嚥性肺炎	胃管を伝って排液が上行し，気管に入ること	ヘッドアップ体位を保持する．
気管への誤挿入	意識障害，咽頭反射の弱い患者，頸部の伸展位での挿入で生じやすい．	挿入時の体位の工夫や，胃内に留置されたことを確認する．
鼻腔・食道・胃粘膜や固定部の皮膚損傷	挿入時や長期留置時の刺激・圧迫	鼻腔の固定部を皮膚保護材で保護したり，固定の工夫を行う．施設基準や使用チューブの取扱説明書に従い，チューブの入れ替えを行う際には，左右の鼻を交互に使用するようにする．
排液の吸引に伴った電解質異常	多量の胃液の喪失	排液量，血液検査で電解質異常（代謝性アルカローシス，低カリウム血症），頭痛，嗜眠，せん妄，テタニーなどの観察を行う．
副鼻腔炎	分泌物や粘液によるチューブ周囲の汚染	長期留置は避ける．
咽頭痛，咽頭不快感	胃管の器械的刺激	胃管留置継続の必要性を検討する． 継続する必要がある場合は，細い径の胃管に入れ替える．

2．準備物品

①カテーテルチップシリンジ，②膿盆，③処置用シーツ，④ティッシュペーパーまたはガーゼ，⑤ビニール袋，⑥吸引セット（嘔吐時に備える），などを準備します．

3．患者・家族への説明

胃管抜去時のチューブ通過による不快感があることを説明します．

4．抜去時の注意点

①手順を説明し，声をかけながら実施する．体位などは挿入時のケアに準じる．
②カテーテルチップシリンジで，胃管内容物を吸引する．
③固定テープを除去する．
④胃管の内容物が流出するのを防ぐため，カテーテルチップシリンジで吸引しながら，チューブをゆっくりと引き抜く．抵抗がある場合，無理に抜去すると鼻出血などの障害が発生する可能性があるため，無理に抜去しないようにする．
⑤抜去したら，テープ固定部や鼻腔の清拭を行う．

5．抜去後の観察項目

①腹部症状（悪心・嘔吐，腸蠕動音の減弱・消失，腹部膨満）の有無を確認する．胃管留置時より悪化している場合は，胃管を再度挿入することもある．
②鼻腔からの分泌物の性状（色調，におい，量）や，出血の有無の観察を行い，膿性分泌物や出血が増強する際には，医師へ報告する．
③鼻腔や咽頭の痛みが続くようであれば，鎮痛薬の投与を検討する．

4 経腸栄養チューブ

経腸栄養のアクセスルートには，経鼻アクセスと消化管瘻アクセス（胃瘻，腸瘻，食道瘻など）があります．経鼻胃チューブは通常，意識障害や嚥下障害の急性期に用いられます．しかし，重症病態下では胃排泄機能が低下することがあり，カテーテル先端を空腸に留置することで，栄養剤の逆流や嘔吐のリスクを回避します．

つまりチューブ先端は，患者の病態によって，胃あるいは幽門後（十二指腸・空腸）に留置する場合があるので，チューブ先端位置を把握しておく必要があります（図1，表1）．

目的

経口的な栄養摂取が不可能な場合，あるいは経口摂取のみでは必要な栄養量を摂取することができず，病変部以降の消化管通過機能に問題のない対象者が利用します．病院や老健（介護老人保健施設），在宅療養の場などさまざまな場で利用されます．適応を表2に示します．

重症外傷や敗血症のような病態では，異化ホルモン（グルカゴン，カテコラミン，コルチコイド），インスリン抵抗性などの炎症性液性メディエーターによって代謝が亢進します．そのため，筋肉・骨・脂肪などを分解して治癒反応のエネルギー基質を供給する「異化反応」が起こります．

病態に合わせた適切な栄養療法が実施されなければ，栄養障害は進行します．そのためにはできるだけ早期に経腸栄養チューブを挿入し，栄養療法を開始します．経腸栄養開始が遅れると人工呼吸器装着日数の延長，死亡率が上がる[17]という報告もあります．

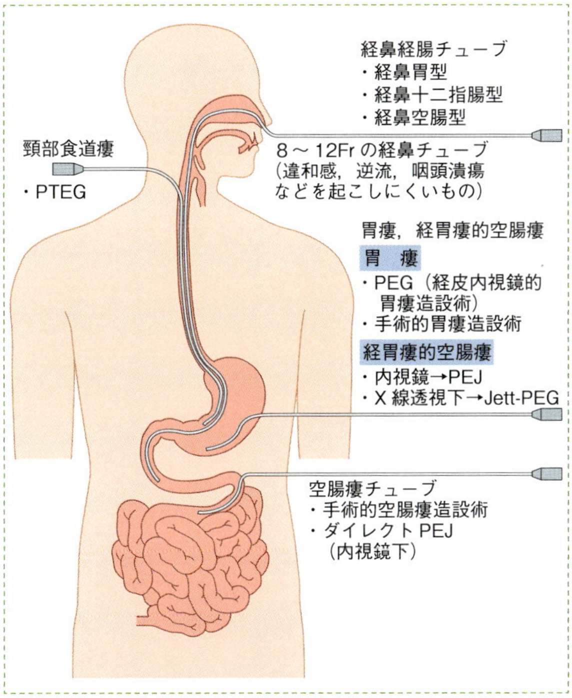

図1 経腸栄養チューブ挿入部位と先端位置

- 経鼻経腸チューブ
  ・経鼻胃型
  ・経鼻十二指腸型
  ・経鼻空腸型
- 頸部食道瘻
  ・PTEG
- 8〜12Frの経鼻チューブ（違和感，逆流，咽頭潰瘍などを起こしにくいもの）
- 胃瘻，経胃瘻的空腸瘻
  - 胃瘻
    ・PEG（経皮内視鏡的胃瘻造設術）
    ・手術的胃瘻造設術
  - 経胃瘻的空腸瘻
    ・内視鏡→PEJ
    ・X線透視下→Jett-PEG
- 空腸瘻チューブ
  ・手術的空腸瘻造設術
  ・ダイレクトPEJ（内視鏡下）

表1 チューブ先端位置による使い分けと適応

	胃	十二指腸	空腸
挿入手技	ベッドサイドで留置可能	一般的にX線透視下で留置	
停滞能	あり	なし	なし
投与速度	ボーラス投与可能	25mL/時から開始　徐々に増量	
適応	・意識障害 ・嚥下障害 ・食欲不振 など	・胃内容物の逆流 ・胃排泄遅延 ・上部消化管狭窄や術後 ・急性重症膵炎 ・誤嚥リスク　など	
管理上の注意	・咳や怒責などでチューブ先端が口腔内に戻ることがある ・複数の方法で先端位置の確認を行う	・咳や怒責などでチューブ先端が胃内に戻ることがある	・投与速度が早いと腹痛や下痢をきたすため，ポンプを用いて投与する

表2 経鼻経管栄養が必要になる要因

		口腔・咽頭	食道
嚥下障害	基質的	舌および口腔内疾患 手術による金属固定 外部からの圧迫（腫瘍など）	炎症, 憩室炎 狭窄, 異物 食道裂孔ヘルニアなど
	機能的	脳血管障害・脳腫瘍 外傷・筋神経疾患	脳幹部病変・強皮症・筋炎 薬剤副作用
	心理的	神経性食欲不振症, 異食症 心機神経症・ヒステリー, うつ病, 悪心, 嘔吐, 胸やけ	
食欲不振		電解質異常, 抗がん薬, 薬剤の副作用, 不安など	
消化管障害		腫瘍, 潰瘍, 狭窄, 外傷, 術後安静	
その他		重症病態のための鎮静管理	

森みさ子:患者の安全を守るための経管栄養の知識；経鼻経管栄養. 臨床看護臨時増刊号, 38(4):419, 2012. の表1をもとに一部改編

挿入経路

患者の病態をアセスメントしたうえで，アクセスルートを選択します．経鼻チューブの場合は，栄養チューブ（使用目的を「栄養投与用」として，厚生労働省の承認を受けているチューブ）を用います（図2）．

疾患の急性期などでは，胃内容物排液用のチューブを用いて経腸栄養を投与することもあるかもしれませんが，管が固く，太いため（図3），尾翼の潰瘍，壊死，副鼻腔炎などをきたすことがあります[18]．そのためできるだけ早い段階に，径の細い栄養チューブに入れ替えます．

表1に示す病態で必要なエネルギーを摂取することができない場合に，患者と家族の同意を得られたらできるだけ早く留置しましょう．

挿入時のケア

栄養チューブは，ベッドをファウラー位にして頸部を前屈させ，鼻孔からゆっくり挿入します．

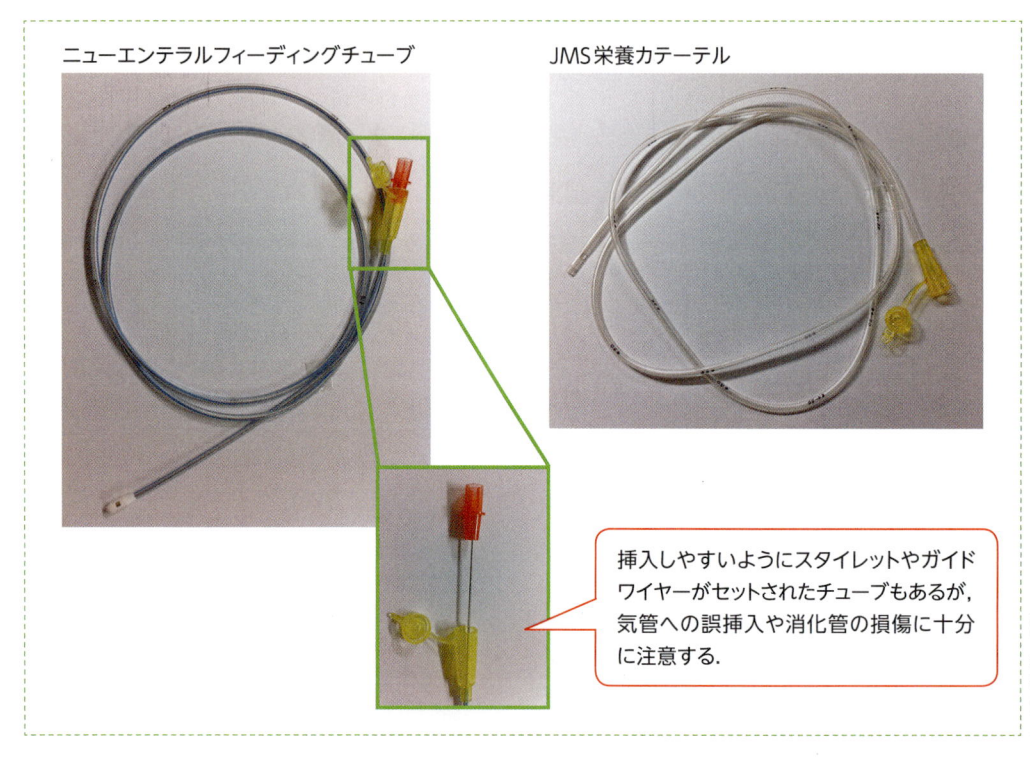

ニューエンテラルフィーディングチューブ　　JMS栄養カテーテル

挿入しやすいようにスタイレットやガイドワイヤーがセットされたチューブもあるが，気管への誤挿入や消化管の損傷に十分に注意する．

図2　栄養チューブの種類

森みさ子:患者の安全を守るための経管栄養の知識－経鼻経管栄養－. 臨床看護臨時増刊号, 38(4):419, 2012. の図1を一部改編

- ●排液用チューブ
  硬く，多孔式であることが多く，排液が目的のチューブ（①）
- ●栄養チューブ
  柔らかくて細い（一般的には5Fr～12Fr），栄養投与用のチューブ．先端は開放式のもの（②）と，おもりのついたもの（③）がある．

図3　チューブの先端の違い

森みさ子：患者の安全を守るための経管栄養の知識－経鼻経管栄養－．臨床看護臨時増刊号，38(4)：419，2012．の図2を一部改編

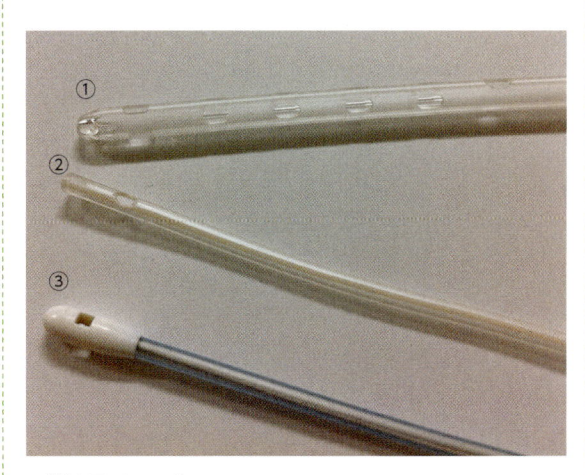

1．準備物品

①栄養チューブ，②潤滑薬，③カテーテルチップ，④聴診器，⑤固定テープ，⑥ディスポーザブル手袋，⑦ディスポーザブルガウン，⑧ディスポーザブルゴーグル付きマスク，などを準備します．

2．患者・家族への説明

①今までの経過とこれからの治療予定，②栄養療法と経腸栄養チューブ留置が必要な理由，③留置中の合併症（鼻や喉の痛み，違和感，逆流性食道炎，誤嚥性肺炎のリスクなど）と，それらを回避するための看護，などについて患者・家族が理解できるよう，言葉と図やイラストを用いて説明します．

説明を受けてどのように感じているかを，患者・家族が言葉に出して表現できるよう，看護師が質問するとよいでしょう．

3．ケア時の注意点

挿入中はこれから行われる処置を言葉に出して説明します．処置には痛みを伴いますので，「よくがんばってますね，後すこしですよ」「もう1回，ごっくんと飲み込んでください．上手です」など，患者を励ましましょう．

4．挿入時のリスクとその回避

経腸栄養チューブ留置の際は，気管内に誤挿入するリスクがあります．留置位置を分析したところ，19％が食道内に，1％が胸腔内に存在[19]していたという報告があるため，呼吸や循環状態の変化に十分注意する必要があります．呼吸回数の増加，呼吸パターンの変調や，SpO_2の低下，心拍数増加，不整脈などの症状が出現した場合には誤挿入のおそれがありますので，ただちに医師へ報告して再挿入します．

チューブ先端位置の確認は，胃内容物pHチェックやX線撮影[20]，呼気炭酸ガス検知法などを組み合わせた確認方法が推奨（AⅡ）[21]されています．

pHチェックには，リトマス試験紙を用いる方法が簡便です．胃液はpH1～1.5の強酸なので，赤色に変化すれば検査している液体が胃液である可能性が高くなります．

呼気炭酸ガス検知法では，カテーテル先端が胃内にあれば，CO_2は検知されませんが，炭酸飲料を大量に飲んだ後では検出される可能性もあるため，複数の方法を組み合わせることが重要です．

留置中のケア

1．挿入部の観察項目，固定方法

チューブが何cm固定かを毎回確認し，記録に残しましょう．

固定の方法は，圧迫潰瘍や壊死などの合併症[2]を回避するため，鼻翼や頬部を圧迫しないように固定します（図4）．

固定テープは毎日1～2回貼り替えますが，交換の際にチューブが抜けてしまわないように注意します．

2．排液の正常な色調と異常の判断

チューブ先端位置の確認や，栄養剤が胃内に多量に残っていないかを確認するために，定期的に胃内容物の吸

エレファントノーズ固定法　　上顎固定

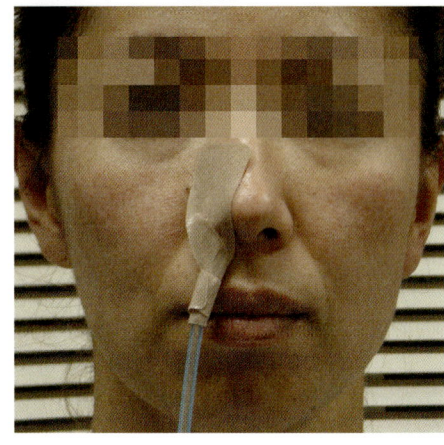

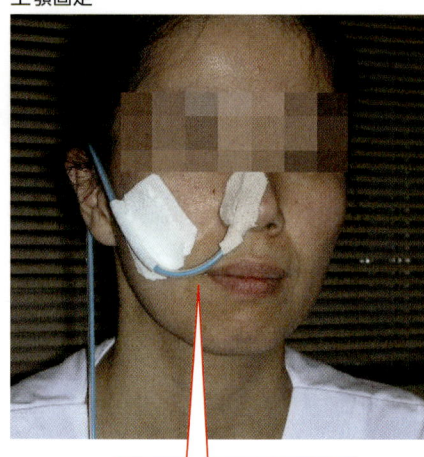

鼻孔から頰部にかけて，ゆとりをもたせる

各勤務
● 固定の長さ，皮膚損傷の有無を確認する．
● 鼻翼が引っぱられないようにテープを固定する．

毎日
● テープを剥がして皮膚状態を観察する．
● 自然抜去に注意しながら洗面をする（拭き取りでも可）．

図4　チューブの固定方法

引を実施します．胃液は無色透明でpH1〜1.5の液体です．

疾患の急性期では胆汁が胃内に逆流し黄色〜緑色を呈したり，消化管出血を認めることがありますので（「経鼻胃チューブ」の項，p.76参照），前回投与した経腸栄養剤以外の色調の場合には，リーダーナースや医師に報告しましょう．

出血を認めた場合は，栄養チューブをただちに開放し，消化管を減圧します．腹部および全身状態の精査が終わるまでは，栄養剤の投与は控えましょう．

胆汁の逆流が疑われる場合は，その先の消化管の通過障害のリスクがありますが，ただちに栄養剤を中止する必要はありません．

3．合併症など

経鼻栄養チューブを留置すると，噴門部からチューブを伝って胃内容物が逆流し，胃食道逆流や誤嚥性肺炎を招くおそれがあります．

経腸栄養投与中と食後30分以上は頭部を30〜45°に挙上[20]したり，逆流が疑われる場合は，幽門輪を超えた位置にチューブを留置[22]することが有利だとされています．

抜去時のケア

体力が回復して経口摂取で必要量を充足できそうな見込みが立ったら，医師，言語聴覚士や理学療法士，作業療法士などとディスカッションしながら栄養チューブの抜去を検討します．

嚥下障害のある患者の場合，ある程度の食事を食べることができたとしても，水分摂取量が不足することがあるため，チューブ抜去後も水分出納を注意深くモニタリングしましょう．

抜去時の準備物品，抜去後の観察項目などについては，「経鼻胃チューブ」の項（p.76〜）を参照してください．

5 PEG（胃瘻カテーテル）

胃瘻造設の種類には，①外科的造設，②内視鏡的造設の2つの方法があります．どちらも，臨床では「PEG（ペグ）」とよばれることも多いのですが，PEGの正式名称はpercutaneous endoscopic gastrostomyで，その意味は「内視鏡的な胃瘻造設術」のことです．

造設法の違いによるカテーテル管理には大きな違いはありませんので，本項では胃瘻カテーテル全般の管理について説明します．

目的

長期間にわたる経管栄養が必要な場合，経皮瘻孔カテーテルを利用します．胃の機能が正常な場合で，4週間以上の経管栄養が必要な場合には，胃瘻造設を行います（図1）．

胃瘻カテーテルは，主に栄養投与の目的で留置されますが，消化管の通過障害などの場合は，減圧目的で造設されることもあります．PEGの造設は主に，病院で行われます．多くの場合，定期的な交換は外来や短期入院で行われています．

胃瘻カテーテルは体表側（外部ストッパー）と，内部ストッパーの構造の違いにより，4つの種類に大別されます（図2）．

また，胃瘻カテーテルの口腔・咽頭通過の有無により，Pull法/Push法とIntroducer法に大別されます（図3）．

似たような名称でPEJ（percutaneous endoscopic jejunostomy）という術式があり，PEG-Jとよばれることもあります．PEJは胃を通過して空腸にアプローチする方法です．詳しくは「PEJ」の項目（p.90～）を参照してください．

挿入経路

内視鏡下で胃に瘻孔を開けて，カテーテルを留置します（図4）．

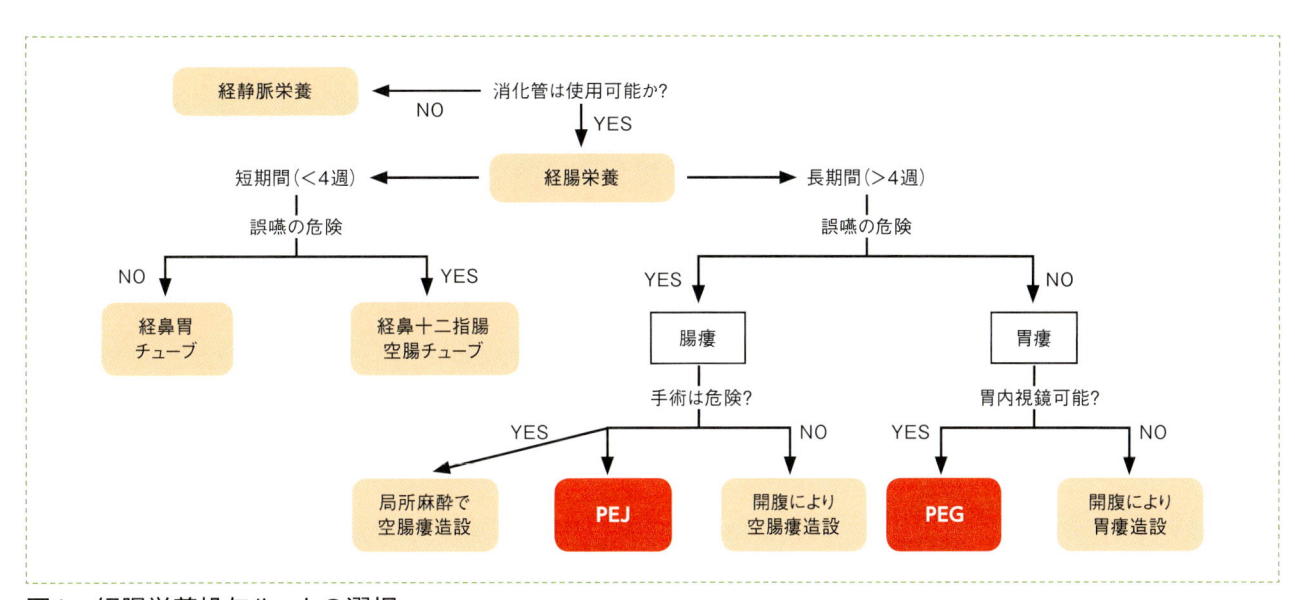

図1　経腸栄養投与ルートの選択
日本静脈経腸栄養学会編：日本静脈経腸栄養学会　静脈経腸栄養ハンドブック．南江堂，p.170，2011．より引用

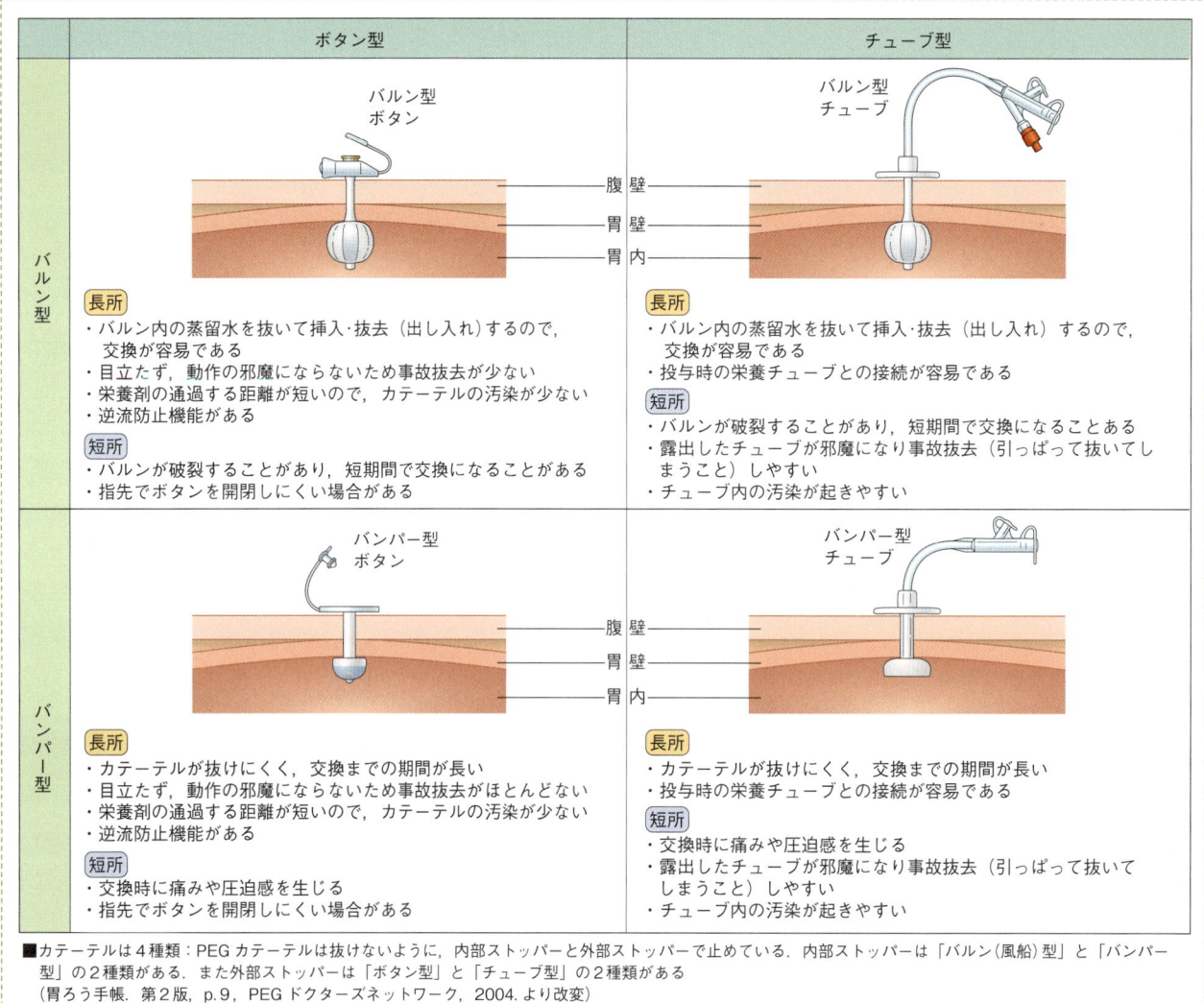

	ボタン型	チューブ型
バルーン型	バルーン型ボタン **長所** ・バルーン内の蒸留水を抜いて挿入・抜去（出し入れ）するので，交換が容易である ・目立たず，動作の邪魔にならないため事故抜去が少ない ・栄養剤の通過する距離が短いので，カテーテルの汚染が少ない ・逆流防止機能がある **短所** ・バルーンが破裂することがあり，短期間で交換になることがある ・指先でボタンを開閉しにくい場合がある	バルーン型チューブ **長所** ・バルーン内の蒸留水を抜いて挿入・抜去（出し入れ）するので，交換が容易である ・投与時の栄養チューブとの接続が容易である **短所** ・バルーンが破裂することがあり，短期間で交換になることある ・露出したチューブが邪魔になり事故抜去（引っぱって抜いてしまうこと）しやすい ・チューブ内の汚染が起きやすい
バンパー型	バンパー型ボタン **長所** ・カテーテルが抜けにくく，交換までの期間が長い ・目立たず，動作の邪魔にならないため事故抜去がほとんどない ・栄養剤の通過する距離が短いので，カテーテルの汚染が少ない ・逆流防止機能がある **短所** ・交換時に痛みや圧迫感を生じる ・指先でボタンを開閉しにくい場合がある	バンパー型チューブ **長所** ・カテーテルが抜けにくく，交換までの期間が長い ・投与時の栄養チューブとの接続が容易である **短所** ・交換時に痛みや圧迫感を生じる ・露出したチューブが邪魔になり事故抜去（引っぱって抜いてしまうこと）しやすい ・チューブ内の汚染が起きやすい

■カテーテルは4種類：PEGカテーテルは抜けないように，内部ストッパーと外部ストッパーで止めている．内部ストッパーは「バルーン（風船）型」と「バンパー型」の2種類がある．また外部ストッパーは「ボタン型」と「チューブ型」の2種類がある
（胃ろう手帳．第2版，p.9，PEGドクターズネットワーク，2004．より改変）

図2　胃瘻カテーテルの種類
森みさ子ほか監，医療情報科学研究所編：栄養管理．看護技術がみえる vol.2 臨床看護技術．メディックメディア，p.293，2013．をもとに作成

挿入前・挿入時のケア

1. 口腔ケア

　Pull法やPush法では，胃瘻カテーテルが口腔を通過するので不潔操作となります．またこの方法では内視鏡を，①胃瘻カテーテルが咽頭部を通過する際（穿刺時），②内部バンパーが胃前壁に正しく固定されているかを内視鏡で確認する際（確認時），の二度挿入する必要があるため，口腔内の汚染があると，創感染のリスクはより高くなります．

　口腔内衛生が保たれていないと誤嚥のリスクも高くなり，歯科専門職の介入が有効である[24]という報告もあります．誤嚥を予防するために，PEG挿入中は日頃よりも念入りに，口腔衛生を保つ必要があります．

2. 患者・家族への説明

　①今までの経過とこれからの治療予定，②栄養療法と胃瘻造設が必要な理由，③留置中の合併症（腹膜炎，バンパー埋没症候群，刺入部不良肉芽など）とそれらを回避するための看護，などについて患者・家族が理解できるよう，言葉と図やイラストを用い

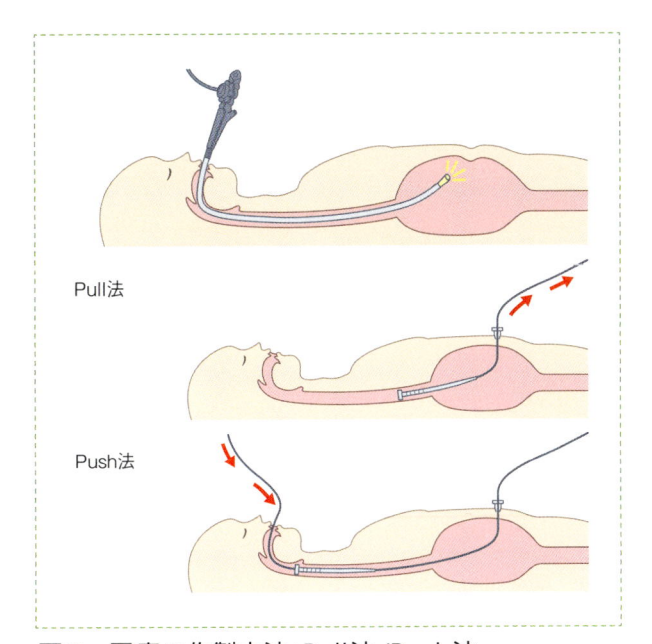

図3　胃瘻の作製方法：Pull法/Push法

Pull法：腹壁から挿入したループワイヤーを内視鏡のスネアで把持して口から外に出し、このワイヤーに結びつけた胃瘻カテーテルを口から胃の中に引き入れ、腹壁外へと引き出す。
Push法：口から出したガイドワイヤーに沿って、胃瘻カテーテルを胃から腹壁外に押し出す。Pull法と同じく、2度の内視鏡挿入が必要となる。

て説明します。

　昨今ではマスコミなどで胃瘻が話題になることが多く、患者・家族の不安につながっている場合も少なくありません。説明を受けてどのように感じているかを、患者・家族が言葉に出して表現できるよう、看護師が質問するとよいでしょう。

留置中のケア

1．挿入部の観察項目、固定方法

　チューブタイプの場合は、指示された固定の長さで、皮膚との間に1cm程度の遊びがあるか、刺入部の異常はないか、毎勤務確認して記録に残しましょう（図5左）。

　刺入部は造設後1週間ほど経過すれば、消毒やガーゼ保護は必要ありません。カテーテルが傾いていると、栄養剤の漏れ、肉芽形成、皮膚潰瘍の要因となりますので、できるだけ垂直に固定します。

　チューブタイプの場合は外部ストッパーをゆるめて、毎日丁寧に洗浄するとともに、垂直固定、カテーテルの回転（皮膚潰瘍予防とバンパー埋没症候群の予防のために、毎日360°くるっと回すこと）を遵守してください（図5右）。

2．正常な色調と異常の判断

　排液の性状については、「経鼻胃チューブ」の項（p.76～）を参照してください。

　胃内容物の量が多くなるだろうと予測されるときは、胃瘻カテーテルを開放にします。ただし、ボタン型カテーテルには一方向弁が付いていますので、減圧用チューブを使わなければ排液できないことを覚えておきましょう（図6）。

3．合併症など

　内部ストッパー（内部バンパー）へ圧迫を繰り返すこ

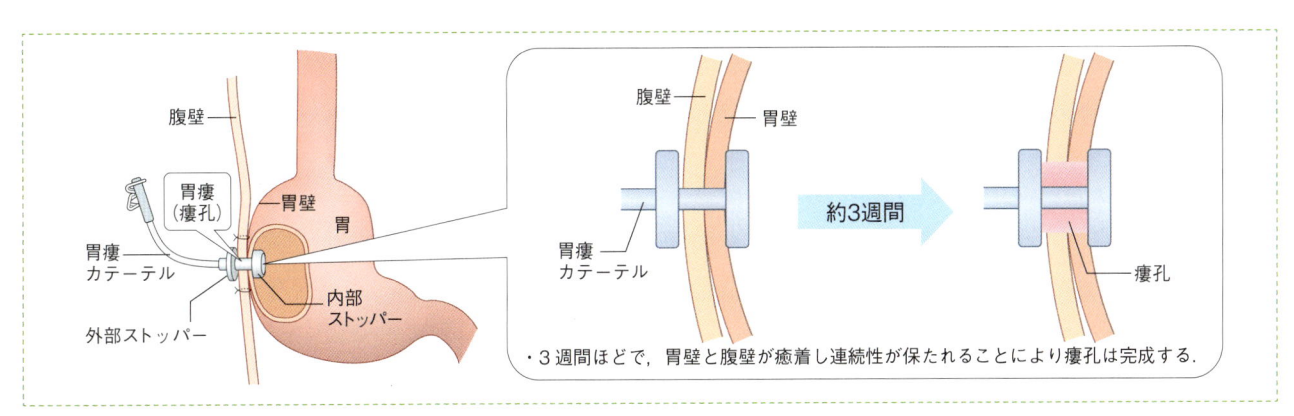

図4　胃瘻の挿入経路

森みさ子ほか監，医療情報科学研究所編：栄養管理．看護技術がみえるVol.2臨床看護技術，メディックメディア，p.292，2013．をもとに作成

・3週間ほどで、胃壁と腹壁が癒着し連続性が保たれることにより瘻孔は完成する。

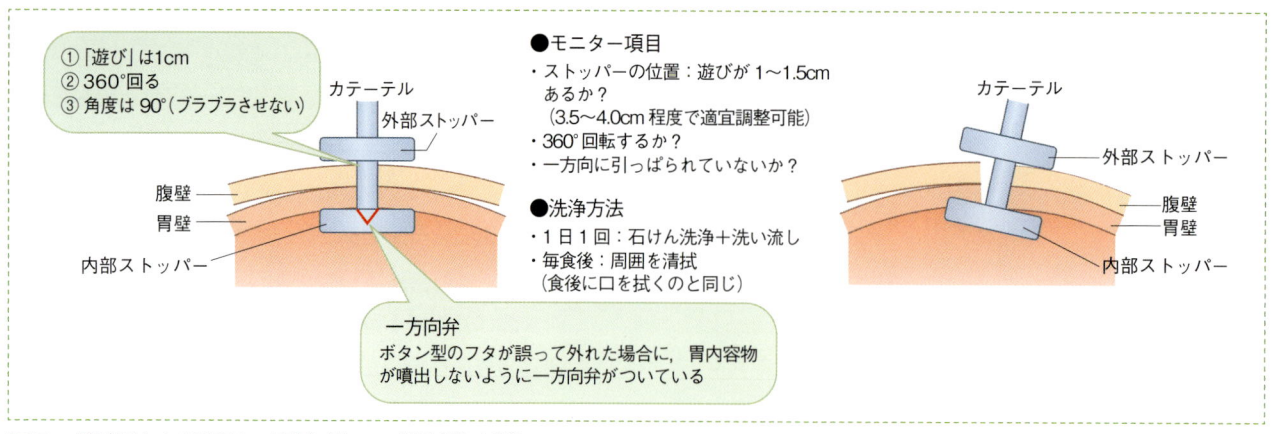

図5 理想的な胃瘻と，瘻孔部への機械的刺激
合田文則：胃瘻の構造とカテーテルの種類. 臨床看護増刊号, 38(4), へるす出版, p.440, 図3, 2012. を参考に作成

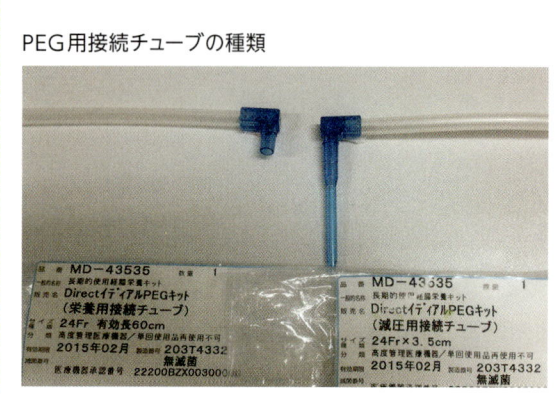

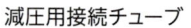

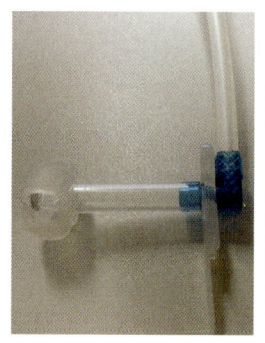

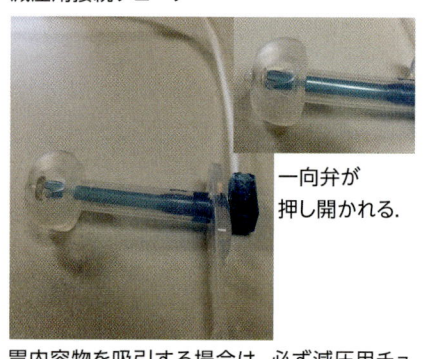

図6 PEG用接続チューブの種類
森みさ子ほか監, 医療情報科学研究所編：栄養管理. 看護技術がみえるVol.2臨床看護技術. 第1版, メディックメディア, p.294, 2013. を参考に作成

とで潰瘍や不良肉芽を形成することがあります（図7）.

瘻孔周囲の汚染により，創感染や切開ドレナージ，抗菌薬の投与やステロイド軟膏の塗布が必要となることもありますので，医師の診察後，指示に従います（図8）.

PEGの晩期合併症として，「バンパー埋没症候群」があります．内外ストッパーの強すぎる締めつけや，体重増加，腹水などによる相対的なシャフト長不足により，内部ストッパーが瘻孔部胃粘膜に強く接触し続けた結果，局所の胃粘膜が血流障害を起こして脆弱になります．これにより，胃粘膜や胃壁の破綻が進行し，創傷治癒機転を伴いながら，内部ストッパーが胃壁瘻孔内に徐々に迷入埋没します．

バンパー埋没症候群の予防・早期発見には，①シャフトの遊びを1cm程度に保つこと，②毎日360°スムーズに回転するかどうかを確認すること，が有用です．

4．抜去時の対応

自然になんらかの外力が加わったり，患者自身がカテーテルの認識ができずに引っぱることなどにより，カテーテルが抜けてしまうリスクがあります．患者，家族，医師らと話し合い，あらかじめ対策をとっておくことが重要です．

※バンパー埋没症候群とは，PEGカテーテルの内部のストッパー（内部バンパー）が胃壁瘻孔内に埋没することで生じる有害事象

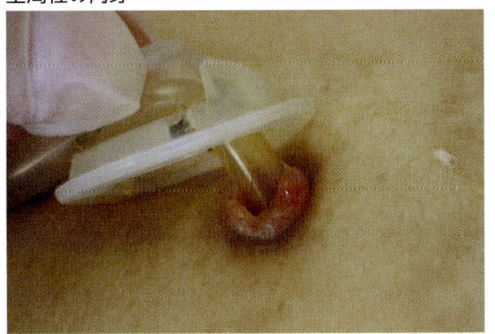

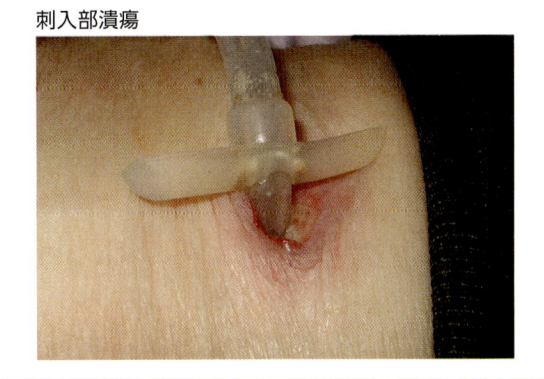

全周性の肉芽　　　　　　　　　刺入部潰瘍

図7　圧迫刺激によるスキントラブル

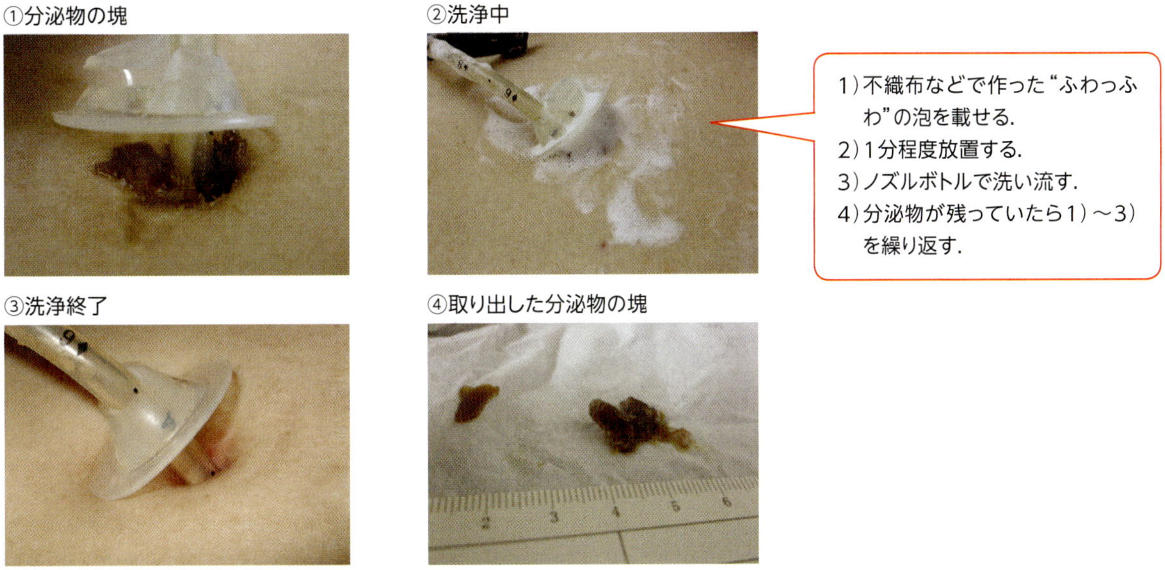

①分泌物の塊　　②洗浄中

1) 不織布などで作った"ふわっふわ"の泡を載せる.
2) 1分程度放置する.
3) ノズルボトルで洗い流す.
4) 分泌物が残っていたら1)～3)を繰り返す.

③洗浄終了　　④取り出した分泌物の塊

図8　分泌物の洗浄方法

　カテーテルが抜けてしまうと，瘻孔は縮小してすぐに閉鎖してしまうため，すみやかに柔らかい医療用カテーテル（ネラトンカテーテルなど）を挿入して，瘻孔を確保することが必要です.

　ただし，正しい位置にカテーテルの先端があることを確認できるまでは，栄養剤や内服薬は注入してはいけません．自分の施設での対応を確認しておきましょう.

5. 嚥下リハの継続

　PEGを造設しても口から食べるための努力を怠らず，言語聴覚士らと協力して，味わう楽しみ，食べる楽しみを支えましょう.

　具体的方法としては，口腔ケアや保湿ジェルを使用して，口腔内汚染を防止します．義歯を装着していた患者では，外していると合わなくなるので，可能であれば食べていない期間も装着することをお勧めします．義歯が合わない場合は歯科医師，歯科衛生士などの専門家とも協働しましょう.

　また「話す」ことは，口腔周辺の筋肉の萎縮を予防し，舌により口腔粘膜の汚染を拭き取る効果も期待できます．日中はたくさん話しかけて，可能であれば歌をうたってもらったり，本を読んでもらったりしましょう.

　患者の生活を整えるという基本的な看護が，再び食べるための糧になるということを常に意識しましょう.

6 PEJ

PEJ（percutaneous endoscopic jejunostomy）とは，経皮内視鏡的空腸瘻造設術のことです．すなわち，内視鏡を用いて，カテーテル先端を空腸に留置する方法です．臨床では，PEG-J（PEG with-jejunostomy：経皮内視鏡的胃-空腸瘻）とよばれることがあります．

目的

経鼻空腸カテーテルを留置することでは，鼻翼や頰部の皮膚潰瘍や，誤嚥性肺炎，嚥下機能低下などのリスクがあります．このため，経管栄養管理が4週間以上に及ぶ可能性があり，上部消化管が安全に利用できない場合に，PEJ造設を検討します（p.85，「PEG」の項，図1参照）．

空腸は侵襲の大きい時期にも蠕動運動は維持されますので，胃排泄機能の低下などによる胃食道逆流，嘔吐や誤嚥のリスクを軽減することができます．

PEJ用カテーテルは8〜12Frの径で，ポリウレタン製，シリコン製，塩化ビニル製などがあります[25]．病院の内視鏡室で造設します．

挿入経路

内視鏡下で胃に瘻孔を空けてカテーテルを留置します（図1）．手術を伴う場合は，穿刺カテーテル空腸瘻（needle catheter jejunostomy：NCJ）造設法で，腸ろうを造設します．手術がない場合は，経皮内視鏡的に，胃あるいは空腸に造設します．

PEJはカテーテル先端を，トライツ靱帯を超えた肛門側の空腸に留置します．PEG同様，胃に瘻孔を作製し，ガイドワイヤーを挿入します．それを内視鏡の鉗子で把持して，空腸まで押し進めたら，ゆっくりと鉗子を外し，内視鏡を胃内に戻します．次にPEJカテーテル先端をガイドワイヤーに挿入し，目的の位置に留置します．最後に，カテーテル先端が小腸内にあるかを，内視鏡で確認します．

挿入前のケア

1．口腔ケア

PEJではカテーテルが留置されるまでの間，内視鏡はずっと挿入されたままになります．咽頭麻酔は使用しますが，処置に伴う嘔吐反射，マウスピースを加えたままによる嚥下困難などにより，誤嚥のリスクが高くなります．

PEG同様，口腔内の衛生が保たれていないと創部感染・誤嚥のリスクも高くなりますから，日頃よりも念入りに，口腔衛生を保つようにしましょう．

2．患者・家族への説明

①今までの経過とこれからの治療予定，②栄養療法と胃瘻造設が必要な理由，③留置中の合併症（主たる合併

空腸瘻	胃瘻
内視鏡を使って，胃瘻から十二指腸・空腸へチューブを留置する（PEG-J）．腹壁を介して空腸に瘻孔を造設する場合もある．	腹壁を介して胃に瘻孔を増設する．瘻孔はPEG，開腹手術により増設する．

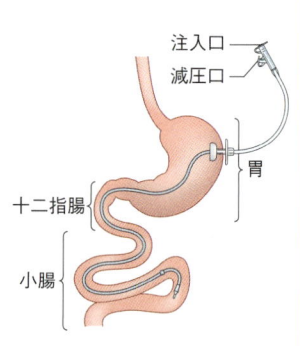

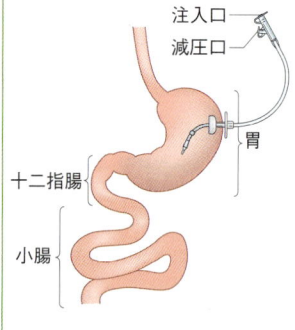

図1　PEJカテーテルの先端位置

症は下痢)とそれを回避するための看護，などについて，患者・家族が理解できるよう，言葉と図やイラストを用いて説明します．

また，どのように感じているか，患者や家族が言葉に出して説明できるように，看護師が質問するとよいでしょう．

留置中のケア

1. 挿入部の観察項目，固定方法

PEGと同様なので（p.87参照），NCJ造設法の腸瘻の場合はカテーテル先端にバンパーがないため，位置ずれ防止目的でカテーテルと腹壁を縫合固定しています．

ガーゼ保護と抜糸までの期間をどのくらいにするかについては明確なエビデンスはありませんが，術後1〜2週間を目安として，挿入部はガーゼとドレッシング材で固定を強化します（図2）．

2. 瘻孔部の管理

瘻孔は術後1週間程度で安定することが多いため，トラブルがなければシャワーや入浴が可能となります．

ドレッシング材を外して，たっぷりの泡で瘻孔部を洗浄するように心がけてください．

3. 合併症など

空腸は栄養剤を停滞させる能力がないため，経管栄養に伴う下痢のリスクがあります．栄養剤は，病態に応じて一般的な食品タイプの栄養剤を使用しますが，投与速度は経腸栄養ポンプを用いて25mL/時程度から開始し，100mL/時まで漸増しましょう．

この速度で投与する理由は，空腸は食物を停滞する機能がないため，注入速度が速すぎると胃食道逆流症，腹部膨満，腹痛，下痢，ダンピング症候群※などを発症するリスクがあるからです．低速から全身状態をモニタリ

※ダンピング症候群とは急速に未消化のまま，一度に腸へ流れ込むと，血糖値の変動や，各ホルモン分泌などによって，不快な症状が出現すること

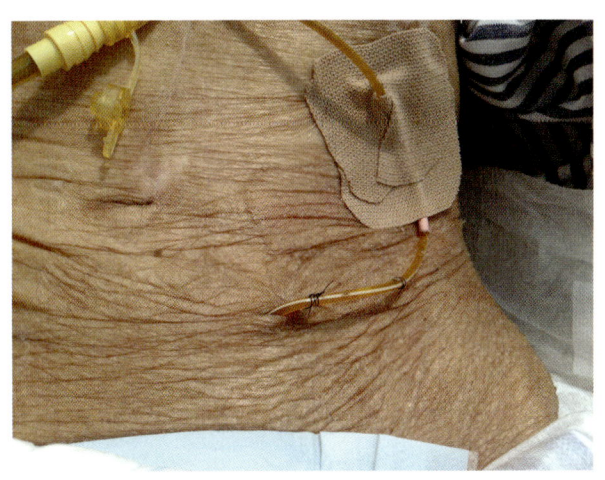

図2　NCJ造設法の小腸瘻カテーテルの固定

ングしながら漸増することが基本です．

なお，栄養投与前の内容物吸引ですが，空腸にはほとんどの場合，液体が貯留することはありませんので，前吸引は実施しません．患者の腹部状態，排便状況，呼吸状態および脈拍など，全身状態をモニタリングしながら栄養剤を投与しましょう．

4. 抜去時のケア

自然になんらかの外力が加わったり，患者自身がカテーテルの認識ができずに引っぱることで，カテーテルが抜けてしまう可能性があります．患者，家族，医師らと話し合い，あらかじめ対策をとっておくことが重要です．

また，PEJを用いた栄養管理を行いながら在宅療養に移行することもできます．患者本人の意向や，家族の気持ちを聞きながら，退院調整看護師やメディカルソーシャルワーカー（MSW）と早めに情報共有を行いましょう．

5. 嚥下リハの継続

PEJを造設しても，口から食べるための努力を怠らず，言語聴覚士（ST）らと協力して，味わう楽しみ，食べる楽しみを支えましょう．

具体的な方法は，「PEG」の「嚥下リハの継続」の項（p.89）を参照してください．

7 尿道留置カテーテル

目的

　膀胱内にバルン付きのカテーテルを留置して，持続的に導尿する方法です．神経因性膀胱などで残尿感がみられる患者や，薬の副作用などで尿閉となった患者など，尿を自力で出すことができない場合に尿道留置カテーテル挿入の適応となり，排尿を促します．

　一般的な術後や，重症患者に挿入する場合は，創部の安静や時間尿測定などで確実に尿量を把握し，尿流量の確保を行います．IN量とOUT量を把握することで，心臓や腎臓の機能をみるための指標になったり，電解質バランスを管理したりするのに役立ちます．

　泌尿器・生殖器の手術後では，治癒を促進し，凝血塊による尿路の閉塞を防ぎ，薬物注入などの治療を行います．

挿入経路

　カテーテルを外尿道口から挿入し，膀胱内に留置します（図1，2）．

挿入時のケア

1．準備物品

　①尿道留置カテーテル，②排液バッグ，③消毒（イソジン®），④局所麻酔薬ゼリー（キシロカイン®ゼリー）もしくは，水溶性の潤滑剤，⑤10mLシリンジ・滅菌蒸留水，⑥ガーゼ・攝子，⑦滅菌手袋，⑧処置用シーツ，⑨陰部洗浄用具，⑩バスタオル，⑪固定用テープ，⑫ビニール袋，などを準備します．

　なお，必要物品がキットになっている閉鎖式のものを使用することが，感染予防には望ましいです（図3）．

2．患者・家族への説明

　カテーテル挿入は，羞恥心を伴う部位への処置であるため，目的や手順，なぜ行わなければならないのかなどをていねいに説明し，患者・家族の同意を得ます．

　尿道留置カテーテル挿入中，違和感や尿意を強く感じることがあります．その場合は，鎮痛薬（非ステロイド性抗炎症薬：NSAIDs）の使用を考慮すること，またカテーテルの固定位置の変更により緩和できることを説明します．

挿入中の看護

　ケアの手順は以下のとおりです．

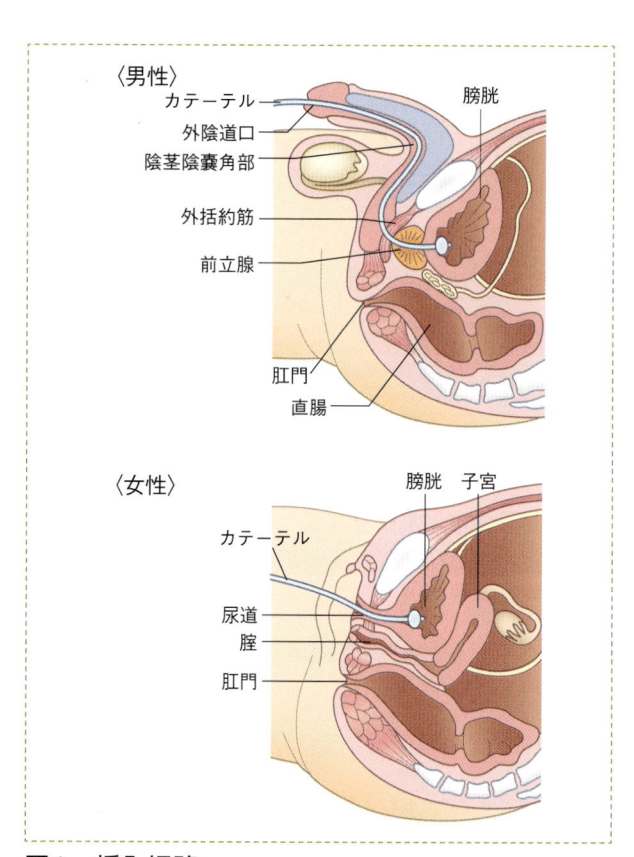

図1　挿入経路

種類	特徴
ネラトンカテーテル	・一時的に使用される．イギリス式「号」で表記されることもある（1号は1.5mmで，1号ごとに0.5mm太くなる）． 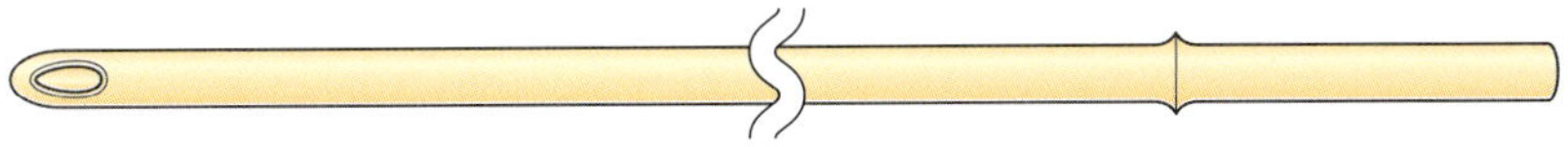
バルンカテーテル	・長時間・長期間留置に使用される．先端でバルンを膀胱内に膨らまし，自然に抜けないようになっている（self retaining）． ・膨らます固定水は，必ず滅菌蒸留水を使用する．生理食塩液を使用すると塩の結晶が形成され，固定水が抜けなくなるトラブルが発生する． 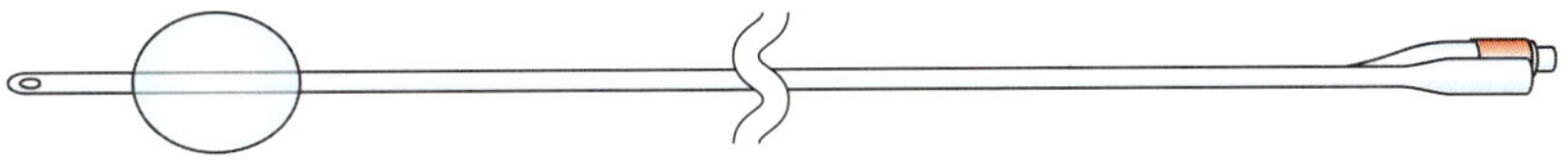
チーマンカテーテル	・先端に腰があり軽く屈曲しているので，前立腺肥大症や膀胱頸部硬化などの患者に使用される．通常のバルンカテーテルが挿入困難なときにも使用される． ・腰がある分，偽尿道など尿道損傷の危険性もある．そのため使用に際しては，十分な修練が求められる． 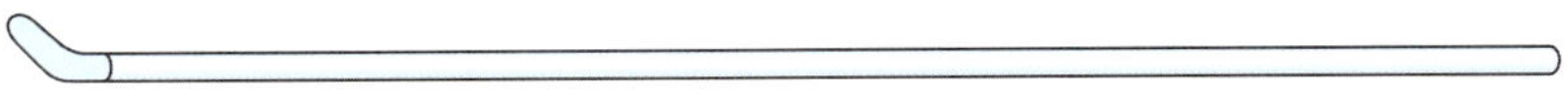
3 way バルンカテーテル	・通常のバルンカテーテル（2 way）のルートは，固定水用の注入口と尿の排出口の2つだが，これに還流液用のルートを加え3つのルートがある． ・還流により常に排出ルート内に流れがあり，強血尿時に凝血塊ができ，尿排出が妨げられるのを防ぐ． 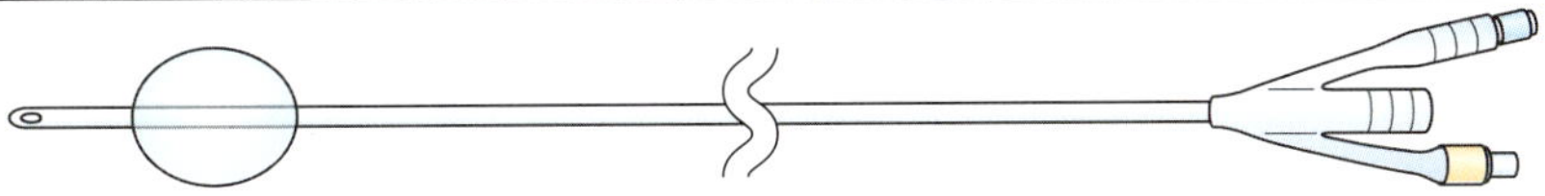
そのほかのカテーテル	・腎盂バルンカテーテル（a）や3孔先穴カテーテル（b）は，先端の口（先孔）が開いており，ガイドワイヤーなどを通すことができる． ・3孔先穴カテーテルは，先孔が3つ開き口径も大きいため，膀胱内の凝血塊除去のための膀胱洗浄で用いられる． 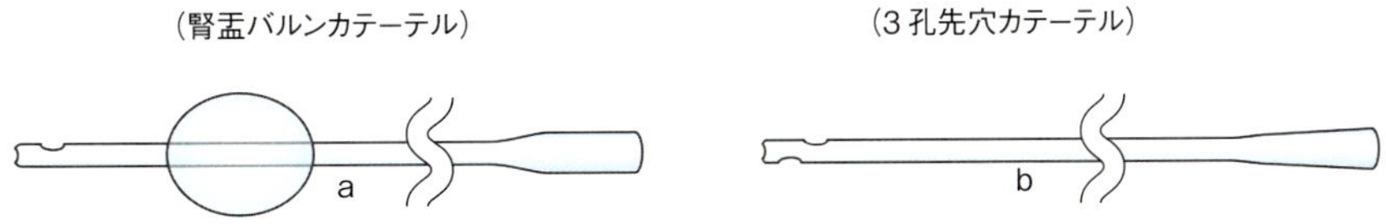

図2 カテーテルの種類
①フォーリーカテーテル（2ウェイ）：一般的に使用されるタイプ
②フォーリーカテーテル（3ウェイ）：術後凝血塊混入による閉塞予防を目的とした膀胱線上に使用される
③チーマンカテーテル：前立腺肥大や尿道狭窄がある場合に使用される

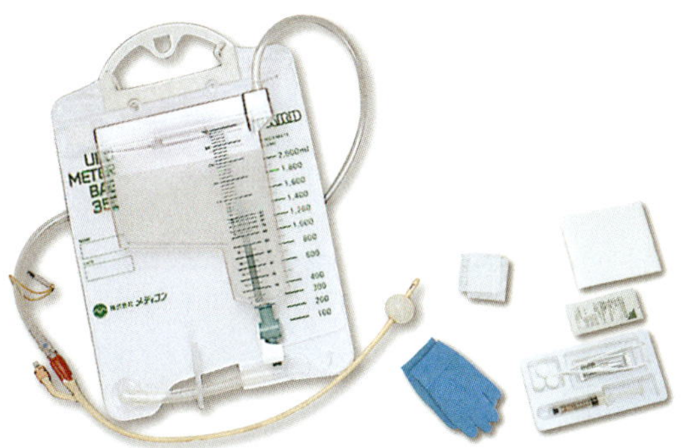

図3 閉鎖式キットの例
閉鎖式尿道留置カテーテルキット「バードI.C.シルバーフォーリートレイ」
（写真提供：株式会社メディコン）

①陰部の汚染がある場合には，カテーテル挿入前に陰部洗浄を行う．
②膀胱内の感染を予防するために無菌操作を行う．処置前の手洗いを徹底する（必要物品の準備時にも必ず手洗いを行う）．
③カーテンを引き，ほかの人の目に触れないようにする．手順を説明し，声をかけながら実施する．バスタオルを掛け，挿入部の露出は極力避け，羞恥心への配慮と保温を行う．
④殿部の下に処置用シーツを敷く．
⑤必要物品を取りやすい位置に配置し，滅菌導尿セットを清潔に開く．カテーテルのバルン用水注入口より定められた量の滅菌蒸留水を注入し，バルンの膨らみ，漏れを確認する．
⑥滅菌手袋を装着する．カテーテルの挿入をスムーズにし，尿道の損傷を防ぎ，患者の苦痛を軽減させることを目的に，カテーテルの先端に局所麻酔薬ゼリーもしくは，水溶性の潤滑剤を塗布する．
⑦消毒綿球で尿道口の消毒を行う．女性の場合，陰唇を開いて，外尿道口を前から後ろに向かって消毒する．消毒綿球を替えて，その左右を前から後ろに向かって消毒する．男性の場合，亀頭部を完出させて外尿道口を露出し，尿道口を中心にらせんを描くように広範囲に2〜3回消毒を行う．
⑧肛門括約筋の緊張緩和と腹圧がかからないよう，口呼吸するように促す．
⑨カテーテルを挿入する（図4）．女性の場合，尿道の長さ約4cmを挿入する．男性の場合，尿道はS状に屈曲しているため，陰茎亀頭部を90°の角度にして少し引き上げるように把持し，約15cm挿入する．抵抗を感じたら，陰茎を足側に対して60°に傾け，5〜6cm進める（男性の尿道の長さは約16〜20cm）．なお，事前に前立腺肥大の有無を確かめておき，途中で痛みを訴えるようなら無理に挿入せず，細いサイズに変更してやり直す．
⑩カテーテルより尿の流出を確認したら，バルン部分を膀胱内に確実に挿入させるためにもう2〜3cmほど進め，滅菌蒸留水を注入し，固定用バルンを膨らませる．なお，カテーテルの挿入の長さが不足すると，尿道でのバルン拡張により尿道損傷を起こす危険性が

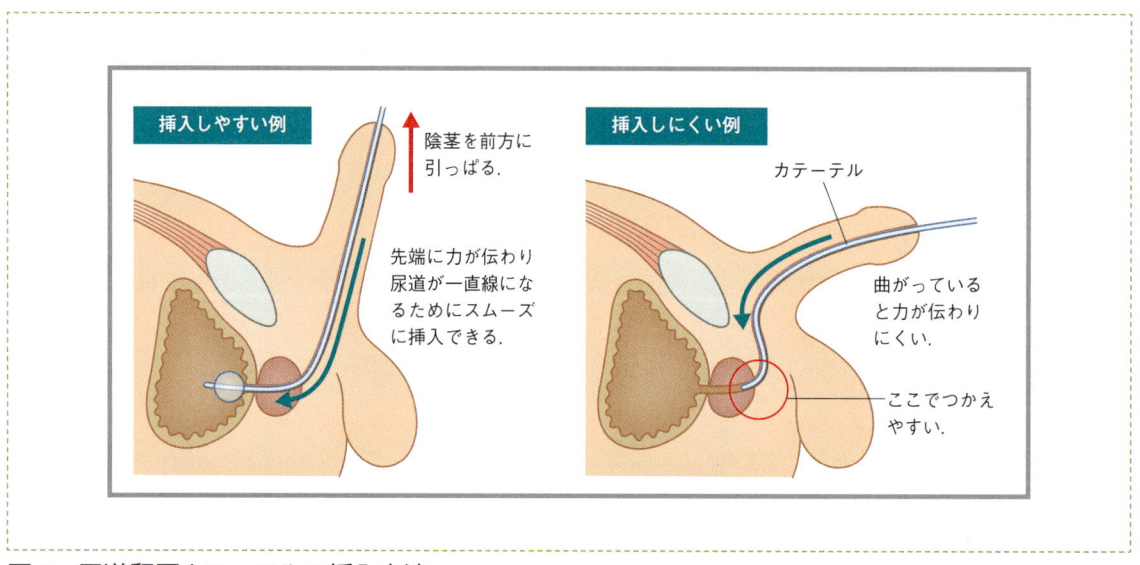

図4 尿道留置カテーテルの挿入方法
男性では，陰茎亀頭部を90°の角度にして少し引き上げるように把持し，挿入する．

あるため，カテーテルをすべて入れてからバルンを拡張する手技もある．
⑪患者の衣類や体位，掛け物を整え，挿入への協力の感謝を伝え，労をねぎらう．

留置中のケア

1．挿入部位の観察項目

疼痛，不快感，外尿道口の出血，汚染，潰瘍形成の有無，尿の性状・量などを観察します．

血尿が続く場合には，持続性の出血が考えられるため，バイタルサインの変化を確認し，医師へ報告します．

尿混濁や浮遊物，血塊が混じる場合には，カテーテル閉塞をきたすため，適時ミルキングを行います．

感染予防のため，排液バッグは必ず膀胱より低い位置で床に接触していないことを確認します．

2．固定法（図5）

女性の場合，ややたるみをもたせて，大腿前面に固定します．腟内分泌物によるカテーテルの汚染を最小限にできます．

男性の場合，少しカテーテルに余裕をもたせて，下腹部に固定します．下向きだと尿道の屈曲部位の粘膜がカテーテルの圧迫を受け，炎症や損傷を起こすおそれがあります．悪化すると，尿道皮膚瘻を形成する危険性があります．

3．合併症

代表的な合併症には，以下のようなものがあります．
①尿道損傷：尿道内でバルンを膨らませることによって起こるため，必ず尿の流出を確認してからバルンを膨らませる．男性患者のカテーテル留置時には，必ずカテーテルの根元まで挿入してから，バルンの固定用水を注入する方法がより安全である．挿入困難時に無理にカテーテルを挿入することにより，尿道損傷が引き起こされるため，無理な挿入は避け，専門医へ相談することが必要である．
②尿路感染症：細菌の侵入経路は，a）外尿道口，b）カテーテルと排液バッグ接続周辺，c）排液バッグの排出口の3点です．ここを中心に清潔保持を行います．a）外尿道口は1日1回洗浄を行います．b）カテーテルと排液バッグの接続は，原則開放しません．サンプリングポートからの検体採取は，無菌的操作で実施します．c）排液をした際には，排液口を回収容器に接触させないようにします．また，排液バッグを直接床に接触させないようにします．
③膀胱結石：尿中のカルシウム，マグネシウム，尿酸などが結晶をつくり結石になります．尿濃度が高いと結晶を形成しやすくなります．また，尿路感染を認める場合にはアルカリ尿に傾き，結石を生じやすくなります．水分制限がなければ，尿量を1日2,000mL 程度は確保できるよう，飲水や輸液を検討します．尿中の浮遊物が付着しにくいシリコンコーティングなどのカテーテルを選択する場合もあります．
④膀胱の廃用性萎縮：長期留置で絶えずドレナージされ

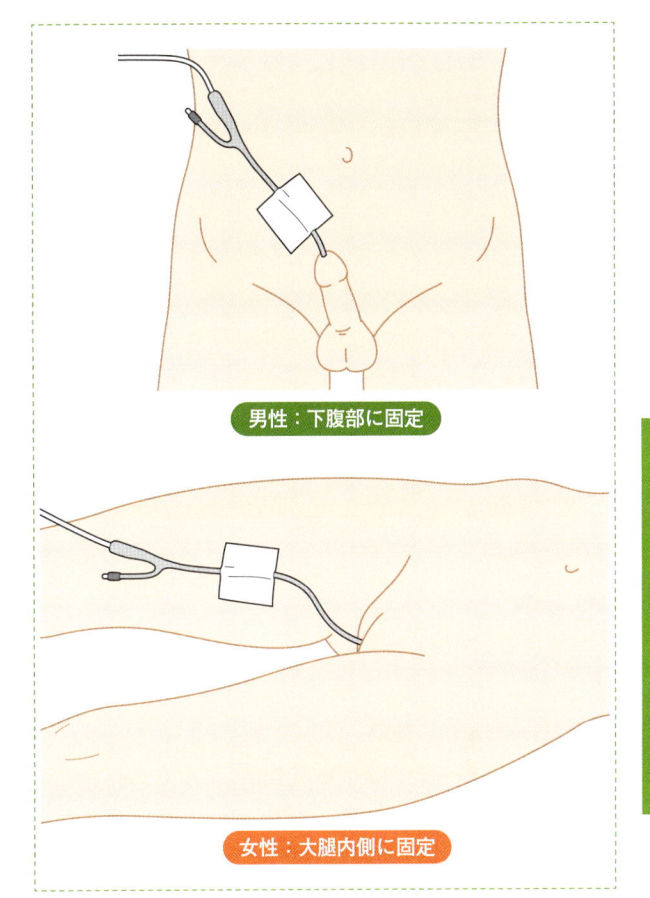

男性：下腹部に固定

女性：大腿内側に固定

図5　固定方法

ている状態が続くと，膀胱の萎縮をきたすことがあります．尿道留置カテーテル留置については，一時的で適切な使用になるように心がけ，長期的な留置についてはできるかぎり避けるべきです．
⑤陰部潰瘍：女性・男性の尿道の解剖学的特徴を理解しない不適切な固定方法や，長期の挿入による同一部位へのカテーテル圧迫で，潰瘍が発生します．適切な固定方法や固定する位置を毎日変更することによって，予防することができます．

抜去時のケア

1．準備物品
①10mLのシリンジ，②処置用シーツ，③ビニール袋，④尿器などを準備します．

2．患者・家族への説明
カテーテル抜去時に軽度痛みを伴うこともありますが，一時的なことであると説明します．また，抜去後に血尿，残尿感，排尿痛がある場合は，報告するように説明します．

3．カテーテル抜去の判断
尿道留置カテーテルが不要になれば，可能なかぎりすみやかに抜去します．
米国疾病予防管理センター（CDC）は「カテーテル関連尿路感染の予防のためのCDCガイドライン 2009」において，適切な目的のためだけにカテーテルを挿入し，必要な期間だけ留置することを勧めています．不適切な使用例として，①尿失禁のある患者またはナーシングホーム入居者の看護ケアの代わりとしての使用，②自力での排尿が可能な患者における培養などの検査目的で採尿する手段としての使用，③適切な適応が認められない場合の術後長期間の使用，などを挙げています．
わが国においても，本来必要でないカテーテル留置を行っている場合も少なくないため，挿入中のカテーテルは不要ではないか，また抜去は可能であるかについて，定期的に検討する必要があります．

4．カテーテル交換の判断
定期的にあるいは頻繁に交換すれば，尿路感染症を予防するとはいえません．なぜなら，定期的なカテーテル交換については，一定の見解は得られていないからです．
長期留置患者におけるカテーテルの定期交換は行わず，カテーテルの閉塞や感染がある場合にのみ，交換を行っていきます．
材質による交換の目安が明らかな製品については，製品マニュアルの規定に従います．

5．抜去後の観察項目
①尿意の有無：長期のバルンカテーテル留置により，膀胱の収縮機能が低下した可能性がある．尿意があるのに自排尿できない場合（尿閉）は，間欠的導尿を行う．
②腹部膨満感：膀胱内に尿が溜まった状態ではないか，下腹部（恥骨上部）を軽くマッサージや圧迫を行い，硬く，張りがあるかどうかを観察する．
③残尿感の有無：膀胱の収縮機能が低下している場合は，残尿が多くなる．
④排尿に伴う疼痛，血尿の有無：カテーテル抜去による尿道粘膜損傷による疼痛，血尿などを認める場合がある．
⑤急激な発熱の有無：排尿困難になり，尿が停滞すると，尿路感染を引き起こす危険性があるため，38℃以上の体温の上昇がある場合は，尿路感染症を疑う．
⑥尿の性状，量，IN/OUTバランス：水分制限がなければ，カテーテル抜去後はできるだけ水分摂取を促し，一般的に尿量1,500～2,000mL／日を目安にする．

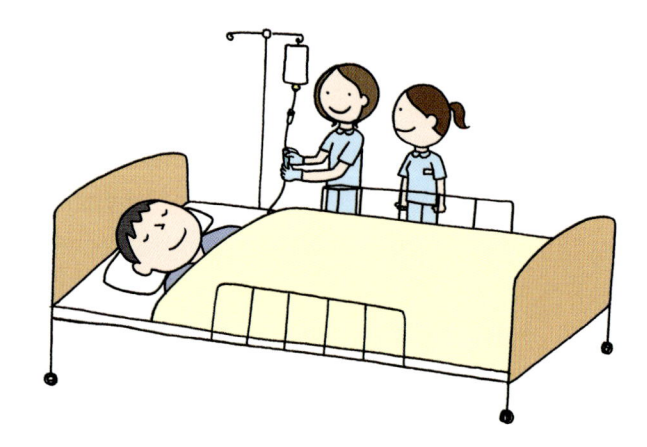

引用・参考文献(STEP1)
1) 佐藤憲明編:ドレナージ管理&ケアガイド(ベスト・プラクティスコレクション). 中山書店, p.12, 2008.
2) 日本集中治療医学会ICU機能評価委員会:人工呼吸関連肺炎予防バンドル2010改訂版(略:VAPバンドル). 2010.
http://www.jsicm.org/pdf/2010VAP.pdf
3) Delaney A, Bagshaw SM, Nalos M: Percutaneous dilatational tracheostomy versus surgical tracheostomy in critically ill patients : a systematic review and meta-analysis. Crit Care, 10(2) : R55, 2006.
4) 内野哲哉ほか:気管切開の適応と方法. 人工呼吸, 26(2):178-189, 2009.
5) 葛西妙子:気管チューブ(気管切開). 重症集中ケア, 8(5):57-61, 2010.
6) 松林舞子:気道確保と管理-気管切開. 見てできる臨床ケア図鑑 ICUビジュアルナーシング(道又元裕監). 学研メディカル秀潤社, p.98-104, 2014.
7) 丸川征四郎編:気管切開-最新の手技と管理. 改訂版第2版, 医学図書出版, 2011.
8) 岡村篤ほか:気管切開の虚像と真実③気管切開患者の管理. INTENSIVIST, 4(4):765-768, 2012.
9) 石黒保直ほか:系統別ドレーン・チューブ管理. 経鼻胃管. 臨床に活かせるドレーン&チューブ管理マニュアル(永井秀雄ほか編). 学研メディカル秀潤社, p.80-83, 2011.
10) 大毛宏喜:排液・ドレーン管理 ドレーン管理の実際 胃ゾンデの適応と管理. 術後ケアとドレーン管理(竹末芳生ほか編). 照林社, p.299-302, 2009.
11) 高橋秀樹:ドレーン管理. クリティカルケア看護技術の実践と根拠(道又元裕編). 中山書店, p.273-285, 2011.
12) 竹村哲ほか:胃ゾンデ・イレウス管の挿入と管理. 外科治療, 96(3):281-288, 2007.
13) 田崎あき乃:胃管カテーテル. 重症集中ケア, 8(5):67-71, 2009.
14) 日本救急医学会監:胃チューブ・胃洗浄. 標準救急医学. 第3版, 医学書院, p.113, 2006.
15) 福家顕宏ほか:胃管挿入と胃洗浄. 救急医学, 30(10):1335-1339, 2006.
16) 三上剛人:基本的なチューブ・ドレーン 経鼻胃管. ドレーン・チューブ管理&ケアガイド(佐藤憲明編). 中山書店, p.24-26, 2014.
17) Singh N, et al:An assessment of nutritional support to critically ill patients and its correlation with outcomes in a respiratory intesive care unit. Respiratory Care, 54(12):1688-1696, 2009.
18) Baskin WN: Acute complications associated with bedside placement of feeding tubes. Nutr Clin Pract, 21(1): 40-55, 2006.
19) Benya R, Langer S, Mobarhan S.: Flexible nasogastric feeding tube tip malposition immediately after placement. JPEN J Parenter Enteral Nutr, 14(1): 108-109, 1990.
20) Chen MY, Ott DJ, Gelfand DW: Nonfluoroscopic, postpyloric feeding tube placement; number and cost of plain films for determining position. Nutr Clin Pract, 15: 40-44, 2000.
21) 日本静脈経腸栄養学会:静脈経腸栄養ガイドライン-静脈・経腸栄養を適正に実施するためのガイドライン. 第3版, 照林社, 2013.
22) Lazarus BA, Murphy JB, Culpepper L.: Aspiration associated with long-term gastric versus jejunal feeding: a clitical analysis of the literature. Arch Phys Med Rehabil, 71 (1): 46-53, 1990.
23) Löser C, Aschl G, Hébuterne X, et al.: ESPEN guidelines on artificial enteral nutrition—Percutaneous endoscopic gastrostomy (PEG). Clini Nutr, 24(5): 848-861, 2005
24) 配島桂子, 内藤克美, 配島弘之ほか:経皮内視鏡的胃瘻造設術Pull法における専門的口腔ケアの 早期創部感染抑制効果. 障害者歯科, 33(2): 136-142, 2012.
25) 井上善文:経腸栄養法の器材と取り扱い, 管理. 日本静脈経腸栄養学会 静脈経腸栄養ハンドブック. 南江堂, p.216, 2011.
26) 谷口正哲:経腸栄養の各種投与法. 日本静脈経腸栄養学会 静脈経腸栄養ハンドブック. 南江堂, p.184, 2011.
27) 朝霧和子:尿道留置カテーテル. 術後ケアとドレーン管理(竹末芳生ほか編). 照林社, p.294-298, 2009.
28) 矢野邦夫監訳:カテーテル関連尿路感染の予防のためのCDCガイドライン2009.
http://www.medicon.co.jp/views/pdf/CDC_guideline2009.pdf
29) 小谷恵子:胃管・イレウス管・膀胱留置カテーテル挿入. Emergency Care2014年夏季増刊, 160-168, 2014.
30) 小山寛介ほか:各種チューブ, カテーテルの種類と特徴. 臨床に活かせるドレーン&チューブ管理マニュアル(永井秀雄ほか編). 学研メディカル秀潤社, p.12, 2011.
31) 西塔依久美:尿道カテーテル. ドレーン・チューブ管理&ケアガイド(佐藤憲明編). 中山書店, p.38-40, 2014.
32) 美濃由紀子:わからない人が多いチューブ類の操作を確認 チューブ・カテーテル編「経鼻胃チューブ」「膀胱留置カテーテル」に焦点をあてて. 精神看護, 9(4):12-22, 2006.
33) 善本哲郎:モヤっと知識をスッキリ解消! ドレーン・カテーテルの知識. 泌尿器ケア, 18(12):1260-1264, 2013.

STEP 2-1
おさえておきたい系統別ドレーンのケア：
①脳神経系

1 脳室ドレナージ

目的

脳室ドレナージの主な目的は，脳室内の脳脊髄液（以下，髄液）や血腫を排出させることです．これにより，血腫の残存や髄液のうっ滞を改善させ，頭蓋内圧のコントロールを行います．

髄液や血腫を排出させることが目的なので，くも膜下出血や脳室内穿破を伴う脳出血で生じる急性水頭症，脳腫瘍による水頭症などが適応となります．

脳脊髄液とは？

脳室ドレーンが留置される側脳室には，脳脊髄液が流れています．髄液の主な産生部位は脳室内の脈絡叢です．

髄液は，脈絡叢（側脳室）→モンロー孔→第3脳室→中脳水道（シルビウス水道）→第4脳室→第4脳室外側孔（ルシュカ孔）と第4脳室正中口（マジャンディー孔）→くも膜下腔へと流れ，くも膜顆粒→上矢状静脈洞で吸収されます（図1）．1日に産生される量は，400～500mLほどです．脳室，脳脊髄腔合わせて150mLほどの髄液で満たされているので，1日3，4回は入れ替わっていることになります．

脳脊髄液は，正常では無色透明です．

挿入経路

脳室ドレーンは，手術操作により側脳室に留置されます（図2）．

脳室ドレナージ回路

脳室ドレーンは，ドレーンの先端がモンロー孔に位置しています．

ドレナージ回路（図3）は，ドリップチャンバー上部のエアフィルターを通して大気圧に開放されています．外耳孔（モンロー孔の位置）を基準点（0点）として，ドリップチャンバー内の滴下筒の高さを調節することで，ドレナージする圧を設定します．頭蓋内圧が設定圧を超えたときに，髄液または血液が排出されるしくみとなっています．

ドレナージ回路にはクレンメが4か所あり，それぞれに意味があるので理解する必要があります（図4）．

①ロールクレンメ（患者側）：髄液の流出と逆流を防ぐ．また，圧設定が変わることによって生じうる過剰な髄液の流出（オーバードレナージ）を防ぐ．

②ロールクレンメ（バッグ側）：排液バッグに貯留した髄液の逆流を防ぐ．ドリップチャンバー内の滴下筒への

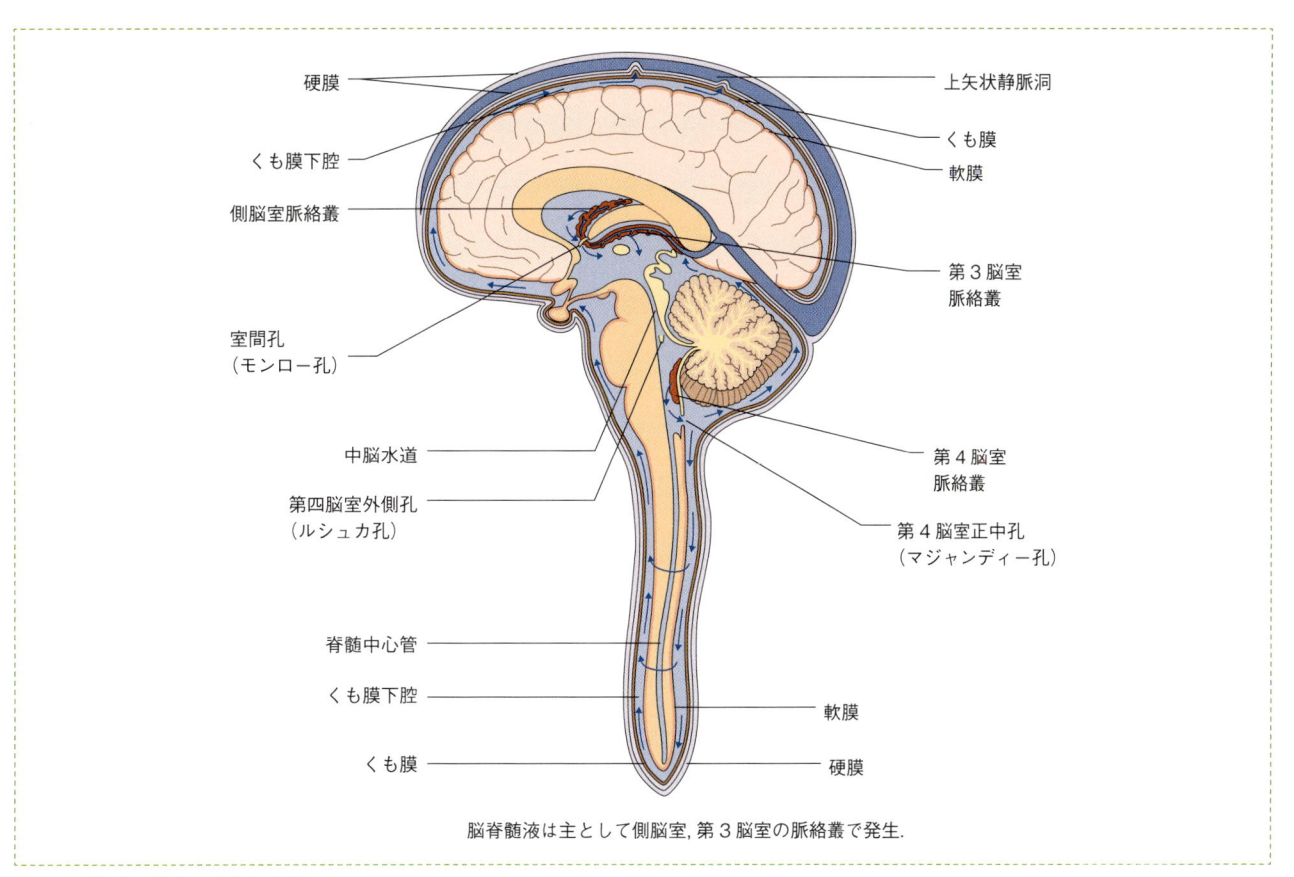

図1　脳脊髄液の循環経路

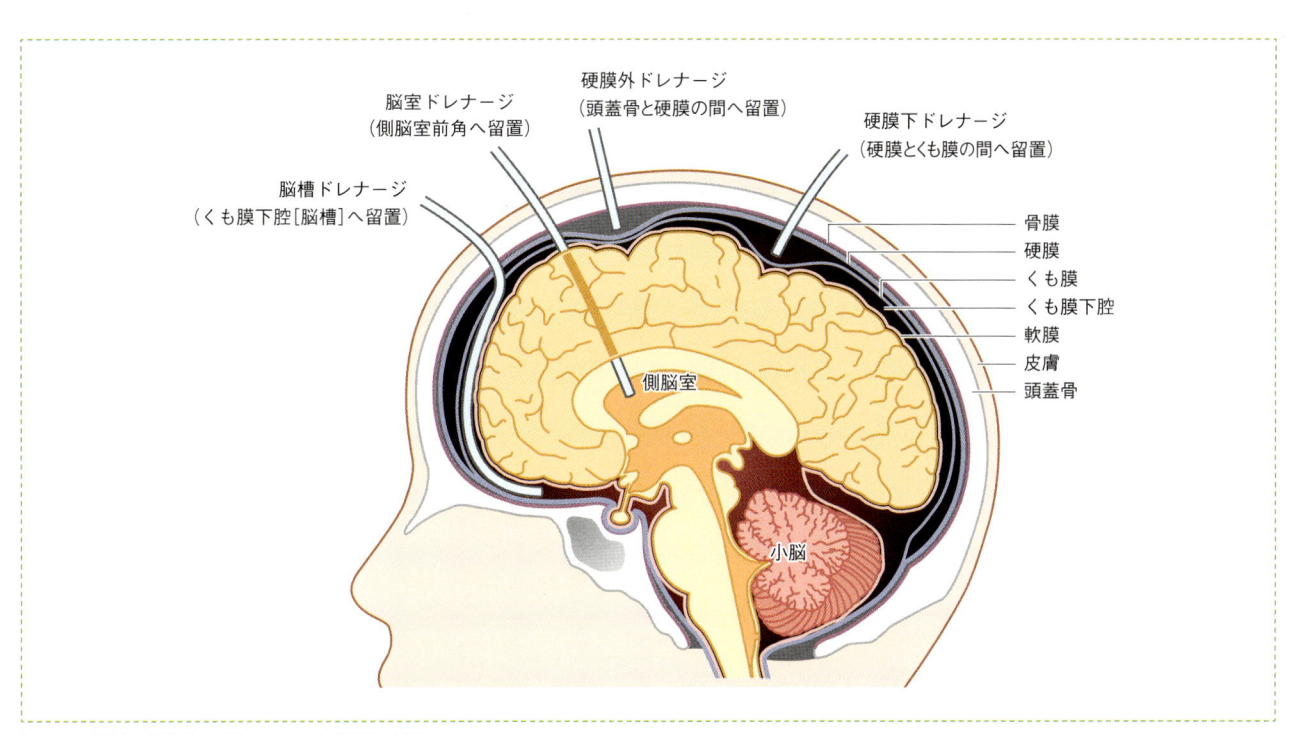

脳脊髄液は主として側脳室，第3脳室の脈絡叢で発生．

図2　脳神経系のドレーンの挿入部位
高津咲恵子ほか監：脳のドレナージにはどんな種類があるの？ 特集 看護学生のための実践ケア講座 脳室ドレナージ．ナーシング・キャンパス，1(7)：34，2013．より引用

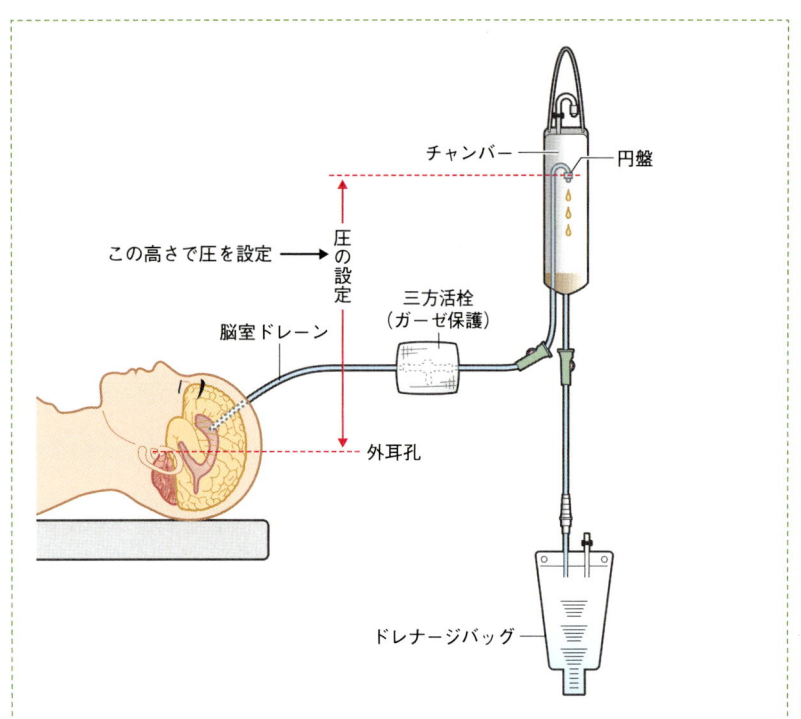

図3 脳室ドレナージの回路の例

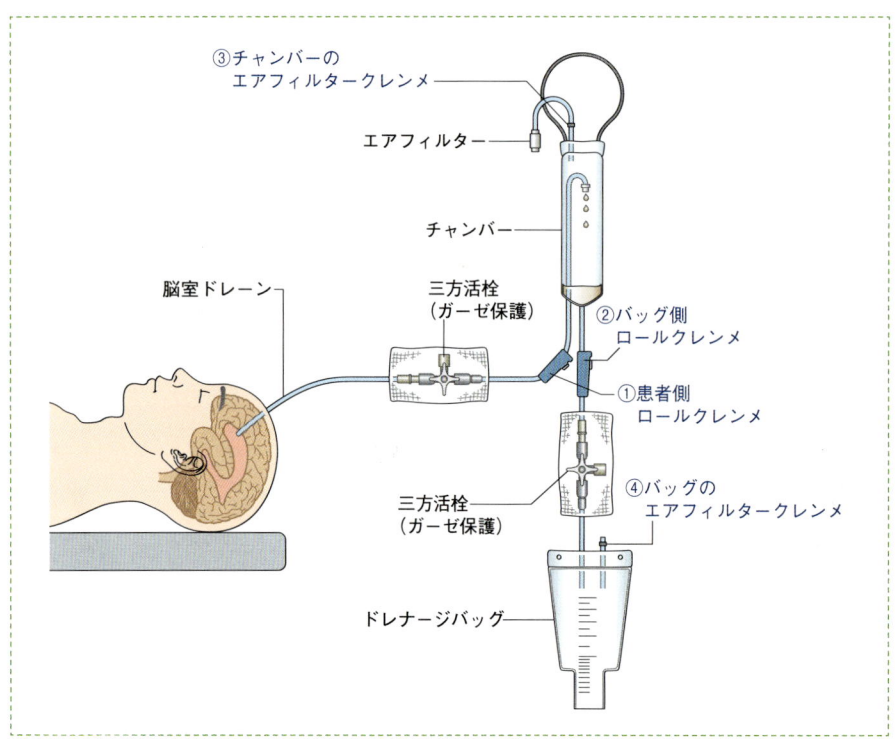

図4 脳室ドレナージ回路のクレンメ位置と開閉の方法

接触は逆行性感染につながる．
③エアフィルタークレンメ（ドリップチャンバー上部）：ドリップチャンバー内を外気と交通させて大気圧にする．外気と交通することで生じる感染を防ぐため，エアフィルターが付いている．クレンメはエアフィルターの汚染を防止する．単独でクレンメすると，オーバードレナージを生じる危険がある．
④エアフィルタークレンメ（排液バッグ側）：排液バッグ内を外気と交通させて大気圧にする．外気と交通することで生じる感染を防ぐため，エアフィルターが付いている．クレンメはエアフィルターの汚染を防止する．

ドレナージ中のケア

1．圧の設定と観察

設定圧については，病態に合わせて医師が指示します．基準点（0点）となる外耳孔の高さは，レーザーポインターを用いて正確に合わせることが必要です．

基準点は，目盛りのゼロに合わせて，指示圧をドリップチャンバー内の滴下筒の高さ（円盤部分）を目安に調整します（図3）．

正しく圧設定が行われているか，よく観察する必要があります．観察・注意のポイントは，以下のとおりです．

- 基準点が高く設定された場合，アンダードレナージ（髄液の排出量が少なくなる）となり，急性水頭症を引き起こす可能性がある．
- 基準点が低く設定された場合，オーバードレナージ（髄液の排出量が多くなる）となり，低髄圧症や硬膜下出血，硬膜外出血などを引き起こす可能性がある．

2．排液の確認と観察

1）ドレーン内液面の観察

ドレーン回路に閉塞がなければ，ドレーン内の液面は拍動しています．これは，脳灌流が心拍出に同期するからです．

液面の拍動が消失している場合は，どこかで閉塞している可能性があります．脳浮腫やオーバードレナージによる脳室極小化，ドレーン自体の閉塞などが原因となりますが，クレンメや三方活栓，チューブのねじれがないかをよく観察します．

2）髄液の性状

正常な髄液は無色透明です．しかし，出血病変の当初は血性であり，時間経過とともに，淡血性→キサントクロミー（薄い黄色調）→無色透明へと変化していきます．急激に性状が血性へと変化した場合は，再出血を起こした可能性も考えられるので，すぐに医師に報告します．

3）排液量

排液の目標量は患者の病態により異なります．成人の場合，正常な髄液循環から考えると20mL/時間以上続くと，低髄圧症を引き起こす可能性があります．

まったく排出がみられなければ，頭蓋内圧亢進を起こすことになります．

3．患者の神経徴候の観察

ドレナージ回路や髄液の性状に注意が必要ですが，患者の神経徴候に変化がないかを観察することも重要です．意識レベルや瞳孔の変化，嘔吐，頭痛などの有無などで，頭蓋内圧亢進と低髄圧症の症状の有無を観察していきます．

4．感染予防

脳室内にドレーンが留置していることにより，感染を起こす危険があります．髄膜炎などの合併症を予防するために，感染対策を徹底する必要があります．

ドレーンの接続部位はとくに重要で，滅菌ガーゼなどでくるみ，清潔な状態を保ちます．また，排液バッグを交換する際には，無菌操作で実施します（院内で定められた手順を順守します）．

刺入部の観察も重要です．髄液の漏れや発赤の有無，そのほか感染徴候はないか，ガーゼ交換時などの機会に観察します．

5．安全管理

脳室ドレーンは，再挿入が困難です．予定外の抜去は，意識レベルや神経症状が悪化する可能性があります．このため，そのほかのドレーンと同様，抜けないように安

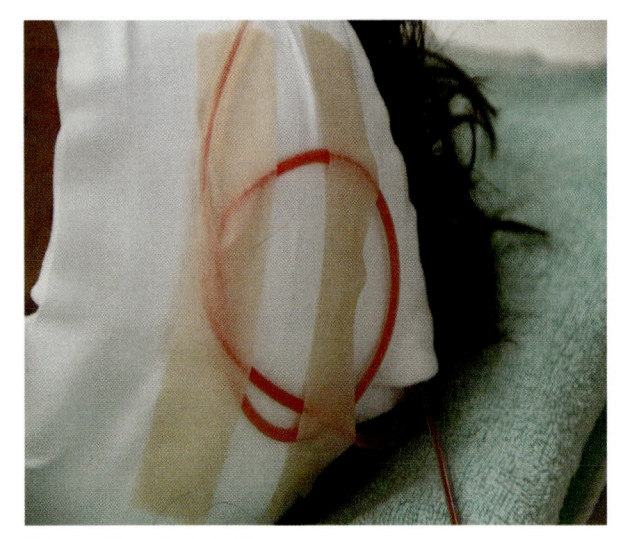

図5　ドレーンの固定
頭皮部でループを作ってテープで固定する．

全に固定する必要があります．

　脳室ドレーンは，ほとんどシリコン製で，ずれやすく屈曲しやすい素材です．何かしらの外力が加わり抜けることを防ぐため，頭皮部でループを作ってからテープ固定をします（**図5**）．また，ドレーンは細く脆い素材なので，愛護的に扱います．鉗子などの器具を用いたミルキングは厳禁です．

　また，患者移動時やバッグ交換の際には，回路を閉鎖します．閉鎖する順番は患者側ロールクレンメ（**図4①**）が最初です．開放する際には，患者側ロールクレンメは最後です．クレンメの開け忘れと閉め忘れは，オーバーまたはアンダードレナージや逆行性感染などを生じるので注意する必要があります．

2　脳槽ドレナージ

目的

　脳槽ドレナージとは，「脳室」ではなく「脳槽」にドレーンを挿入することです．手術中に脳室ドレーンの挿入が困難な場合，あるいはくも膜下出血の術後管理を目的として挿入し，脳内圧のコントロールを行います．

　施設によっては，くも膜下出血後の脳血管攣縮を予防するために，脳室・脳槽ドレーンを留置して人工髄液の灌流を行うことがあります．ただしこの場合，脳槽ドレーンだけを単独で入れることは，ほとんどありません．

挿入経路

　脳槽ドレーンは手術操作により，頭蓋底部の脳槽（視交叉槽，シルビウス槽）や前橋槽に留置します（p.99参照）．

脳槽ドレナージ回路

　基本的に回路や基準点は，脳室ドレナージ（p.98～）の場合と同様に扱います．特殊な処置を行う場合は，施設ごとに管理の方法が異なります．

ドレナージ中のケア

　脳室ドレナージ（p.98～）の場合と同様に扱います．

3 硬膜外ドレーン

目的

開頭時，頭蓋骨と硬膜の癒着を剥がしているため，骨弁を戻すと頭蓋骨と硬膜とのあいだに隙間（死腔）ができます．その死腔に血液や滲出液が貯留すると脳を圧迫してしまうため，ドレーンを留置し排液を行います．

開頭術後の患者が対象になります．

挿入経路

硬膜外ドレーンは，硬膜外腔から骨弁（開頭術を行う際に外した頭蓋骨の一部）のあいだに留置します．皮下を通し，頭皮に固定します（p.99参照）．

ドレーンの挿入は手術室にて，ドレーン先端にある側溝部分が骨弁より出ないよう無菌的に行われます．

固定方法

1．ドレーンの固定

ドレーンは皮下を経由し，約10cm挿入されています．ドレーンの固定は刺入部の頭皮を1針縫合し，その縫合糸でドレーンを固定しています（図1）．

抜去予防のため，頭皮上でドレーンにループを作り，縫合糸で固定する場合もあります．

2．排液バッグの固定

硬膜外ドレーンは閉鎖式ドレーンを使用し，大気圧によりドレナージします．したがって，排液バッグの高さで陰圧が変化します．施設により異なりますが，通常，排液バッグは頭部よりやや低い位置に固定します（図2）．

過大な陰圧がかかった場合は硬膜縫合部からの髄液漏（脳脊髄液の漏出）を誘発し，色調が薄く変化する可能性があります．髄液漏が起こった場合，色調の変化とと

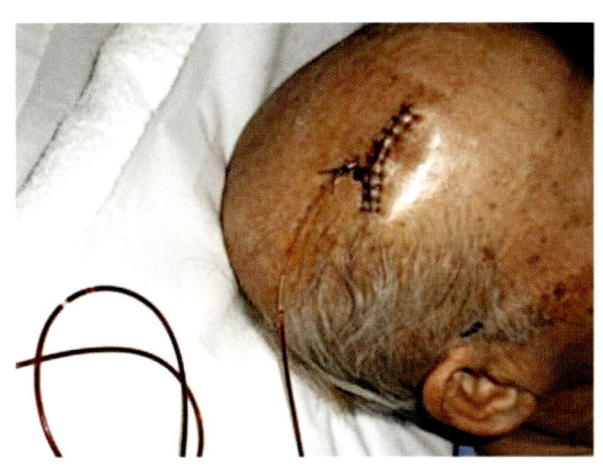

図1　硬膜外ドレーンの固定

もに排液量の増加がみられます[6]．

ドレナージ中のケア

1．観察項目

1）ドレーン刺入部の状態

①感染徴候（発赤，腫脹，熱感，疼痛），②滲出液の色調と量，などを確認します．

通常，穿刺部位は皮膚色（肌色）です．滲出液の排液はほとんどありません．

発赤は感染徴候です．滲出液は局所の好中球浸潤や免疫グロブリンを含むため，感染防御や創傷治癒の働きがあります[7]．しかし，皮膚の常在菌がドレーンに沿って内部へ侵入してしまうと，感染の原因となります．

2）排液量，性状

手術直後の排液性状は血性ですが，数時間後には血性からキサントクロミー（薄い黄色）へと変化し，排液量も減少します．これは，硬膜外腔の止血が完了したことを示しています．

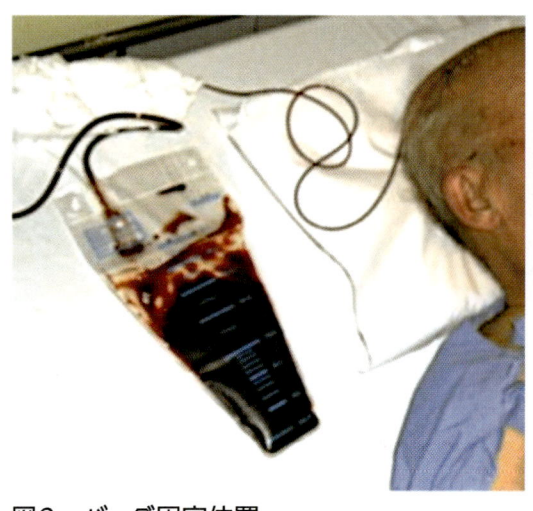

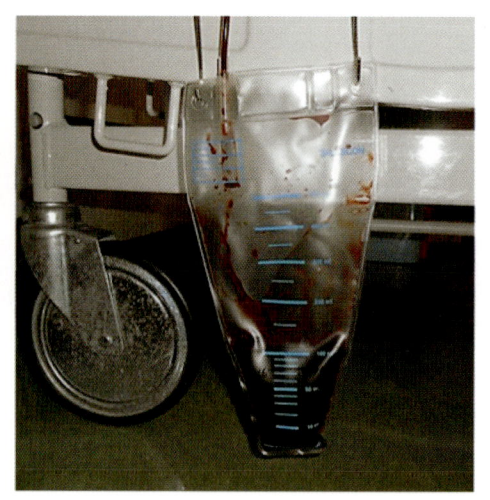

図2 バッグ固定位置
左：一般的なバッグ固定位置．右：筆者の施設でのバッグ固定位置．一般的なバッグ固定位置より低いため，陰圧は強くなる．

　硬膜外ドレーンの排液量は通常，1時間で20〜30mL程度です．ドレーン排液量が1時間で50mLになるような場合はなんらかの異常が考えられるため，医師への報告が必要です[8]．

3）意識レベル

　覚醒度や注意障害・認知障害の有無や程度をJCS（ジャパン・コーマ・スケール）やGCS（グラスゴー・コーマ・スケール），口頭指示に対する反応をみて評価します．認知症の既往の有無も確認します．
　意識障害（注意障害・認知障害を含む）がある場合，無意識にドレーンを抜去してしまう可能性があります．ドレーンの計画外抜去など身体損傷のリスクが高い場合は，抑制帯の使用を検討します．
　コントロール困難な不穏が発生した場合は，医師と相談し，鎮静が行われることもあります．

4）疼痛や精神的ストレスの有無

　疼痛や安静による活動制限は，せん妄を誘発する因子となります．薬剤による疼痛管理や，患者の訴えを傾聴するなどの精神的なケアも必要となります．

5）ドレーンの観察

　血性排液が長時間続く場合は，ドレーン内に凝血塊ができ，ドレーン閉塞を起こす可能性があります．ドレーン閉塞を回避するため，適宜ミルキングを行います．
　ドレーンの屈曲，圧迫，ねじれがないかを観察します．硬膜外ドレーンは，ドレナージ回路（圧設定回路）がない閉鎖式ドレーンです．厳密な圧設定は必要ありませんが，ドレーンの排液障害は，凝血塊によるドレーン閉塞や頭蓋内圧亢進を招きます．

2．排液の性状と異常の判断

　手術直後の流出液の性状は血性ですが，時間経過とともに血性成分は減少し，色は薄くなります．
　淡血性だった排液が再度血性になる場合は，後出血が疑われます．意識障害などの神経脱落症状とバイタルサインを観察し，医師へ報告し，対処します．
　排液の性状がキサントクロミー（薄い黄色）で排液量が多い場合は，髄液の硬膜外腔への漏出が疑われます．医師へ報告し，ドレーンのクレンメまたは排液バッグの高さを調整します．
　急に排液量が少なくなった場合は，凝血塊によるドレーン閉塞が疑われます．指の腹を用いて，愛護的にミルキングを行います．

3．体動・移動時のケア

　排液バッグと頭位の高低差が大きくなると陰圧が増大

し，硬膜縫合部からの髄液漏※を引き起こす可能性があります．患者には，ドレーン挿入中は頭部挙上ができないこと，床上での安静が必要なことを説明します．

移動時や坐位時はチューブ鉗子でクレンメし，逆流やオーバードレナージ（過剰排出）を防ぎます．移動時のドレーンクレンメが不完全な場合，ドレナージされた排液が頭蓋内へ逆流してしまいます．

家族に対してはドレナージや安静の必要性について説明し，患者の安静が図られるような声かけを行ってもらうこと，また抜去の危険性が高い場合は抑制を実施することなどについて，了解・協力を得ます．

4．合併症

1）開頭術による合併症
手術操作による脳組織・脳血管の損傷，急激な頭蓋内圧の変化（不適切なドレナージ管理），血圧上昇などにより，術後出血が起こります[9]．

2）硬膜外ドレーンの合併症
①術後出血：ドレナージの機能不全による硬膜外血腫などにより発生する．
②感染：髄液は糖を含むため細菌繁殖の温床となりやすく，ドレーンを介した逆行性感染が起こることがある．

※髄液漏とは，一般的に脳脊髄液が，硬膜や骨の欠損部を通して，鼻腔および外耳道から流出する状態をいう．

抜去時のケア

1．ドレーン抜去の判断
通常，硬膜外腔の出血は24時間以内に止血されます．そのため，翌日のCT撮影で止血が完成されていることが確認できれば，抜去されます．

2．準備物品
①皮膚消毒薬，②マスク，③滅菌手袋，④鑷子，⑤剪刀，⑥針糸，⑦滅菌ガーゼ，⑧固定用テープ，を準備します．

3．患者・家族への説明
患者に挿入しているドレーンの抜去を行うこと，1針縫合することを説明し，処置中は頭部を挙上しないよう，協力を得ます．

4．抜去中のケア
刺入部を観察し，①感染徴候（発赤，腫脹，熱感，疼痛）がないか，②ドレーンが最後まで抜去されたか（ドレーン先端部の頭蓋内遺残の有無），を確認します．

ドレーン刺入部の1針縫合時に患者が動かないよう，頭部を愛護的に保持します．

抜去後の観察項目

①抜去部からの出血や滲出液の有無，②皮膚の発赤や腫脹の有無，を観察します．

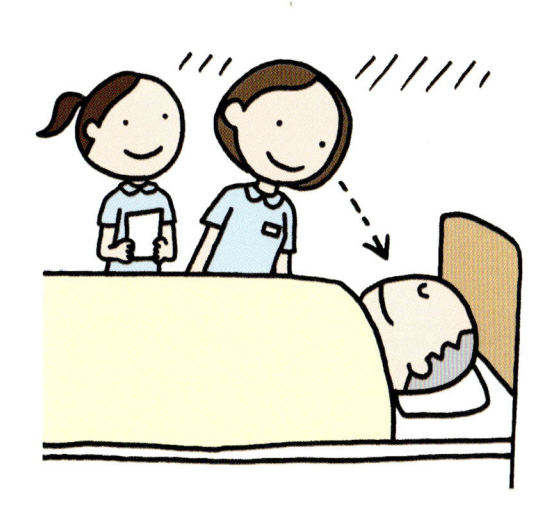

4 硬膜下ドレーン

目的

術後の血腫残存や洗浄した生理食塩液・空気を排除することを目的として挿入されます．

主に，慢性硬膜下血腫術後の患者が対象になります．

挿入経路

頭蓋骨に医療用ドリルで孔を開け，硬膜・血腫外膜を切開し，血腫内腔にドレーン先端を留置します（p.99参照）[10]．

硬膜外ドレーンと同様に，手術室で無菌的に挿入されます．

固定方法

1．ドレーンチューブの固定

硬膜外ドレーンと同様です．

2．排液バッグの固定

硬膜外ドレーンと同様です．硬膜下ドレーンは硬膜外ドレーンと同じように，閉鎖式ドレーンが使用され，排液バッグの高さで陰圧が変化します．排液バッグの高さは，頭部よりやや低い位置に固定します．

血腫の内膜形成が非完全な場合，排液バッグの高さが低すぎるとオーバードレナージになる可能性があります．逆に排液バッグを刺入部より高くすると排液が逆流するため，感染の原因になります．

ドレナージ中のケア

1．観察項目

1）ドレーン刺入部の状態

硬膜外ドレーンと同様です．

2）排液量，性状

排液量は個々の血腫により異なるため，手術直後に医師へ予想される排液量を確認します．

慢性硬膜下血腫は被膜を形成していて，被膜の中は，血液と髄液が混合した液体が入っています．血腫腔内の血液・髄液が排出されると，排液がなくなります．

性状は暗赤色あるいはキサントクロミーで，洗浄液が混じったものが流出します．一方，血腫の被膜が完成していない場合や硬膜下水腫の場合，排液は髄液が主体となります．

3）術前と比較した症状変化：意識障害，四肢麻痺など

血腫による圧迫が除去されると，神経脱落症状の改善がみられます．

術前に意識障害（注意・認知障害を含む）を呈している場合，術後に不穏状態を認めることがあります．安静が守られない場合は，患者・家族の同意を得たうえで，適切な抑制を行います．

「疼痛や精神的ストレスの有無」「ドレーンの観察」については，硬膜外ドレーンと同様です．

2．排液の性状と異常の判断

通常，硬膜下と髄液腔との交通はないため，髄液の流出はありません．

排液がキサントクロミーへと変化し，排液量が極端に多い場合は，血腫腔とくも膜下腔が交通している可能性

があるため，医師へ報告します．

3．体動・移動時のケア

　硬膜外ドレーンと同様に，移動時や坐位時はチューブ鉗子でクレンメし，逆流を防ぎます．

　術後，頭を上げると脳脊髄液が重力に従って脊髄腔側へ下がり，また脳血流が低下し，脳容積や脳圧が減少するため，血腫腔が拡大し，治りにくくなります．頭を下げると，脳の容積が増加し，血腫腔が小さくなり，血腫腔内の排液が進み再発しにくくなります[11]．

4．合併症

①急性硬膜下血腫：骨や皮膚，皮下からの出血が内部へ垂れ込むことで発生する．
②硬膜下膿瘍・髄膜炎・脳炎：創感染，ドレーンからの逆行性感染が原因で発生する．
③緊張性気脳症：血腫腔が空気に置き換わり，脳を圧迫することで発生する．
④痙攣：手術侵襲による神経伝達物質や液性因子，炎症などにより，脳内の異常な電気放電などにより発生する．
⑤後出血

抜去時のケア

1．ドレーン抜去の判断

　通常，24時間でほぼ血腫は除去されます．翌日のCT撮影で血腫の残存がないことを確認してから抜去となります．

2．その他

　「準備物品」「患者・家族への説明」「抜去中のケア」，また「抜去後の観察項目」については，硬膜外ドレーンと同様です．

5 腰椎（スパイナル）ドレナージ

目的

　腰椎のくも膜下腔に留置し，髄液や血液を排出します．脳血管攣縮の予防や頭蓋内圧のコントロールを目的に，くも膜下出血や正常圧水頭症の患者に留置されます．
　また，下行大動脈瘤手術後患者に対して，対麻痺予防対策として，脊髄ドレナージが留置されます．

挿入経路

　腰椎ドレーンは第3～4または第4～5腰椎間で，くも膜下腔に10cmほど挿入され，留置されます（図1）．
　脊髄の最も尾側部分が第1～2腰椎間に位置するため，

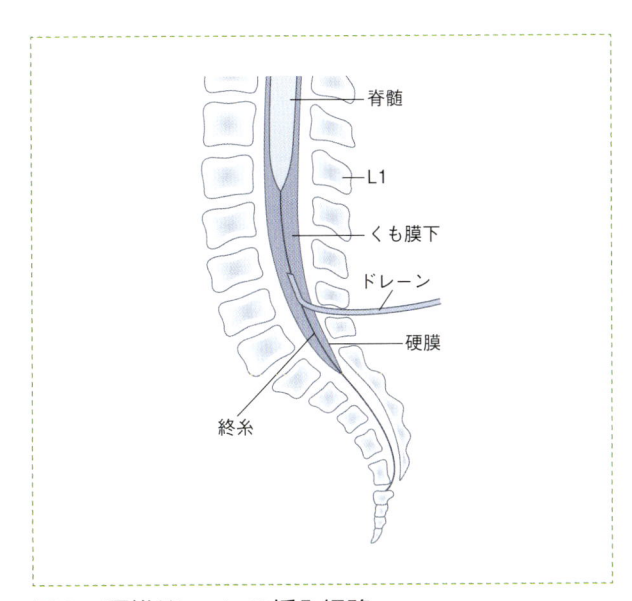

図1　腰椎ドレーンの挿入経路

脊髄損傷を避けるために，それより下位の腰椎間に挿入されます．

挿入時のケア

挿入時は，腰椎ドレナージセット，脳室ドレン回路セットを用意し，事前に患者・家族に必要性について説明を行います．

挿入中は誤穿刺を防止するために，看護師が患者の首筋と膝下を両手で抱え込むように体勢を整えることが重要です．

ドレナージ中のケア

1．排液の観察

正常髄液は無色透明ですが，くも膜下出血などの患者では髄液内に血液が混入するため，血性髄液が排出されます．色調は，血液が次第に薄くなるため，血性→淡血性→キサントクロミー（薄い黄色）→無色透明という経過をたどります．

排液量は，100mL/時以上，あるいは400mL/日以上を過剰排液の目安としますが，時間ごとの排液量だけでなく，神経学的所見の変化も合わせて注意します．

2．ドレナージできているかの確認

腰椎ドレーンはチューブが細く，閉塞しやすいという特徴があります．また，体位変換などでドレーン挿入部位の固定も剥がれやすいため，挿入部位の観察や，サイフォン内の髄液面の確認をすることが重要です．

脳室ドレナージと異なり，ドレーン内の液面は呼吸や心拍出による変動がないため，経時的な液面の高さの変動により，ドレナージが適切に行われているかを確認します．

髄液が排出されない場合，水頭症の悪化や頭蓋内圧亢進による症状が現れます．

髄液が過剰に排出された場合，低髄圧症の症状が現れます．

抜去時のケア

ドレーン抜去時，滅菌ガーゼで圧迫止血を行います．抜去後は，医師に安静時間を確認し，抜去当日の入浴は避けるようにします．

引用・参考文献（STEP2-1）
1) 露木菜緒：脳ドレーンシステムのしくみ．急性・重症患者ケア，2(4)：787-792，2013．
2) 三河茂喜：脳室ドレーン，脳槽ドレーン，腰椎ドレーン（特集 これだけは覚えたい! 身につけたい! 脳神経外科患者の集中治療ケア）．Brain，3(3)：220-227，2013．
3) 高津咲恵子ほか監：脳のドレナージにはどんな種類があるの? 特集 看護学生のための実践ケア講座 脳室ドレナージ．ナーシング・キャンバス，1(7)：33-44，2013．
4) 齋藤大輔：脳ドレーン管理と看護．急性・重症患者ケア，2(4)：793-808，2013．
5) 石部芳文：脳室ドレーン管理．見てできる臨床ケア図鑑 ICUビジュアルナーシング．道又元裕監，学研メディカル秀潤社，p.283-286，2014．
6) 内藤雄一郎ほか：どうする? ドレーン管理 2 押さえておこう! ドレーンの仕組みと管理の基本．Brain Nursing，24(6)：555-562，2008．
7) 中曽美里：感染対策とことん院内徹底 2)病棟スタッフ指導のためのポイント早わかりノート 4 創傷ケア．Infect Control，20(5)：469-474，2011．
8) 山家いづみほか：かならず役立つ! 脳神経外科のドレーン管理パーフェクトマスター 7 閉鎖式ドレーン 硬膜外ドレナージの管理と看護のポイント．Brain Nursing，29(7)：659-662，2013．
9) 吉冨敬子ほか：予後が変わる!「超急性期3日間を乗り切る」モニタリング技術と看護 ブレイン・アタック 2 脳出血の開頭術後3日間の看護．Brain Nursing，25(1)：34-39，2009．
10) 落合慈之監，森田明夫編：脳神経疾患ビジュアルブック．学研メディカル秀潤社，p.165，2009．
11) 森田明夫編：これだけは知っておきたい脳神経外科ナーシングQ&A（ナーシングケアQ&A 31）．総合医学社，2009．
12) 佐藤憲明編：ドレナージ管理&ケアガイド（ベスト・プラクティスコレクション）．中山書店，p.48-50，2008．
13) 鶴田早苗ほか編，神戸大学医学部附属病院看護部執筆：改訂版 よくわかる術後処置マニュアル（エキスパートナース MOOK 10）．照林社，p.73-74，2002．
14) 片山容一監，川原千恵美ほか編著：パワーアップ版 脳神経外科看護のポイント260．メディカ出版，p.135-136，2007．
15) 佐藤憲明編：腰椎（スパイナル）ドレナージ．ドレーン・チューブ管理&ケアガイド．中山書店，p.56-59，2014．
16) 和田司：第53回 Q スパイナルドレナージを挿入するために，腰椎穿刺をL3～4で行うことが多いのはなぜでしょうか?．Brain Nursing，26(10)：1015，2010．
17) 谷本奈緒美ほか：かならず役立つ! 脳神経外科のドレーン管理パーフェクトマスター 5 開放式ドレーン スパイナルドレナージの管理と看護のポイント．Brain Nursing，29(7)：640-645，
18) 高橋ひとみ：脳神経ケア大特集 ICUからSCU/NCUレベルまで 11 ドレーン管理．重症集中ケア，9(2)：72-79，2010．

STEP 2-2
おさえておきたい系統別ドレーンのケア：
②頭頸部

1 甲状腺切除術後ドレナージ

　甲状腺切除術後ドレナージは，甲状腺切除術後に摘出によってできた，死腔に留置されるドレーンです．

甲状腺と甲状腺切除術

　甲状腺は，前頸部・喉頭前面に付着している内分泌腺です（図1）．甲状腺切除術の対象となる疾患には，良性腫瘍，悪性腫瘍（甲状腺がん），またバセドウ病などがあります．
　良性腫瘍の場合，腫瘍の大きさや部位によって経過観察，または手術選択となります．悪性腫瘍の場合，手術治療が基本となり，甲状腺部分切除もしくは全摘術が選択されます．

目的

　手術で組織を摘出することにより死腔ができると，その部分に血液や滲出液が溜まり，血腫形成，感染源，創傷治癒の妨げとなります．ドレーンの留置により死腔を埋め，余分な血液や滲出液を体外に排出させることが必要となります．もちろん，術後出血の早期発見のモニタリングにもなります．

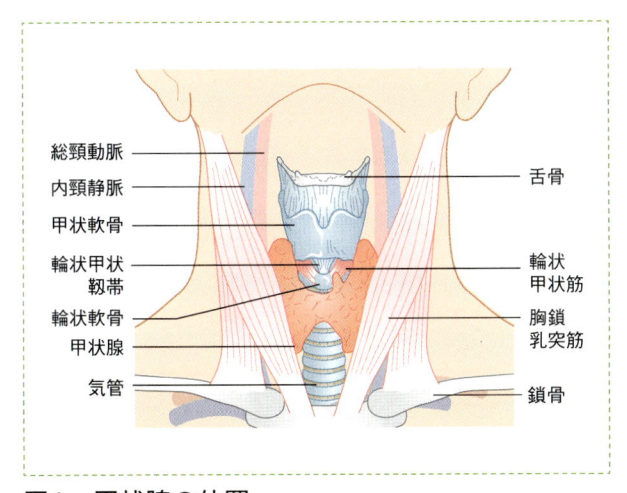

図1　甲状腺の位置

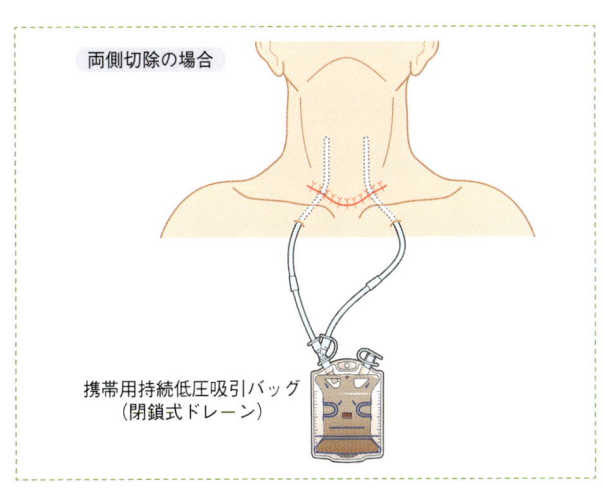

図2　ドレーンの挿入位置（全摘術の場合）

挿入経路と固定方法

術後のドレーンは，甲状腺が摘出されたことによってできた空間（死腔）を埋めるように，半円を描くように留置されています（**図2**）．

ドレナージ中のケア

ドレーンは，一般的には約3日間留置され，排液量10mL/日以下を目安とし，抜去されます．

2 咽頭摘出術後ドレナージ

咽頭摘出術後ドレナージは，咽頭がんなどにより喉頭を摘出した後に留置されるドレーンです．

咽頭がんは部位によって術式も異なり，ドレーンの留置位置もさまざまです．しかし，ドレーンの目的や管理方法は共通しているため，術式に合わせて留置位置の確認をしっかり行えば大丈夫です．

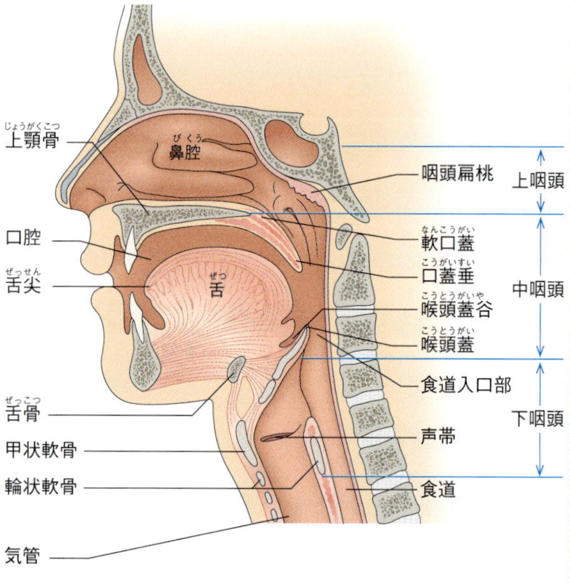

中・下咽頭がん手術後に留置

咽頭は，口腔・鼻腔の奥にあり，上咽頭・中咽頭・下咽頭に分類されます．下咽頭の下は喉頭，食道，気管へとつながります（**図1**）．

上咽頭は，頭蓋底から軟口蓋の高さまでで，前方は鼻腔につながっています．中咽頭は軟口蓋の高さから喉頭蓋の先端までの高さまでで，前方は口腔につながっています．下咽頭は，喉頭蓋先端の高さから輪状軟骨下縁までです．

上咽頭がんは解剖学的位置からアプローチが困難であり，手術治療は一般的ではなく放射線療法と化学療法の併用療法が標準的治療となります．

中咽頭がんは，手術療法を中心に行う場合と，放射線療法を中心に行う場合があります．

下咽頭がんは，早期がんでは放射線治療で根治が期待でき，化学療法を併用することもあります．手術では，下咽頭部分切除により喉頭機能を温存することもできます．一方，進行がんでは，咽喉食摘術（下咽頭・喉頭・頸部食道摘出術）が標準治療として行われます．

図1　咽頭の位置

目的

中・下咽頭がん手術では腫瘍を切除した後，死腔がで

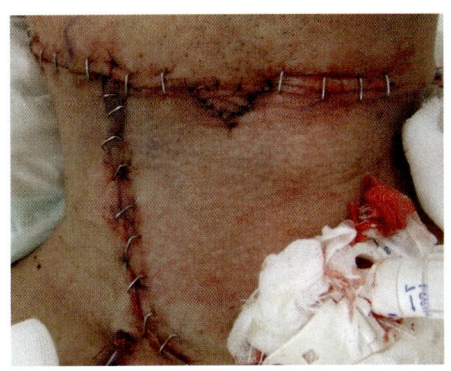

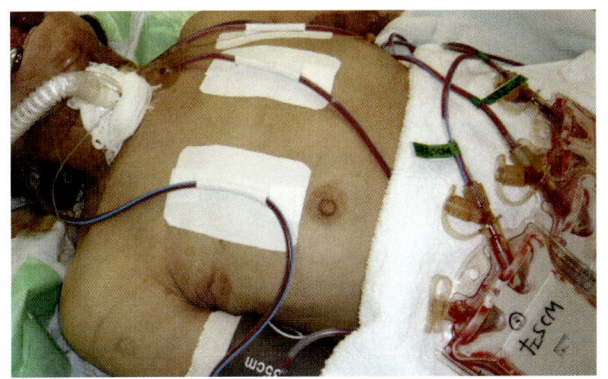

図2　下咽頭部分切除術と咽喉食摘術における一般的なドレーンの留置位置

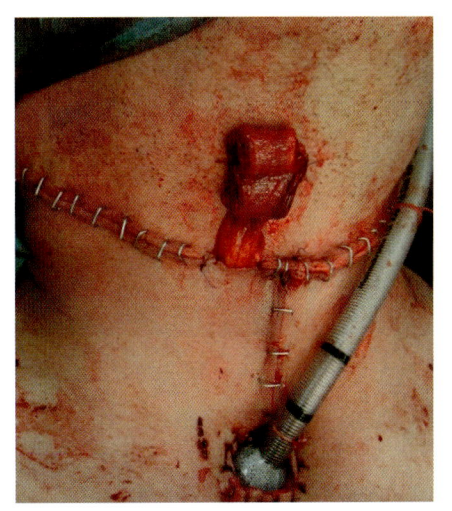

図3　遊離空腸モニタリングフラップ

きると，その部分に血液や滲出液が溜まり，血腫形成，感染源，創傷治癒の妨げとなります．ドレーンの留置により死腔を埋め，余分な血液や滲出液を体外に排出させることが，咽頭摘出後ドレナージの目的です（図2）．

ドレナージ中のケア

中・下咽頭がん手術では，形態と機能回復のために，再建術が行われます．再建のために使用される組織は，腫瘍切除に伴い欠損した部位の大きさによって，遊離空腸，遊離前腕皮弁，広背筋皮弁，大胸筋皮弁などが選択されます．そのため，一般的なドレーン管理に加え，再建した組織の血流がしっかり維持されているか，皮弁の観察が重要となります．

そこでまず，再建に使用した組織はどこの組織（皮弁の種類）で，どのように再建したのかを，執刀医に確認します．再建した皮弁が容易に直接観察できる部位の場合には，皮膚の色調と舌圧子などで圧迫をしたときの変化（皮膚色の退色と色調の戻り）を観察します．また，皮弁の張り，浮腫の程度も観察します．静脈血栓やうっ血の場合には，皮弁が赤みを帯び，さらに点状出血斑が散在していきます．一方，動脈血栓の場合には，皮弁は蒼白で張りがなく，圧迫したときの色調の変化が乏しくなります．

またこのほかにも，皮弁に針を直接刺し，その出血の反応の早さや色調をみる「pin prick test（ピン刺激痛覚検査）」という検査法もあります．皮弁部位を直視下で観察することがむずかしい場合には，再建に使用した遊離空腸（もしくは皮弁）の一部をモニタリング用として皮膚表面にあえて露出させておきます（モニタリングフラップ，図3）．そのようにすることで，実際は直視下で観察できない再建部分の血流の観察ができるようになります．

このように術式によって皮弁の種類や部位は多様であり，術後の観察方法が異なるため，術直後には執刀医と一緒に皮弁の場所や観察方法，色調などを確認するようにしましょう．

頸部の伸展・屈曲には十分注意が必要です．血管を吻合してきているため，吻合血管に伸展やうっ滞が生じないようにするためです．また同じ理由から頸の左右のねじれも禁忌です．そのため術直後は枕を挿入しないことが多く，左右に頸が振れないよう顔の両側に砂嚢を置くこともあります．頸の角度も含め頸部の安静度を医師と確認するようにしましょう．

3 耳下腺術後ドレナージ

耳下腺と耳下腺腫瘍

耳下腺は唾液腺の1つで（ほかに顎下腺，舌下線），左右耳の前方に位置しています（図1）．おたふく風邪（流行性耳下腺炎）のときに腫れる部分です．耳下腺内には顔面神経が走行しており，顔面神経の外側は浅葉，内側は深葉とよばれています．

耳下腺腫瘍には良性と悪性がありますが，両者とも手術治療が基本となります．

良性の場合には顔面神経を温存しますが，悪性の場合には，悪性度と病期により顔面神経の合併切除が行われます．

目的

腫瘍の範囲により，葉切除（浅葉切除，深葉切除），耳下腺全摘術が行われます．手術で組織を摘出することにより死腔ができると，その部分に血液や滲出液が溜まり，血腫形成，感染源，創傷治癒の妨げとなるため，ドレーンの留置により死腔を埋め，余分な血液や滲出液を体外に排出させることが必要となります．もちろん，術後出血の早期発見のモニタリングにもなります．

挿入経路と固定方法

術後のドレーンは，耳下腺が摘出されたことによってできた空間（死腔）を埋めるように，半円を描くように留置され，髪の毛の生え際付近から外に出ています．皮膚切開部を髪の毛の生え際付近にするのは，術後の傷をより目立たなくするためです（図2）．

ドレナージ中のケア

ドレーンは，一般的には約3日間留置され，排液量10mL/日以下を目安とし，抜去されます．

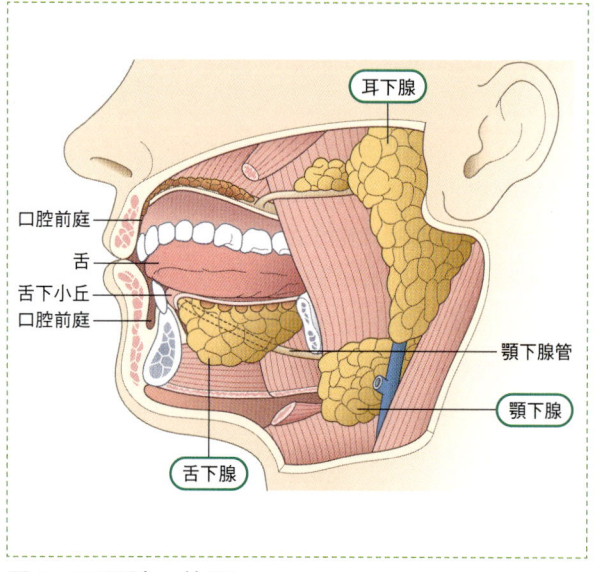

図1 耳下腺の位置

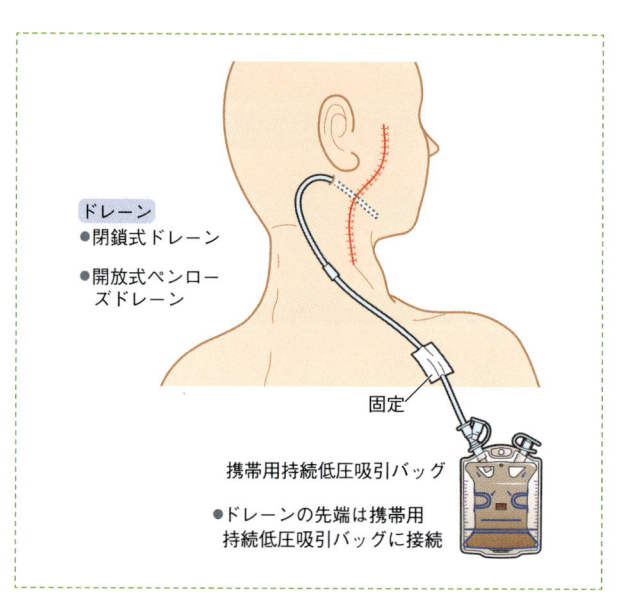

図2 ドレーンの挿入位置と固定方法

STEP 2-3
おさえておきたい系統別ドレーンのケア：
③呼吸器系

1 胸腔ドレナージ

目的

　胸腔ドレーンは，胸腔内にドレーンを挿入し，持続的に貯留した液体や空気を体外へ排出し，胸腔内を陰圧に保ち肺の拡張を促します．

　単純気胸（脱気率20％以上，陽圧換気を要する患者），緊張性気胸，開放性気胸，血胸，膿胸，がん性胸水，胸部外科手術後などの患者が対象となります．胸部外科手術後では，滲出液の性状観察や，気瘻・気管支瘻のエアリークを監視します．

挿入経路

　ドレーンは胸腔内に留置されます（図1）．

　脱気目的の挿入部位に関しては，さまざまな部位が提唱されていますが，一般的には気胸・血胸にかかわらず，中腋窩線第4～5肋間とします．また，皮膚切開部位は挿入部位よりも1肋間下部の第5～6肋間とします[1]．胸水の場合は，中・後腋窩線の第7～8肋間から挿入します．

　排液目的では，胸部CTや超音波検査によって穿刺部位を確認しやすい胸腔背側または横隔膜上へ挿入します．

挿入時のケア

1．ドレナージシステムのしくみ

　胸腔ドレーンの排液システムは古典的三びん法（3連ボトルシステム）を基本としています．吸引方法には，封式サイフォン法と低圧持続吸引法があります（図2）．

1）封式サイフォン法

　水閉鎖式サイフォン法（water seal）は，吸引圧をかけずに，サイフォンの原理で排液を促します（受動的ドレナージシステム）．水を入れた排液バッグは患者より下方に設置します．

　メラアクアシールD$_2$バッグ®では，専用の逆流防止弁を装着します．チェスト・ドレーン・バックでは，持続吸引管を外します（図3）．

2）低圧持続吸引法

　持続的に低圧で吸引をかけて，排液を促します（能動的ドレナージ）．

　メラアクアシールD$_2$バッグ®には電動式低圧吸引器メラサキューム®を接続し，吸引圧設定，持続吸引や間欠吸引を設定します．チェスト・ドレーン・バックは中央配管の吸引に接続し，吸引制御システム内の蒸留水を

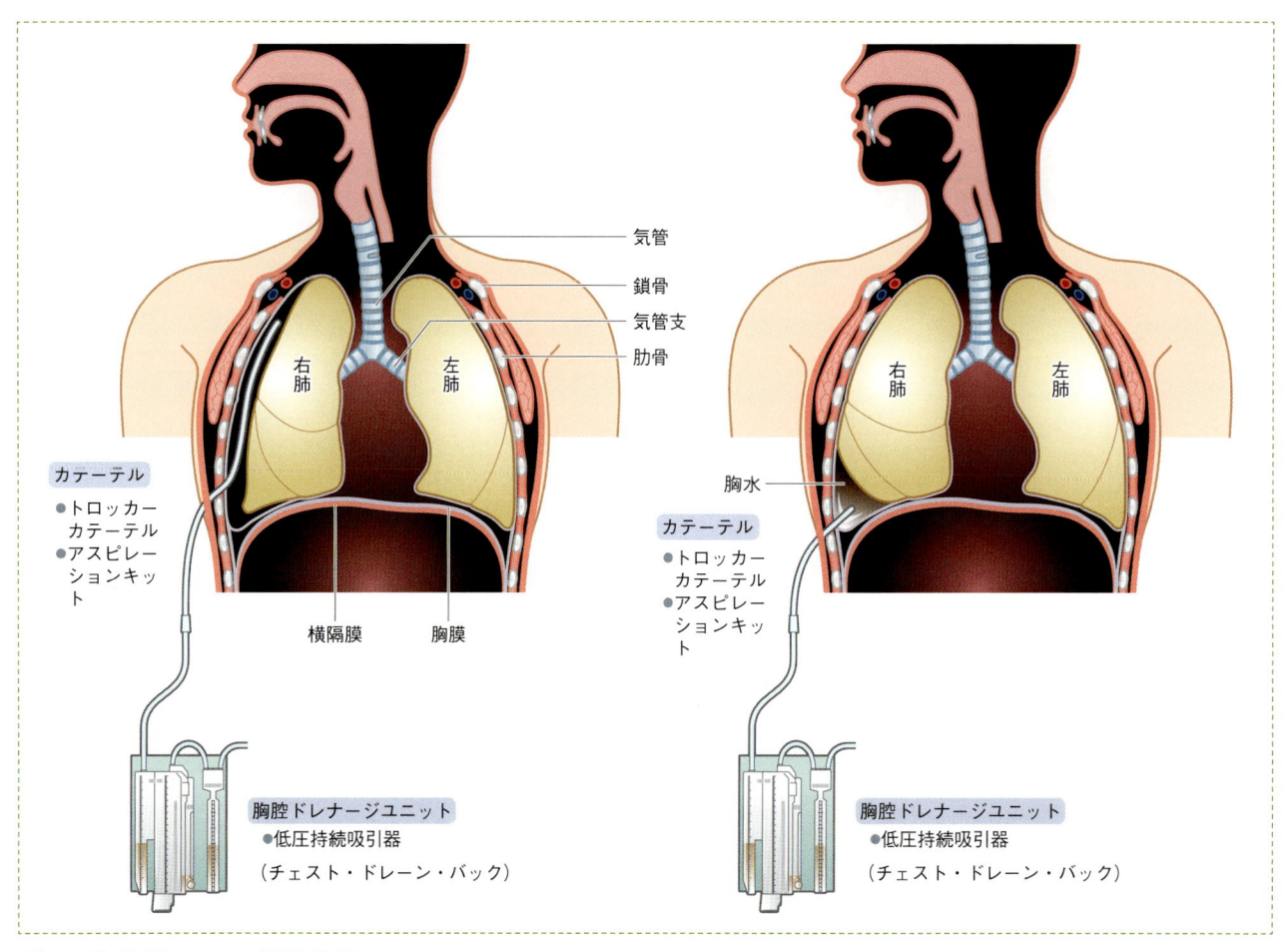

図1 胸腔ドレーンの挿入位置
永井秀雄ほか編:臨床に活かせる ドレーン&チューブ管理マニュアル. p.46, 学研メディカル秀潤社, 2011. より引用

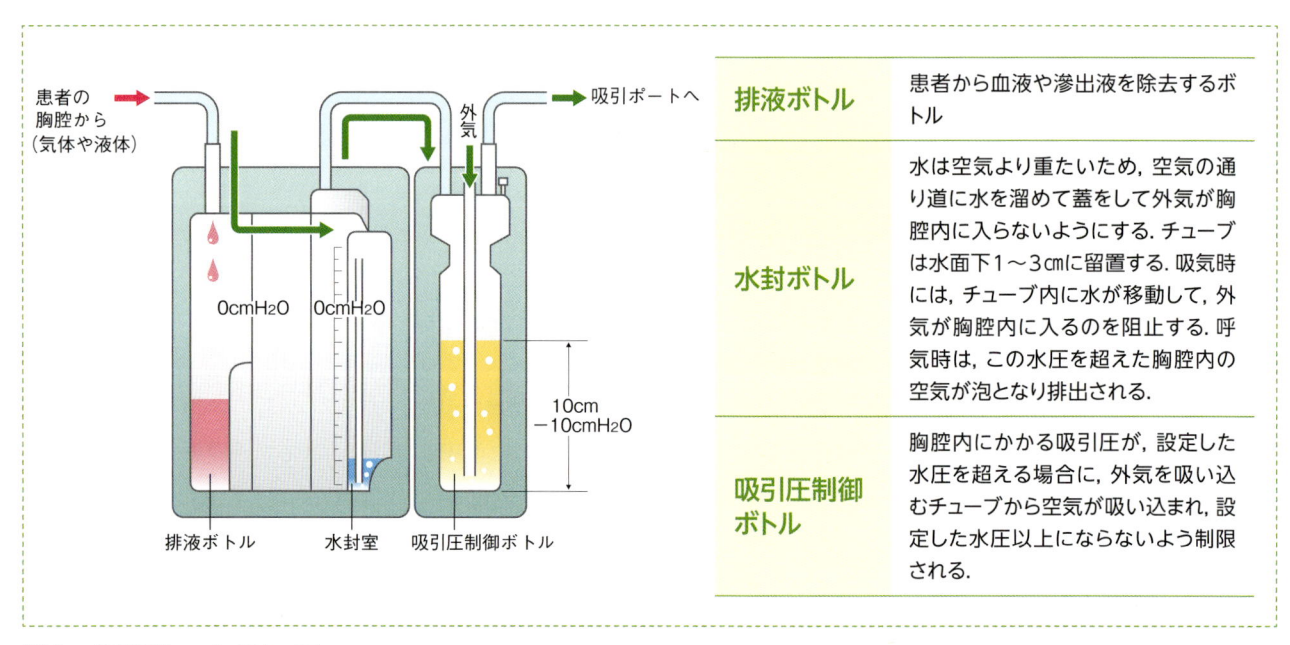

排液ボトル	患者から血液や滲出液を除去するボトル
水封ボトル	水は空気より重たいため,空気の通り道に水を溜めて蓋をして外気が胸腔内に入らないようにする.チューブは水面下1〜3cmに留置する.吸気時には,チューブ内に水が移動して,外気が胸腔内に入るのを阻止する.呼気時は,この水圧を超えた胸腔内の空気が泡となり排出される.
吸引圧制御ボトル	胸腔内にかかる吸引圧が,設定した水圧を超える場合に,外気を吸い込むチューブから空気が吸い込まれ,設定した水圧以上にならないよう制限される.

図2 胸腔ドレーンのしくみ

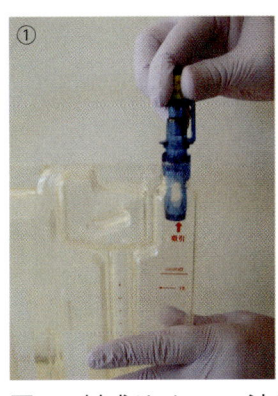

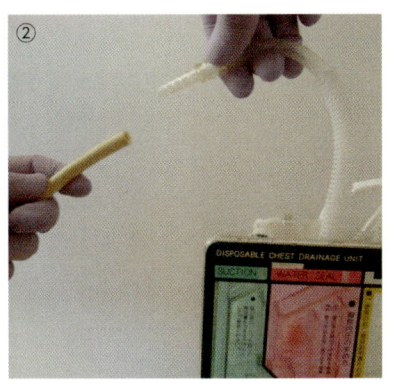

図3 封式サイフォン法における水封の方法
①メラアクアシールD₂バッグ®では，専用の逆流防止弁を装着する．
②チェスト・ドレーン・バックでは，持続吸引管を外す．

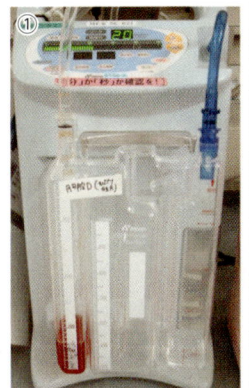

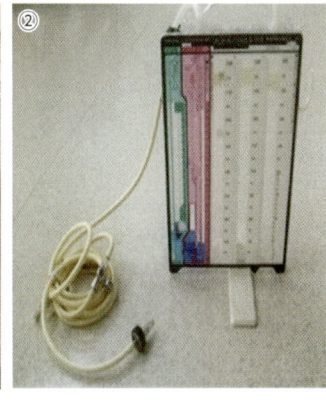

図4 低圧持続吸引法
①メラアクアシールD₂バッグ®を電動式低圧吸引器メラサキューム®に接続し，吸引圧設定，持続吸引，間欠吸引を設定する．
②チェスト・ドレーン・バックでは，中央配管の吸引に接続し，吸引制御システム内の蒸留水を調整して吸引圧を設定する．

調整し吸引圧を設定します（図4）．

2．準備物品

①滅菌覆布，②滅菌穴あきドレープ，③消毒薬，④滅菌綿球，⑤局所麻酔，⑥10mLシリンジ，⑦23G針，⑧縫合セット（メス，ペアン鉗子，持針器，クーパー剪刀，縫合針など），⑨固定用テープ，などを準備します（図5①）．

カテーテルとして，トロッカーカテーテル（気胸：12～16Fr，胸水・血胸：20～24Fr）を準備します（図5②）．

低圧持続ドレナージシステムとして，①胸腔ドレーンバック（チェスト・ドレーン・バック），または持続吸引器による持続吸引（メラサキューム®），②蒸留水，③滅菌吸引管（コネクター付き接続管），などを準備します（図6）．

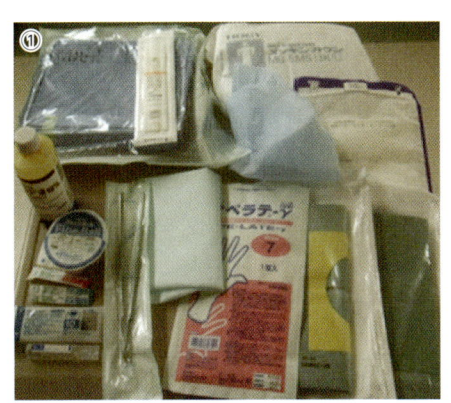

・縫合セット（メス，ペアン鉗子，持針器，縫合糸，縫合針）
・滅菌ドレープ，穴あきドレープ
・イソジンまたはヘキザックアルコール，綿球，攝子，ガーゼ
・局所麻酔薬，10mLシリンジ，23G針
・キャップ，滅菌ガウン，滅菌手袋

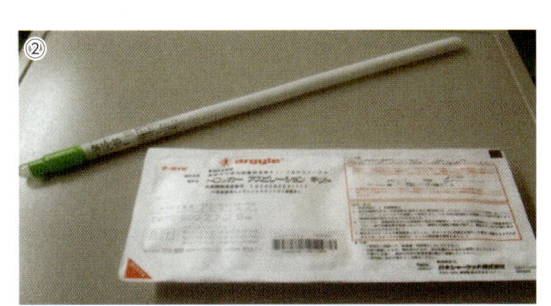

・トロッカーカテーテル：経皮的に胸腔穿刺を行う套管針，カテーテル，8～32Fr
・アスピレーションキット：胸腔内に留置し持続的な排気，排液を目的とするカテーテルのセット

図5 準備物品の例

<水封入水式:チェスト・ドレーン・バック>

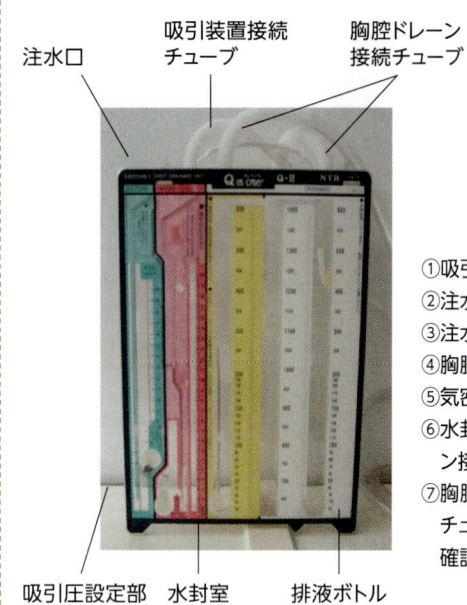

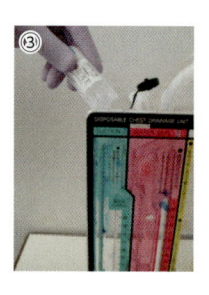

注水口／吸引装置接続チューブ／胸腔ドレーン接続チューブ

吸引圧設定部／水封室／排液ボトル

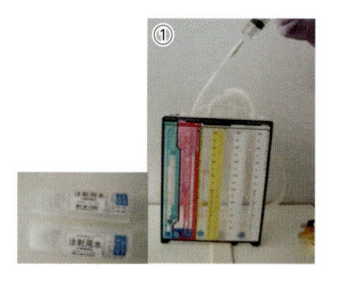

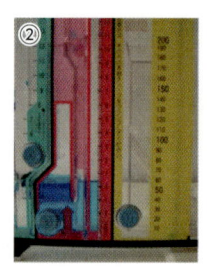

① 吸引接続チューブより滅菌蒸留水25mL注ぐ.
② 注水された水は青色になる．ゴム栓に注射針付きシリンジを刺し込むと水位の調整ができる．
③ 注水口より設定圧の高さになるまで，滅菌蒸留水を満たす．注水された水は黄色になる．
④ 胸腔ドレーン接続チューブをクランプし，吸引装置接続コネクターを接続し吸引する．
⑤ 気密性の確認：吸引圧設定部に気泡が生じたら，吸引接続チューブを外す．
⑥ 水封室の水が細管を上昇し，20～30秒静止していることを確認する．確認後，胸腔ドレーン接続チューブのクランプを外す．
⑦ 胸腔ドレーン接続チューブに，患者に留置している胸腔ドレーンを接続する．吸引装置接続チューブを吸引装置へ接続し，吸引圧設定圧（黄色い水）から連続的に気泡が生じることを確認する．

<電力式：メラアクアシール D_2 バッグ®>

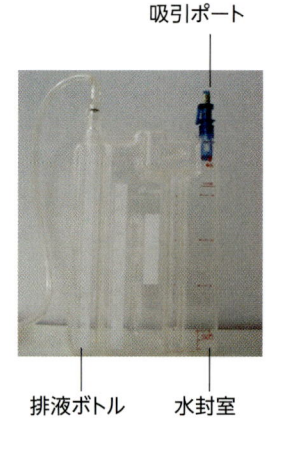

吸引ポート

排液ボトル／水封室

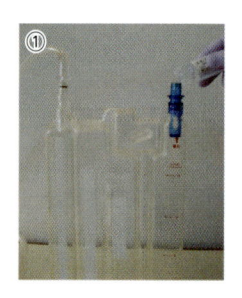

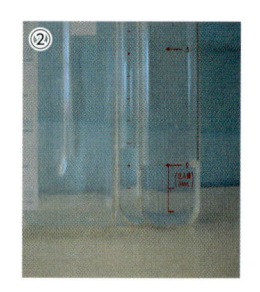

① 吸引ポートより滅菌蒸留水24mL注ぐ

図6 胸腔ドレーンバック（水封入水式，電力式）の準備
ドレナージシステムには必ず滅菌蒸留水を入れる．水封入水式の場合，吸引圧設定部や水封部の蒸留水は自然と減ることがあるため，適宜，吸引接続を外し，蒸留水が足りているかを確認する．
佐藤憲明編：ドレーン・チューブ管理&ケアガイド．中山書店，p.4，2014. を参考に作成

挿入中の看護

ケアの手順は，以下のとおりです．

① 患者・家族に処置の必要性，所要時間，方法，合併症などについて医師から説明を受けているか，理解できているかを確認し，必要があれば補足する．
② ドレナージシステムの吸引圧がかかるか，もしくは持

続吸引器が作動するか，水封室に滅菌蒸留水が入っているかなどを確認する．処置時には，状態変化を観察できるようモニタリングを装着し，緊急処置が必要となる場合に備えて，救急カートを準備する．

③穿刺の体位の介助を行う．血液や胸水の場合は可能であれば坐位，気胸の場合は仰臥位もしくは頭位を30°程挙上させる（図7）．

④患者の苦痛や不安を軽減させるため，声かけを行う．不穏状態や協力が得られない場合は，抑制や鎮静薬の使用を検討する．

⑤清潔野に無菌操作で必要物品を出す．

⑥医師の処置の介助を行う．医師は穿刺予定部位を中心に消毒し，穴あき覆布をかぶせ，局所麻酔を穿刺部位周囲へ行う．局所麻酔の効果を確認後，皮膚を小切開し，ドレーンを挿入する．ドレーンを挿入後，コネクター付き接続管につなぐ．看護師は，接続管のもう一方の先端を受け取り，ドレナージシステムにつなげる．水封もしくは設定圧を確認し，吸引を開始し，排液または排気を確認する．

⑦急激な排液や排気により呼吸や循環動態が変動することもあるため，バイタルサインの変化を観察する．

⑧肋間を穿刺し鉗子で胸膜を穿破する際に，患者は疼痛を訴えることがある．疼痛や苦痛の有無を確認し，不安の除去に努める．

⑨医師によるカテーテルの縫合固定後，Ω（オメガ）形のテープ固定を行う（図8）．計画外抜去予防のため1か

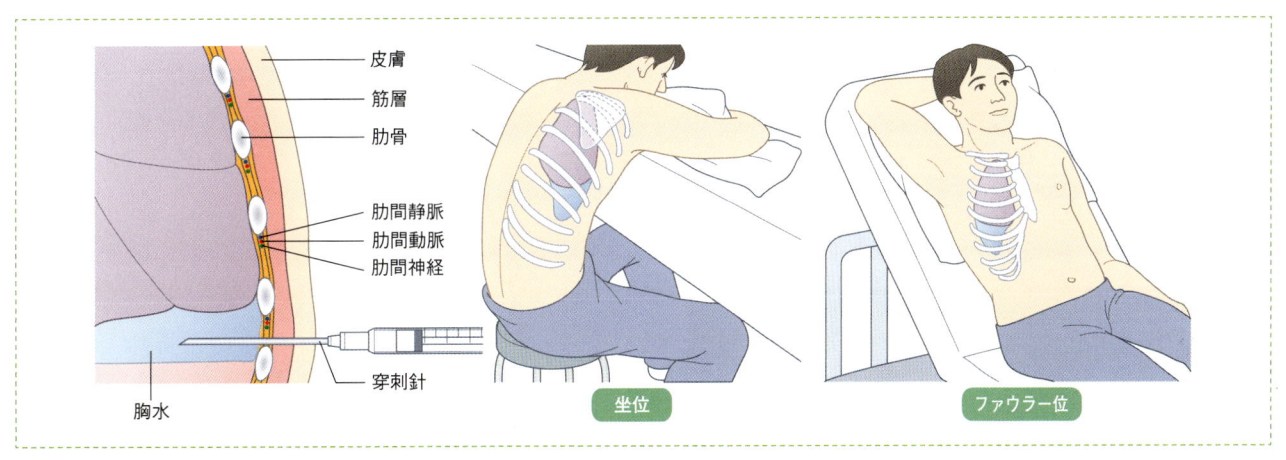

図7　穿刺の体位
気胸の場合は仰臥位もしくは頭位を約30°挙上，血液や胸水の場合は可能であれば坐位をとる．

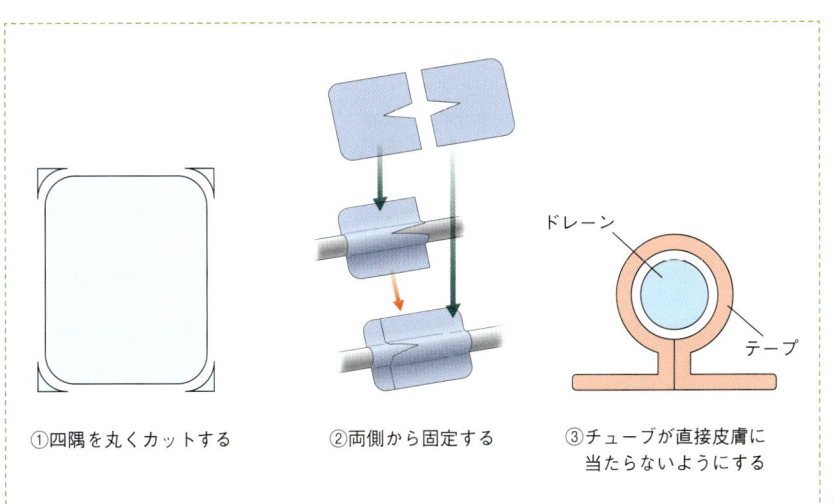

①四隅を丸くカットする　②両側から固定する　③チューブが直接皮膚に当たらないようにする

図8　Ω（オメガ）形のテープ固定

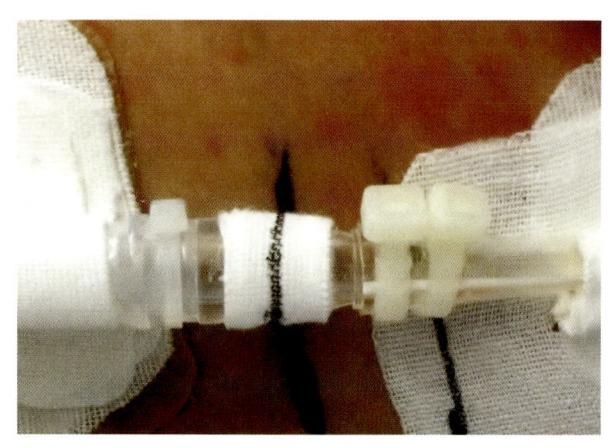

図9　接続部の補強

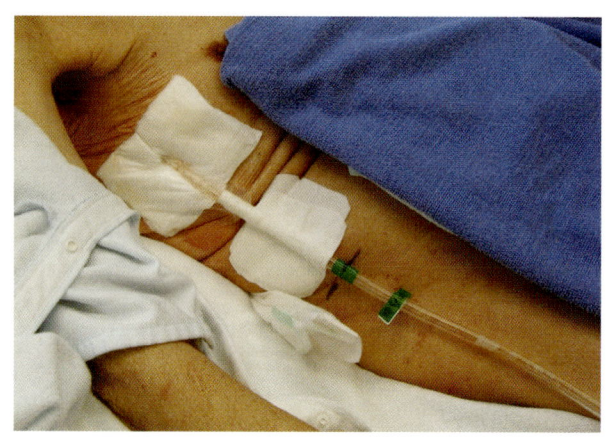

図10　ドレーンと皮膚のマーキング

所以上で固定する．カテーテルとドレーンの接続部をテープや結束バンドで補強する場合もある（図9）．皮膚障害予防のため，直接ドレーンが当たらないように固定する（図8）．
⑩ドレーンの抜けを確認できるよう，ドレーンと皮膚にマーキングを行う（図10）．
⑪胸部X線検査にて，カテーテル先端の位置が正しい位置にあるかを，医師とともに確認する．

留置中のケア

ドレーン留置中の観察項目と対応について，表1に示します．

1．挿入部，ドレーンなどの観察

挿入部の出血，発赤，腫脹の有無・皮下気腫の有無，ドレーンと皮膚設置面の皮膚トラブルの有無を確認します．

ドレーン留置中，患者は体を動かしてもかまいません．体を動かしたときには，ドレーンの固定，マーキングのズレ，接続部の外れやゆるみの有無，ねじれや屈曲，圧迫，閉塞していないかを確認します．

2．ドレナージシステムの観察

チューブ内に液体の貯留はないか，内腔が閉塞していないかを確認します．閉塞が疑われる場合には医師へ報告し，ミルキングを検討します．

水封部の液面が呼吸性に移動するか，水封部の気泡の増減，設定した吸引圧の確認，吸引バッグは患者の胸腔より低い位置にあり倒れないように固定してあるか，水封部の滅菌蒸留水は足りているか，などを確認します．

3．排液・排気の観察

急激な血性の排液（術後数時間で200 mL/時以上）は出血の可能性があり，緊急手術を要する場合があるため，医師へ報告します．

急激なエアリークの増加は，気胸，気管支瘻，ドレーンの破損，接続部の緩みなどが原因です．また，フルクテーション（呼吸性変動）の消失を確認します．

4．バブリングの観察

エアリークは空気の漏れであり，肺から漏れた空気がドレーンに伝わり，水封室から気泡が出ること（バブリング）によって観察できます．呼気時に間欠的に気泡が出現する際には，胸腔から排気があることの指標になります．また，吸気，呼気ともに気泡が出現する際には，回路のリークの可能性があります．咳や呼吸を止めることによりバブリングがなくなれば肺からの空気の漏れを疑い，咳や呼吸をとめてもバブリングがなくならなければドレナージシステム側の空気侵入が考えられます．

バブリングの消失はドレーンの閉塞が考えられます．一方，気胸の場合，通常バブリングは出現していますが，

表1　ドレーン留置中の観察項目と対応

呼吸・全身の状態	●呼吸状態 ●全身状態	→異常があればドクターコール!!
固定	●計画外抜去	→計画外抜去により急激に呼吸状態が悪化する可能性がある．創部を清潔ガーゼで圧迫し，SpO$_2$モニターを装着し，すぐに医師へ報告する．
	●固定糸の緩み，断裂 ●固定テープのはがれ ●マーキングのズレ ●ドレーンと排液バッグの接続に外れや緩み，破損 ●ドレーンのねじれ，屈曲，圧迫した固定	→ドレーンが抜けかかり，挿入部より空気が入り皮下気腫をきたすことがある．皮下気腫の有無を観察する．
皮膚の状態	●挿入部に出血，発赤，腫脹	→感染の可能性あり
	●皮下気腫の出現や拡大 ●ドレーンと皮膚の設置部分に皮膚トラブルはないか	→挿入部やドレナージシステムの不備の確認，エアリークの有無を観察する．
	●挿入部からの滲出液はないか	→皮膚トラブルの確認
モニタリング	●排液量や性状の経時的な変化 　血性の排液が多量（100mL/時）に排出 　乳白色の排液が排出 　膿性の排液が排出	→胸腔内の血管や組織の損傷の可能性 →胸管やリンパ管の損傷により乳び胸をきたしている可能性 →膿胸を呈している可能性
	●急激な血圧低下，呼吸困難	→ドレナージ不良や接続外れによる緊張性気胸をきたしている可能性
	●エアリークが強くなった．	→気胸の悪化もしくはドレナージシステムの不備，破損などにより呼吸状態が悪化する可能性．咳や呼吸を止めることによりエアリークがなくなれば，肺からの空気の漏れを疑い，なければドレナージシステム側の空気侵入が考えられる．患者側から排液システムまでをたどり，接続外れや破損の確認する．
	●フルクテーションが消失した．	→ドレーンが閉塞し，胸腔内に陰圧が生じている可能性．回路内の排液貯留，設定した吸引圧かどうか，水封部内の滅菌蒸留水，吸引制御ボトル内の滅菌蒸留水は減少してないかなどを確認する．

気胸の程度が軽快してくることによって，バブリングが消失します．継時的な変化を観察する必要があります．

5．フルクテーションの観察

フルクテーションとは，水封室の水が吸気時に上昇し，呼気時に下降することであり，患者が自発呼吸をしていることを示します．人工呼吸時の陽圧換気では，吸気時に下降し呼気時に上昇します．これは，ドレーンが胸腔内で正常に機能している指標となります．

フルクテーションの消失は，ドレーンの閉塞を示唆します．また気胸の場合では，肺の再拡張によりスペースがほぼない場合にも消失します．継時的な変化を観察する必要があります．

6．合併症

1）再膨張性肺水腫

胸水・膿胸・血胸を長期的にドレナージした場合，虚脱していた肺が一気に拡張することで肺水腫を生じることがあります．予防のため，一度に1,000mL以上の排液や，毎時500mL以上の排液を行わないようにします．

2）皮下気腫

損傷した肺やドレーン挿入部から皮下に空気が漏れ，貯留することで生じます．握雪感（粗いブツブツ）として触診で確認されます．

進行すると，頸部循環障害や胸郭の拡張障害をきたします．マーキングすることで，経時的な拡大や縮小の観察をしていきます．

3）疼痛

挿入部の痛みや持続する痛みを訴えるときは，肋間神経の刺激や肺実質損傷の可能性があります．胸腔ドレーンを入れ直す必要や，疼痛コントロールに鎮痛薬を投与することがあるため，呼吸に異常がないか観察し，医師へ報告します．

7．排液バッグの交換

清潔操作で実施します．胸腔内は大気圧より陰圧であり，開放状態にすると外気が侵入します．予防のため，ドレーン鉗子で2か所をクランプしてから実施します．

抜去時のケア

1．ドレーン抜去のタイミング

気胸では，排気がなくなった時点でドレーンをクランプします．おおむね24時間後に気胸の再発がないことを確認し，抜去します．

血胸では，排液量が100mL／日以下が2日間以上続いた時点で抜去します．

2．準備物品

①縫合セット（縫合用持針器，針，クーパー剪刀），②消毒薬，③ドレーン鉗子2本，を準備します．

3．ケアの手順

①患者・家族に胸腔ドレーンの抜去について，医師から説明が行われ，それを理解できているかを確認する．
②医師が体位を決めた後，ベッドを調整する．吸引圧をかけている場合は停止し，水封管理にして，カテーテルをクランプする．
③患者に深呼吸をして呼吸を止めてもらい（呼気終末時＝最大呼気位，または深吸気後＝最大吸気位），カテーテルを一気に抜去する．

4．抜去後の観察項目

①呼吸困難感，呼吸パターン，呼吸音など
②挿入部からの出血や滲出液の有無

5．胸部X線撮影

抜去後1〜24時間後に胸部X線撮影を行い，肺が十分に拡張していることを確認します．

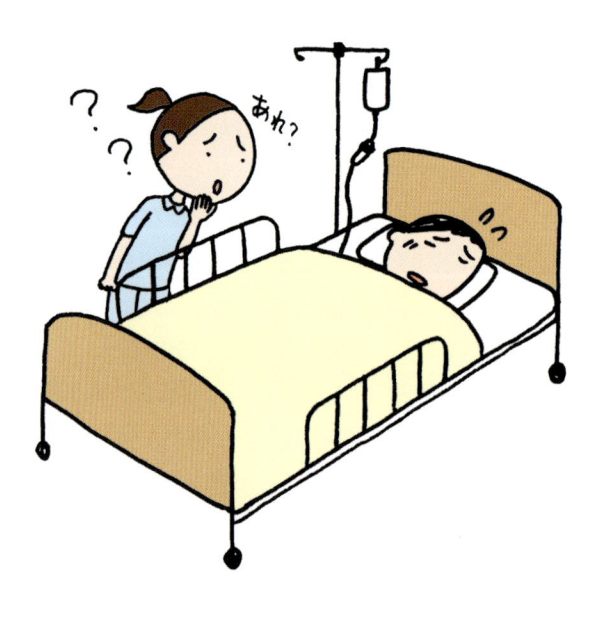

2 肺がん術後ドレナージ

目的

肺がん術後ドレナージの目的は，①開胸したことで虚脱した肺の再膨張を促し，胸腔内圧を適正に保つこと，②胸腔内に貯留した空気・滲出液・血液を体外に排出すること，③術後の出血・縫合不全・感染などの外部から観察できない胸腔内の情報を排液から観察すること，です．

挿入経路

術後胸腔内に貯留した体液（血液，滲出液），空気を断続的に排出させるため，第5～6肋間の皮膚を切開して，トロッカーカテーテルを肺の切除部位に挿入します．

挿入時のケア

トロッカーカテーテルは手術中に挿入されます．詳しくは「胸腔ドレナージ」(p.113)の項を参照してください．

ドレナージ中のケア

術後合併症に関連した観察が重要です．観察のポイントは，以下のとおりです．

1. 術後出血

排液の量，色，性状を観察します．

術直後1時間に100mL以上の血性排液が続く場合，術後出血が予測されます．術直後の排液は，血性から淡血性です．術中の洗浄液が含まれるため，排液量は多くなります．

術後3日目くらいまでは術直後と同じ性状か，少し淡い色調となります．それ以降は淡血性から淡々血性，淡黄色の透明，漿液性と，性状が変化していきます．

2. 呼吸性移動の確認

術直後は，肺の再膨張を促すために持続吸引（－10cmH$_2$O程度）をかけますが，持続吸引中に呼吸性移動がみられる場合は，吸引圧不足が考えられます．

片肺全摘出後には肺を再膨張させるための脱気は必要はないので，持続吸引は行われません．

3. 肺瘻

チェスト・ドレーン・バック®の水封室で持続的にエアリークが認められる場合，肺瘻を起こしている可能性があります．肺瘻とは，肺の切除縫合部や切離面に空隙が生じることで，そこから空気が漏れます．この空気が胸腔内に漏れ出して肺を虚脱させた状態を，気胸といいます（図1）．

胸腔内に漏れ出した空気をドレナージすることで，肺の虚脱を防ぎます．肺瘻があると水封室にエアリークが

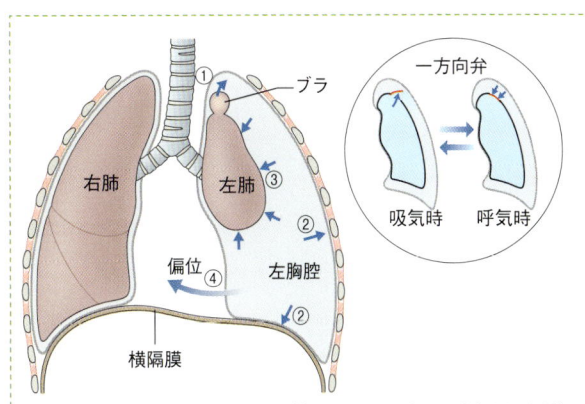

① 左ブラ破裂部に one-way valve 機能が働き，肺から空気漏れ遷移．
② 胸腔内圧が上昇，胸郭，横隔膜に向かって圧がかかる．
③ 胸腔が陽圧になったため，肺はその弾性により萎縮する．
④ 縦隔が健側に偏位する．

図1　気胸のしくみ

確認されます．通常術後2～3日頃にはドレナージにより自然に閉鎖します．しかし，エアリークが持続している場合は再度開胸し，縫合手術が必要となるときもあります．

また，肺瘻部などに感染が認められると，膿胸も合併するため，排液量と性状を確認し，異常が認められた場合にはすみやかに医師へ報告します．

4．皮下気腫の有無や範囲

皮下気腫は，ドレナージが不十分な場合に，ドレーン挿入部や開胸創から空気が漏れ，その空気が皮下に流入することで起こります．皮下気腫が認められた場合には，ドレーン内が凝血塊で閉塞しているか，屈曲してドレナージが効いていない可能性があるので，確認します．

皮下気腫が認められた際には，その部位をマーキングして経過観察を行います．

5．乳び胸

ドレーンから乳白色の液体が排出された場合には，乳び胸を疑います．乳び胸とは，胸腔に存在するリンパ管から乳びが漏れ出し，胸腔内に貯留した状態です．肺がん手術では，リンパ郭清する際に胸管を損傷した場合に起こります．

乳びとは，脂肪や脂肪酸が乳化し，リンパに混ざり乳白色を示した液体です．術後の食事に影響されて，白濁してくることも特徴です．

乳びが排液された場合には，医師へ報告をします．また，感染などで排液が白色になることもあります．感染徴候などと照らし合わせて，アセスメントすることが重要です．

6．そのほか

ドレーンに異常が認められた場合には，バイタルサイン，呼吸パターン，呼吸困難感，呼吸音（左右差），疼痛の有無，検査データ，ドレーン刺入部の状態，ドレーン固定状況などを観察し，統合的にアセスメントしていきます．

ドレーン抜去のタイミング

排液の量が減少し，100～200mL/日となると，ドレーン抜去の目安となります．

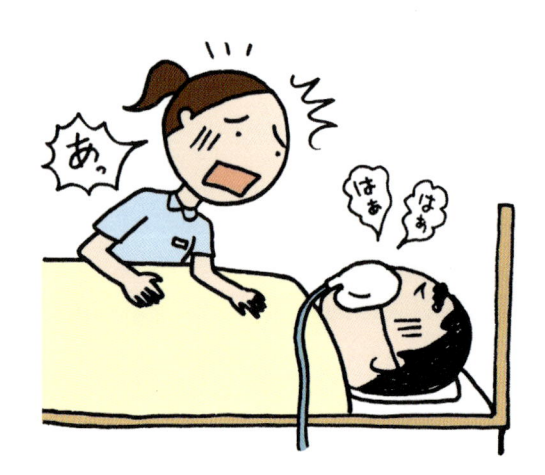

引用・参考文献（STEP2-3）

1
1) 坂田育弘：胸腔ドレーン挿入；Ⅵ章救急手技・処置1．救急診療指針，改訂第4版（日本救急医学会専門医認定委員会編），p.151-154，へるす出版，2013．
2) 佐藤憲明編：ドレーン・チューブ管理＆ケアガイド．p.70-75，中山書店，2014．
3) 本田稔：胸腔ドレナージ．月刊ナーシング，34（5）：78-81，2014．
4) 石部麻美：胸腔ドレーン管理．ICUビジュアルナーシング　見てできる臨床ケア図鑑（道又元裕監），p.270-274，学研メディカル秀潤社，2014．
5) 日本救急医学会監：胸腔穿刺・胸腔ドレナージ．標準救急医学，第4版，p.121-122，医学書院，2010．

2
1) 池松裕子ほか編：ポケット版クリティカルケアマニュアル；ICU・CCUでの看護のポイント．p.120-121，照林社，2000．
2) 清水潤三ほか著：はじめてのドレーン管理．p.40-43，メディカ出版，2007．
3) 道又元裕ほか編：クリティカルケア実践の根拠．p.74，照林社，2012．
4) 池松裕子編：クリティカルケア看護論．p.149，ヌーヴェルヒロカワ，2009．

STEP 2-4
おさえておきたい系統別ドレーンのケア：
④循環器系

1 心囊ドレナージ

目的

心囊ドレナージは主に，心囊内貯留に伴う心タンポナーデの解除や，心囊液の性状の精査などを目的として行われます．

心タンポナーデとは，心囊液貯留により心臓が圧排され，心室の拡張と血液の流入が阻害される心室拡張障害をきたした結果，心拍出量減少，循環不全を起こした状態のことです．開心術後では，心囊に貯留した血液，洗浄液，滲出液の排除と術後出血のモニタリングを目的として挿入されます．

心囊液とは

心臓の壁は，内側から心内膜，心筋層，心外膜の3層で形成され，心臓全体は心膜（心囊）に覆われています（**図1**）．心外膜と心膜（心囊）の間にある心膜腔には少量の漿液（心囊液）が存在し，心拍動に伴う摩擦を防いでいます．

心膜腔に過剰な心囊液が貯留すると，心タンポナーデをきたして生命維持が困難となるため，心膜腔を穿刺し，貯留した心囊液を排除します．

挿入経路

心囊ドレナージには，心囊穿刺，剣状突起下心囊切開，心囊開窓術があります．

心囊穿刺では，剣状突起左縁と左肋骨弓の交点（Larry's point）直下より穿刺し，45°の刺入角度で左肩方向に針を進め，心囊に到達します（**図2**）．経皮的に穿刺しガイドワイヤーを用いてカテーテルを挿入するセルジンガー法により，カテーテルを心囊内に留置することもできます．

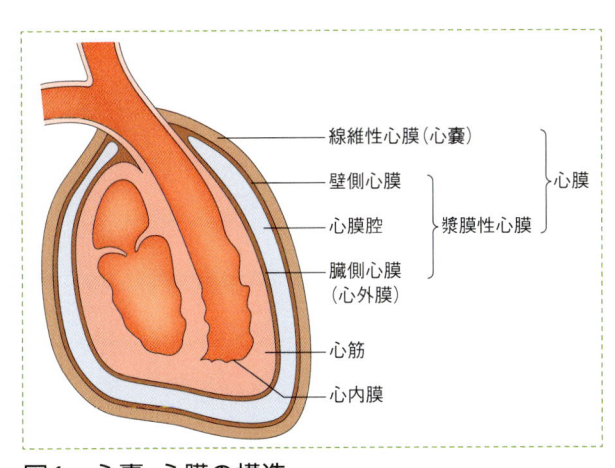

図1 心囊，心膜の構造
心膜腔に多量に液体が貯留した場合，心タンポナーデをきたす．

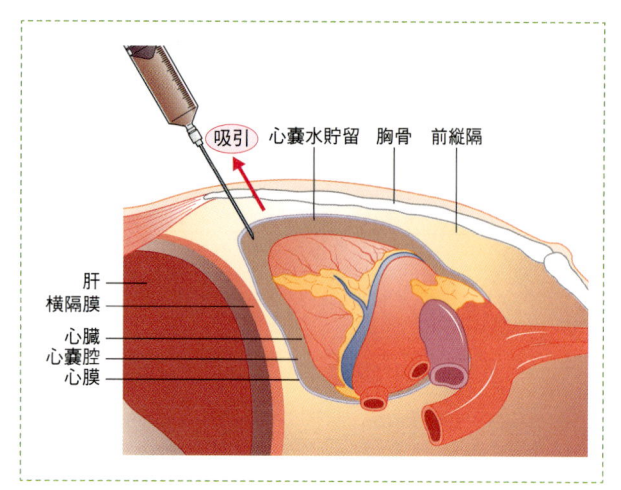

図2　心囊穿刺：穿刺角度と心臓の位置
永井秀雄ほか編：臨床に活かせる　ドレーン&チューブ管理マニュアル. p.59, 学研メディカル秀潤社, 2011. より引用

穿刺が困難な場合には，心囊開窓によるドレナージが施行されます．剣状突起下方を切開し，胸骨裏面を剥離し心囊に達したところで心囊を開窓し，ドレーンを挿入します（**図3**）．

挿入時のケア

心囊ドレナージの手順を**表1**に示します．

心囊ドレナージは，心囊液の排出により施行中に血行動態が著しく変化することがあるため，バイタルサインモニタリング下にて実施します．また，穿刺により心筋や心腔および冠動脈損傷を併発すると，不整脈出現，血圧低下，ショックをきたす可能性もあるため，厳重なモニタリングと急変時に備えた準備を行うとともに，外科的処置が行えるような体制を整えておくことも重要です．

1．準備物品

準備する物品を**表2**に示します．心囊ドレナージは緊急で施行されることが多いため，あらかじめ必要物品はセットを組み，すぐに使用できるように準備しておくほ

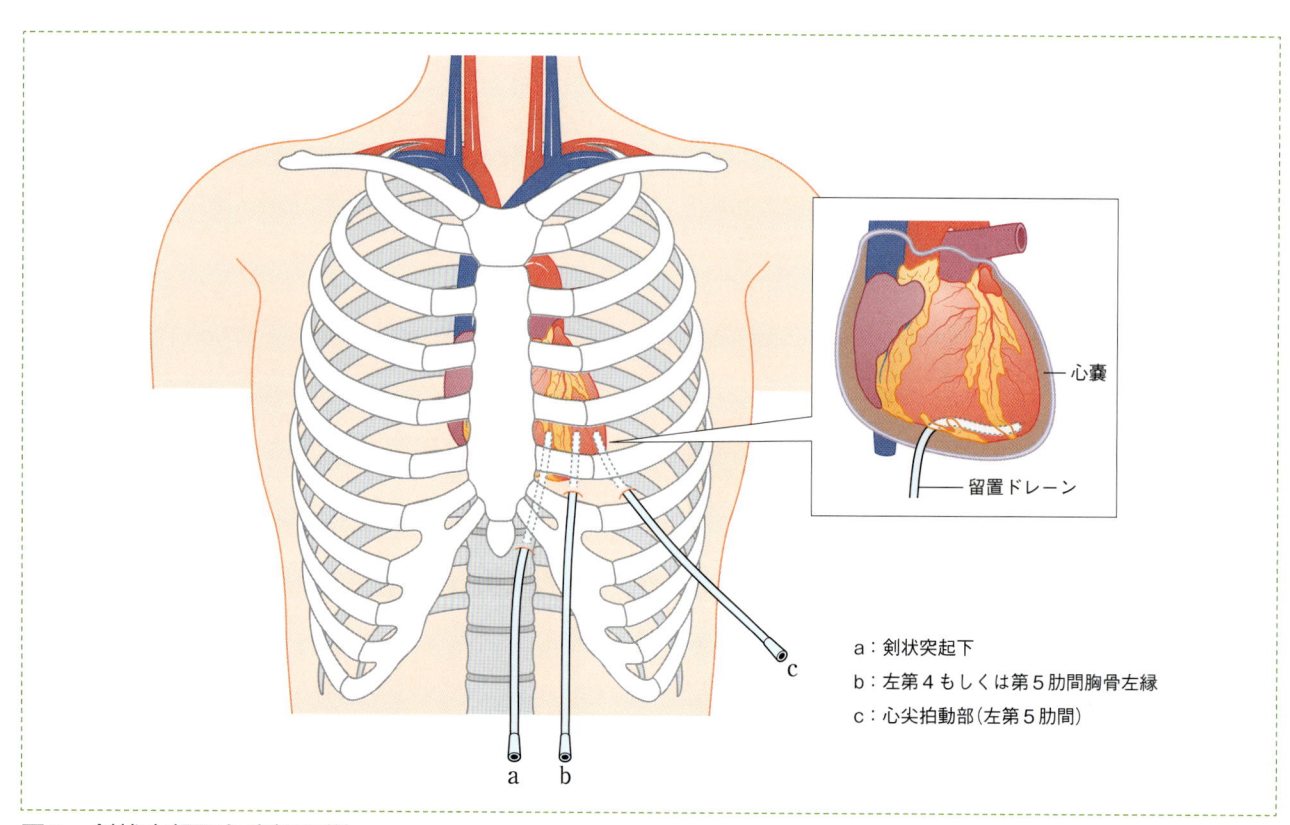

a：剣状突起下
b：左第4もしくは第5肋間胸骨左縁
c：心尖拍動部（左第5肋間）

図3　剣状突起下心囊切開術
剣状突起下方を切開し，胸骨裏面を剥離し心囊に達したところで心囊を開窓しドレーンを挿入する．
永井秀雄ほか編：臨床に活かせる　ドレーン&チューブ管理マニュアル. p.59, 学研メディカル秀潤社, 2011. より引用

うがよいでしょう．

2．患者・家族への説明

　心嚢ドレナージを行う場合には，患者・家族へインフォームド・コンセントを実施し，承諾を得ます．目的，方法，合併症，挿入後の状態などをイメージしやすいように説明しましょう．

　心嚢穿刺に伴う合併症には，①冠動脈損傷，②心筋損傷，③心腔穿刺，④不整脈，⑤肺損傷に伴う血気胸，⑥肝損傷，胃損傷，横隔膜損傷，⑦感染，などがあります．

留置中のケア

　心嚢ドレナージでは主に，閉鎖式低圧持続吸引が行われます．吸引システムには，低圧持続吸引器（メラサキュームなど）やポータブル持続吸引（J-VAC®，SBバック®など）があります（表3）．設定された吸引圧であるか，陰圧が保持されているか，ドレーン屈曲や接続外れがないかなどを観察します．

　術後，排液の血性度が濃くなり，200 mL/時以上

表2　心嚢穿刺，剣状突起下心嚢切開術の必要物品

心嚢穿刺	剣状突起下心嚢切開
● 滅菌ガウン・手袋・帽子	● 滅菌ガウン・手袋・帽子
● 局所麻酔薬（1％キシロカイン），局所麻酔用シリンジ	● 局所麻酔薬，静脈麻酔薬
● 消毒液	● 消毒液
● 試験穿刺用カテラン針20～22G，エラスター針16～18G	● 滅菌覆布，滅菌穴布
	● ガーゼ
● シリンジ（穿刺用10 mL，排液用20～30 mL）	● シリンジ
	● 電気メス
● 滅菌覆布，滅菌穴布	● 外科小手術セット（筋鉤，剪刃，ペアン，コッヘル，持針器など）
● 心嚢ドレナージカテーテル，ダイレーター，ガイドワイヤー	● 固定糸
	● 吸引器，吸引管
● 持続吸引を行わない場合：エクステンションチューブ，三方活栓，排液瓶	● ドレナージチューブ
	● ドレナージバッグ
● 持続吸引を行う場合：ドレナージバッグ	● 低圧持続吸引器
● 低圧持続吸引器	

共通で準備するもの
- 超音波診断装置
- 救急カート
- 除細動器
- 心電図，パルスオキシメーター，動脈圧（血圧）モニター装着

表1　心嚢穿刺の手順

手順	目的および実施中の注意点
①体位調整．体位は可能であれば30～45°の半坐位で行う	● 心嚢液が前下方に移動し穿刺しやすく，心筋損傷を防ぐため
②心エコーにて心嚢液貯留部位を確認する	● 心エコーガイド下で実施 ● 施術中も心エコーを使用する場合は，滅菌プローベを準備しておく
③剣状突起を中心に消毒を行い，滅菌穴布で覆う	● 感染予防のため，マキシマルバリアプリコーション（高度無菌遮断予防策）にて実施する
④カテラン針を用いて局所麻酔を行い，心エコーで決定した穿刺角度・深さで試験穿刺を行う	● 施行中に心電図異常を認めたら，心筋損傷を疑う ● 循環変動，排液性状に注意し，モニタリングを実施する ● 救急カート，除細動器はいつでも使用できるように準備しておく
⑤試験穿刺後，エラスター針にて同様に穿刺を行い，心嚢液が吸引できることを確認する	
⑥エラスター針の内筒を抜き，外筒とエクステンションチューブ，三方活栓を接続して，心嚢液を吸引する．必要時検体を提出する	● 心嚢液が排除されることで，循環変動をきたすことがある ● カテコラミン製剤を使用している場合は，穿刺後の血行動態改善により異常な高血圧や頻脈を起こすことがある
⑦持続ドレナージを行う場合は，ガイドワイヤーを挿入後，外筒を抜去しドレナージ用チューブを挿入する．低圧持続吸引器に接続する	● ガイドワイヤーやチューブ挿入時には，不整脈出現に注意する ● チューブ挿入後は，位置がずれないように確実に固定し，接続部が外れないようにタイガンにて固定する

表3　低圧持続吸引システム

低圧持続吸引	ポータブル持続吸引
● 吸引圧を設定し持続的に吸引を行う 　通常−10〜20cmH$_2$Oで陰圧管理	● 携帯可能であるため，術後出血が少ない場合，早期離床目的に使用 ● ポータブル持続吸引器は容量が小さいため，排液が多く貯まると陰圧が保持できない ● 目盛は付いているが，排液量を正しく測定するには，別容器へ排液を移して測定する必要がある

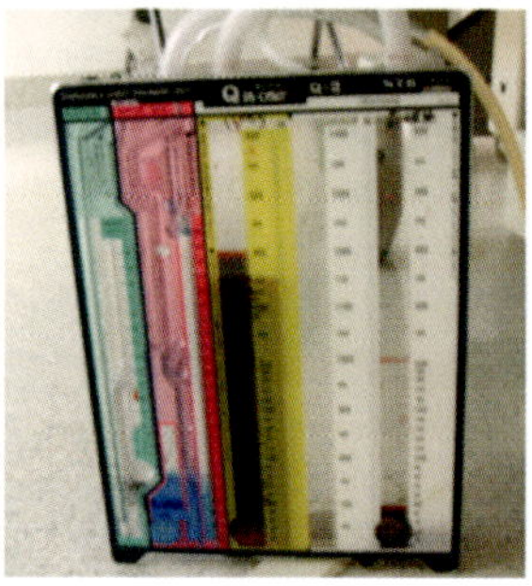

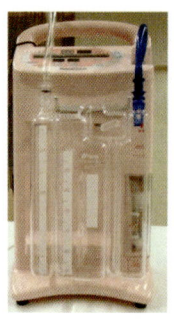

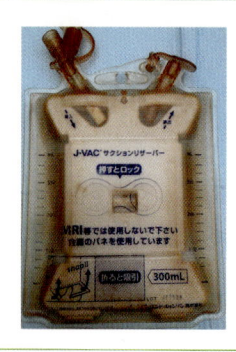

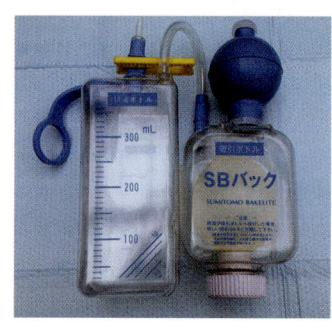

開心術後では，心囊ドレーンと前縦隔ドレーンが挿入される．どちらが心囊ドレーンかわかるように，医師へ確認し，ドレーンバッグへ記載する．

および2mL/kg/時以上の出血が2時間以上持続する場合は，新たな出血が生じている可能性があるため，再開胸による止血術が検討されます．ドレーン観察・管理のポイントを表4，図4に示します．

術後出血や心囊ドレーンの閉塞によりドレーン排液がうまく誘導できない場合，心タンポナーデに陥る可能性があります．心タンポナーデ症状（表5）に注意しながらモニタリングを行うとともに，心タンポナーデが疑われた場合には，すみやかに医師へ報告し心エコーなどの検査を実施します．

表4　心囊ドレーン留置中の観察・管理のポイント

観察項目	観察・管理のポイント
ドレーン挿入部	● 感染徴候（発赤，熱感，疼痛，腫脹，発熱）がないか ● ドレーンの固定糸が外れていないか
ドレーンの固定	● ドレーンは厳重に固定し，位置のズレがないかを確認できるようにマーキングする（図4） ● マーキング部位からのズレがないか ● 接続部分の外れがないか
ドレナージ設定	● 設定された吸引圧であるか，リークがなく陰圧が保持されているか，ドレーン屈曲や接続外れがないか ● ドレーンチューブ内に排液が貯留していると，適切な吸引圧を保持することができなくなるため，適宜チューブ内の排液を排液バッグへ誘導する
ドレーン排液の性状	● 開心術後の排液性状は血性から淡血性，漿液性へ変化 ● 排液の血性度が濃くなり，200mL/時以上および2mL/kg/時以上の出血が2時間以上持続する場合は，新たな出血が生じている可能性があるため再開胸による止血術が検討される
ドレーン閉塞の有無	● 排液量の急激な減少はドレーン閉塞の可能性．ドレーン内に凝血塊が生じた場合は特に注意が必要 ● ドレーン閉塞予防のため適宜ミルキングを実施 ● CABGなど術式によっては，グラフト損傷や閉塞をきたす可能性があるため，医師へミルキングの可否を確認してから実施

- ドレーンの固定は，簡単に抜去できないよう厳重に行う．
- 各ドレーンを医師と確認し，すぐにわかるようにしておく．
- マーキングを行い，位置のズレがないか確認．

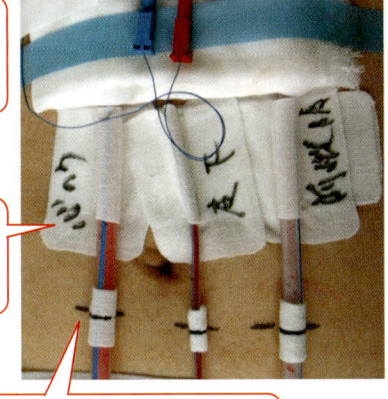

図4　開心術後のドレーン固定

表5　心タンポナーデの症状

- 血圧低下，脈圧減少
- 中心静脈圧の上昇，頸静脈怒張
- 心音微弱
- 頻脈
- 奇脈
- 交互脈
- 皮膚湿潤，末梢冷感，チアノーゼ
- 心拍出量，心係数低下
- SvO_2低下など

心タンポナーデの代表的症状であるが，これらの症状がすべて揃うわけではない．

抜去時のケア

感染のリスクがあるため，術後72時間以内に抜去することが望ましいとされています．心臓手術後の排液性状は通常，血性から淡血性，漿液性へ変化していきます．排液量が100mL／日以下で血性・膿性排液を認めない場合に，抜去を検討します．

抜去時は，ドレーン排液が逆流や周辺組織を損傷することがないように慎重に抜去します．挿入時に縫合糸がかけられているため，抜去後はすばやく結紮し，ドレーン抜去部を閉鎖します．また抜去後は，心タンポナーデ症状の出現がないか，X線や心エコーで心囊液の増加がないかを継続して観察していきます．

2　縦隔ドレナージ

目的

縦隔ドレナージは，心臓外科手術や縦隔腫瘍の手術後に，血液や滲出液を体外へ排出する目的で挿入されます．
縦隔膿瘍や縦隔気腫などにおいても，多くの場合，排膿や脱気を目的として挿入されます．

挿入経路

縦隔は，胸骨の裏側に位置し，左右の肺・胸膜に挟まれた部分のことです．縦隔後面は胸椎，縦隔下面は横隔膜に接しています．縦隔内には心臓，胸部大血管，気管，食道などの重要臓器が占めています．

縦隔ドレナージの方法は，開心術における胸骨正中切開のほか，小切開におけるドレーン挿入方法があります（図1）．

挿入時のケア

感染や重要臓器損傷を避けるため，ドレーンの挿入は緊急時以外は手術室で実施されます．

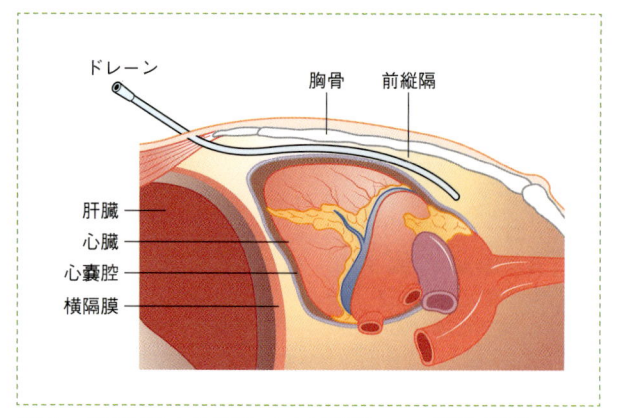

図1 胸骨正中切開におけるドレーン挿入部位

永井秀雄ほか編：臨床に活かせる ドレーン&チューブ管理マニュアル. p.62, 学研メディカル秀潤社, 2011. より引用

1. 準備物品

縦隔ドレーンを小切開法で行う場合は，剣状突起下心嚢切開に準じた必要物品を準備します．準備物品については，「心嚢ドレナージ」の項，表2（p.125）を参照してください．

2. 患者・家族への説明

縦隔ドレーン挿入に伴う合併症には，周囲臓器の損傷があります（表1）．これらについて，事前に患者・家族へ十分なインフォームド・コンセントを行う必要があります．

留置中のケア

縦隔ドレーンは心嚢ドレナージと同様に，閉鎖式低圧持続吸引が主となります．術後の縦隔炎は重大合併症であり，予後にも影響を及ぼします．したがって，他ドレーンと同様に排液が逆流し逆行性感染を起こすことのないよう，ドレーン排液バッグはドレーン挿入部より下部に位置するよう調整します．

開心術後ドレーンは心嚢・前縦隔に留置されており，心嚢ドレーンと同様に観察・管理を行います［「心嚢ドレナージ」の項，表4（p.126）参照］．

ドレーンや排液バッグに問題がなく，ドレーンからのリークがある場合は，皮膚創部から空気を吸引している可能性や，縦隔胸膜が開窓し胸腔内の空気を吸引している場合があるため，医師へ報告します．

抜去時のケア

ドレーン抜去のタイミングを表2に示します．抜去手順は，心嚢ドレーンに準じます．ドレーン抜去後は，感染徴候がないか，出血や気腫にて臓器圧迫症状がないかなど継続的に観察していきます．

表1 縦隔ドレーン挿入時の合併症

- 肺損傷，血気胸
- 気管損傷
- 大血管損傷
- 心損傷
- 食道損傷
- 感染など

表2 縦隔ドレーン抜去のタイミング

ドレナージの目的	ドレーン抜去のタイミング
術後排液のドレナージ	●排液性状が血性から淡血性，漿液性と変化した場合 ●排液量が100mL/日以下で，血性・膿性排液を認めない場合
排膿目的のドレナージ	●感染の消褪を確認した場合 ●排液培養で感染が否定，造影CT検査などで膿瘍腔縮小または消失した場合

引用・参考文献（STEP2-4）
1) 川内基裕：心嚢ドレナージ. 全科ドレーンマニュアル（窪田敬一編），p44-46, 62-64, 照林社，1999
2) 芝田香織：心嚢，胸腔，縦隔ドレーン. 重症集中ケア，8(6)：40-45, 2010
3) 末田泰二郎：心膜腔穿刺法. 図解救急・応急処置ガイド，p315-319, 文光堂，2000
4) 大澤英寿：心嚢穿刺. ナースのための救急・集中治療（坂田育弘編），p90-99, メディカ出版，2006
5) 伊達貴公：心嚢ドレナージ. 看るべきところがよくわかるドレーン管理（藤野智子編ほか），p96-106, 南江堂，2014
6) 村田希吉：心嚢穿刺・心嚢開窓術. 救急医学，38(6)：650-653
7) 西村好晴：心嚢・縦隔ドレナージチューブ. 体内留置カテーテルマニュアル. エマージェンシーナーシング1998新春増刊：57-66

STEP 2-5
おさえておきたい系統別ドレーンのケア：
⑤乳腺

1 乳がん術後ドレナージ

目的

　乳がんの手術では，乳房と腋窩リンパ節が切除されることが多く，乳房切除後の皮下組織や胸筋表面からは，少量の出血や滲出液が生じます．また，リンパ節郭清を行った腋窩部では，微細なリンパ管からリンパ液が漏出します．

　広範囲な死腔に貯留した滲出液やリンパ液，血液を体外に排出すること，および術後出血の有無を確認することを目的として，ドレーンが挿入されます．

挿入部位

　ドレーンは，乳房切除術と腋窩リンパ節郭清では，主に乳房皮下（前胸部）と腋窩リンパ節郭清部位に閉鎖式ドレーンが用いられます．乳房温存手術では手術創から開放式ドレーンを挿入することもあります．

　ドレーンは挿入部の皮膚に直接，絹糸またはナイロン糸にて固定されます（図1）．

留置中のケア

1．排液の性状と量

　手術直後は，ドレーン排液の性状や量の推移に注意します．血性排液が数時間持続したり，50 mL以上／時間に及ぶ場合は，術後出血が疑われます．

　通常，数日かけて排液量が減少し，性状も血性から淡血性，漿液性へと変化します．前日量と比較して急激に量が変化した場合は，ドレーン閉塞や適切な吸引圧が保持されていない可能性があります．

　排液量が減少せず，ドレーン留置が長期化した場合は，逆行性感染を生じることがあるので，排液の混濁・臭気の有無を観察します．感染を起こした場合，乳房やドレーン挿入部周囲に発赤，腫脹，熱感などの症状が出現することがあります．

2．屈曲，閉塞予防

　閉鎖式ドレーンでは，適切な吸引圧を保持し，ドレーンの屈曲や閉塞予防に努めます．患者が気づかないうちにドレーンを背中や殿部で圧迫していたり，衣服などに挟まっていることがあるので注意が必要です．

　移動時は，排液バッグは手製のポシェットなどに入れ，首や肩から下げるようにします．

乳房切除術のドレーン

腋窩のドレーン
- 腋窩リンパ節郭清をしていない場合は，挿入しないこともある

大胸筋前面のドレーン

乳房温存手術のドレーン

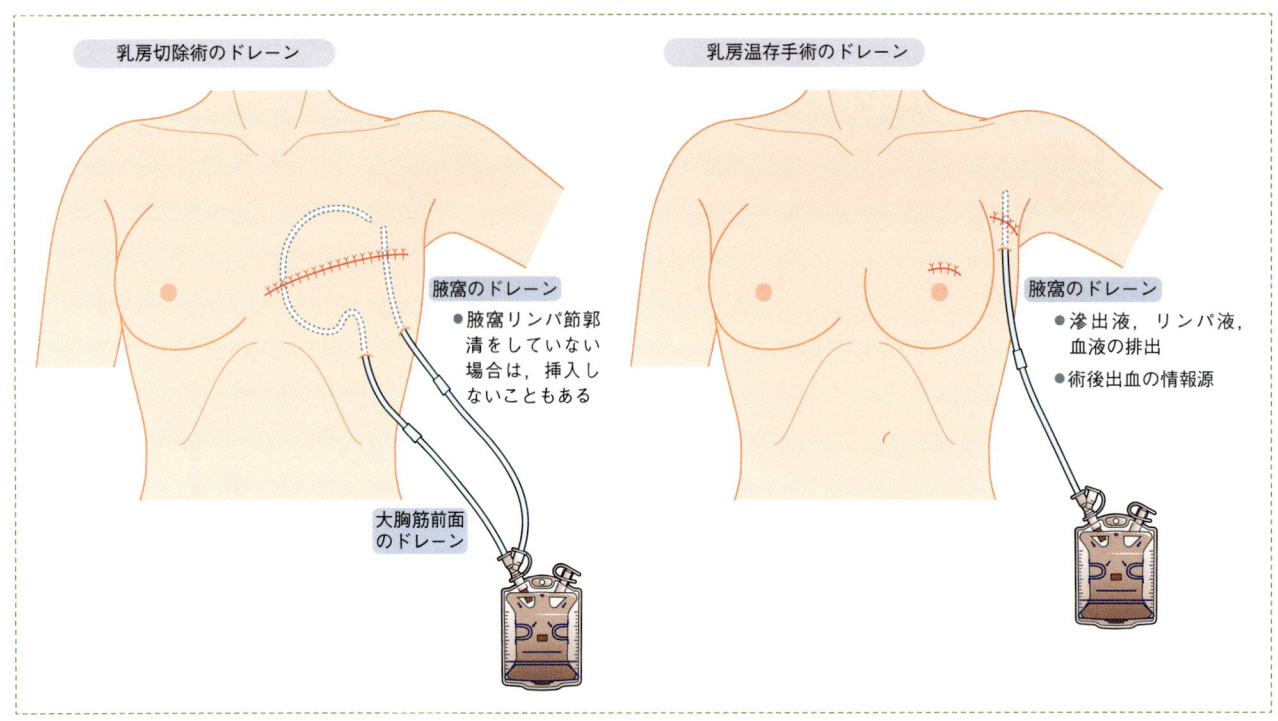

腋窩のドレーン
- 滲出液，リンパ液，血液の排出
- 術後出血の情報源

図1 乳がん術後ドレナージの挿入部位とドレーン固定
永井秀雄ほか編：臨床に活かせる ドレーン&チューブ管理マニュアル．p.180，学研メディカル秀潤社，2011．より引用

抜去時のケア

通常，ドレーン排液が30〜50mL/日以下になれば，ドレーンは抜去されます．

ドレーン抜去後は，排液量に応じてガーゼ保護またはドレッシング材を貼付し，皮下の液体貯留の有無を観察します．

予定外にドレーンが抜去されてしまった場合，清潔なガーゼで挿入部を覆い，ドレーンが先端まで抜けていることを確認します．その後，ドレナージできなかった滲出液が皮下や腋窩部に貯留していないか観察します．

2 乳腺炎ドレナージ

目的

乳腺炎とは，細菌感染などの原因によって乳腺組織に炎症を起こした状態です．授乳中の女性に多く，授乳期以外でも陥没乳頭の女性は発症することがあります．

乳房の発赤，腫脹，疼痛が出現し，発熱することもあります．抗菌薬の投与や局所の冷罨法などの保存的治療を行いますが，さらに炎症が進行してしまうと，膿瘍が形成されます．

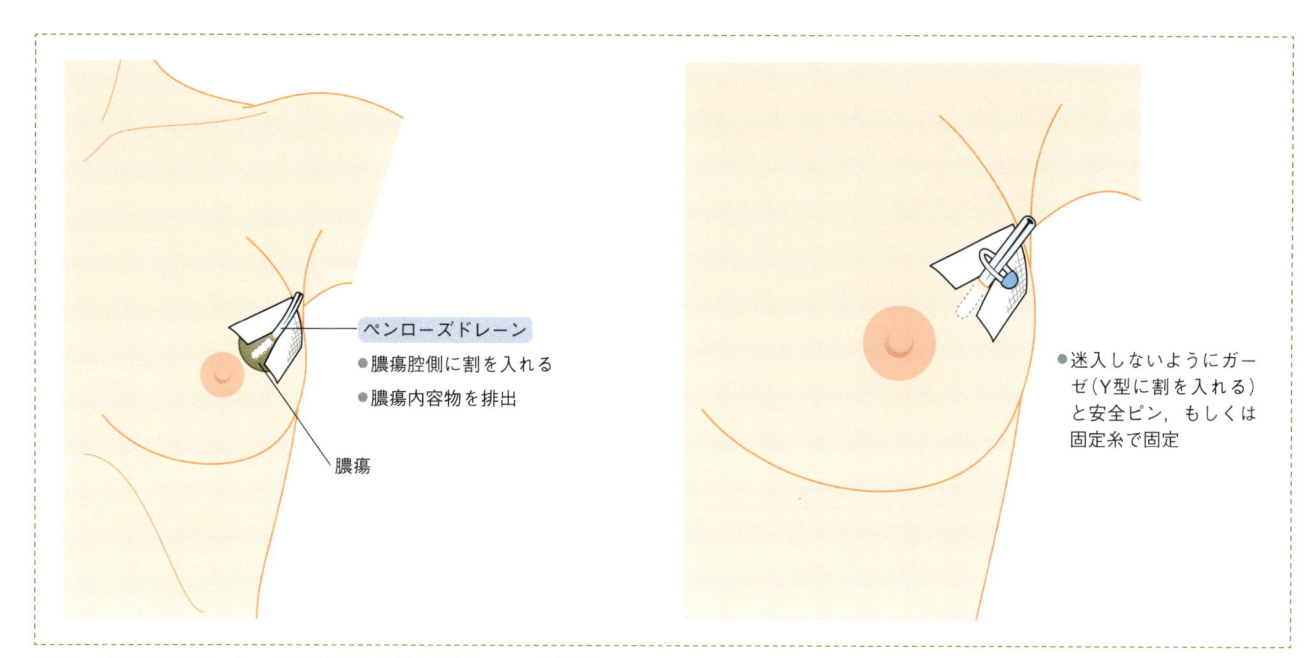

図1 乳腺炎ドレナージの挿入部位とドレーン固定

- ペンローズドレーン
  - 膿瘍腔側に割を入れる
  - 膿瘍内容物を排出
- 膿瘍

- 迷入しないようにガーゼ（Y型に割を入れる）と安全ピン，もしくは固定糸で固定

永井秀雄ほか編：臨床に活かせる ドレーン&チューブ管理マニュアル．p.183, 学研メディカル秀潤社, 2011. より引用

膿瘍が形成されて穿刺もしくは切開により膿を排出する場合，ドレーンを挿入することになります．

挿入部位と挿入時のケア

乳腺炎のドレナージに使用する物品は，①局所麻酔薬，②切開用メス，③モスキートペアンなどの小把持鉗子，④ネラトンカテーテルや細いペンローズドレーン，などです．

膿瘍が乳腺内あるいは乳腺より後方に位置する場合は，超音波ガイド下にて穿刺することがあります．切開部は縫合せず，持続的にドレナージが行われるよう，ガーゼやドレーンが挿入されます（図1）．

留置中のケア

ドレーン挿入直後は大量の排膿が認められるため，創部を清潔に保ちながら頻繁にガーゼを交換します．この時，ドレーンが自然抜去していないか，膿汁の性状と量を観察します．

切開排膿をしたばかりの膿汁は，粘稠度が高いものが排出されますが，通常は排膿が進むとともに量が減少し，局所の炎症所見が改善します．ドレナージ開始直後の膿汁は培養に提出し，起炎菌に対応した抗菌薬を投与します．

乳房の発赤，疼痛，腫脹が持続し，採血データなどから炎症所見が改善しない場合，ドレナージが不十分なことが考えられ，再切開を行うことがあります．

抜去時のケア

排膿量が減り，性状が漿液性へと変化し，炎症所見が改善すれば，ドレーンが抜去されます．抜去後は，再び発赤，腫脹などの炎症所見が生じないか，観察します．

参考文献（STEP2-5）
1) 窪田敬一編：最新ナースのための全科ドレーン管理マニュアル．p53-57, 照林社, 2005
2) 独立行政法人国立病院機構四国がんセンター編：乳がん看護トータルガイド．p58-75, 照林社, 2008
3) 阿部恭子, 矢形寛：がん看護セレクション 乳がん患者ケア．p145-155, 学研メディカル秀潤社, 2013
4) 佐藤憲明：ドレーン・チューブ管理&ケアガイド．中山書店, 2014

STEP 2-6
おさえておきたい系統別ドレーンのケア：
⑥消化器系

1 イレウスチューブ

目的

　イレウスとは，小腸（しばしば大腸）の内腔が「狭い（狭窄）」「詰まる（閉塞）」「動きが鈍い（蠕動運動低下）」などの状態になり，腸内容物が肛門側へ輸送されなくなることをいいます．

　多くの場合，イレウスチューブは，外科的治療が適応とならない閉塞性イレウスに対して，貯留した腸内容物を排除して減圧・腸管拡張を解除し，腸蠕動を獲得することを目的として挿入されます．

　なお，造影検査や抗菌薬・蠕動促進薬の注入経路とし

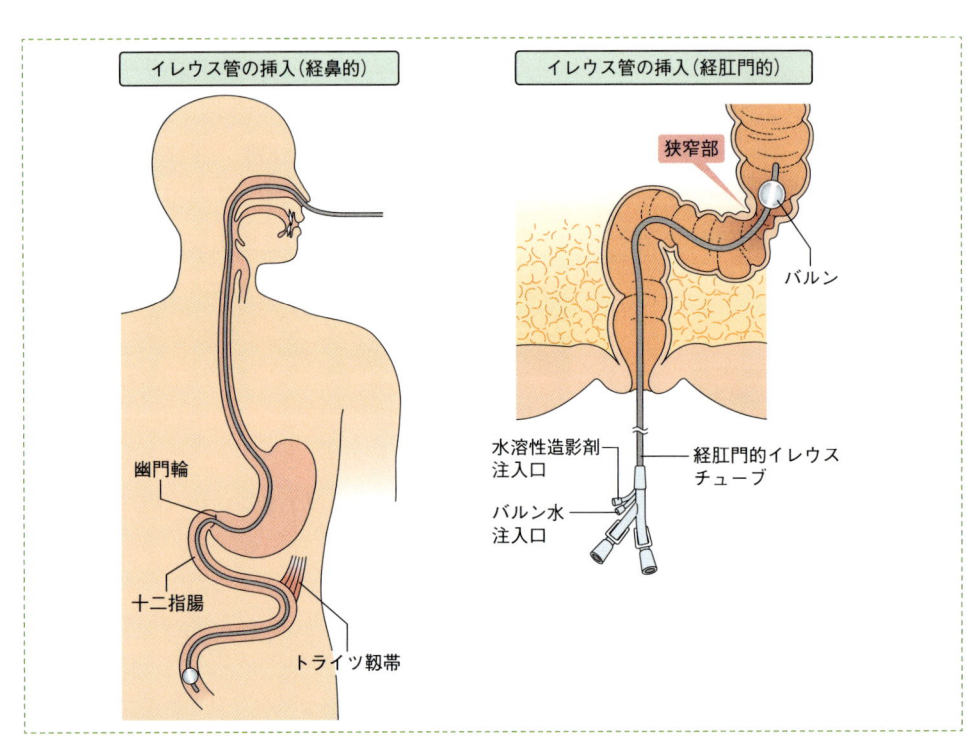

図1　イレウスチューブの挿入経路と留置

て使用されたり、イレウス術後の再狭窄予防として術後に留置される場合もあります。

挿入経路

通常、チューブにたわみをもたせながら、鼻から挿入していきます。腸蠕動により、チューブ先端を閉塞部位まで進めていき、留置します(**図1**)。

肛門付近の狭窄例には、経肛門的留置が行われることもあります。

挿入時のケア

イレウスチューブの構造は**図2**のようになっています。構造を知り、チューブ先端を閉塞部へと進め、腸内容物が排液されることをイメージしながら管理することが重要です。

チューブは閉塞部位へと進み、たわませた状態で約20〜30cmのところで頬部に固定されます。何らかの原因によりたわみがなくなった場合は再度たわみをつくり、固定します。

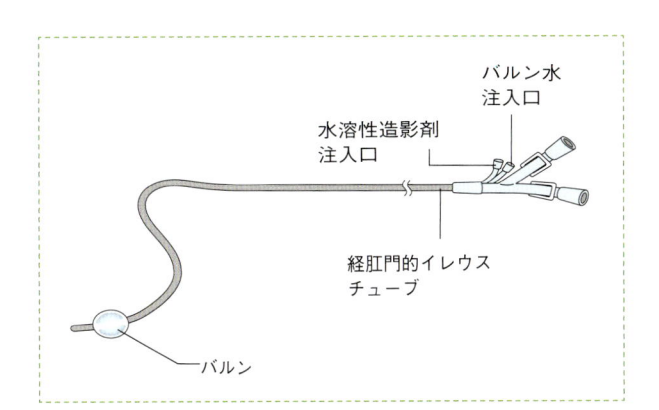

図2 イレウスチューブの構造と仕組み

イレウスチューブは、全長約3mのロングチューブで、透視下で挿入される。排液口(吸引口)、留置バルーン用バルブ、エアーベント口(挿入時ガイドワイヤーが通過)などの多腔構造になっている。先端には先導子という錘があり、その手前には留置バルーンと多数の吸引側孔がある。留置バルーンは蒸留水で膨らんだ状態(点線円)で、閉塞部付近に留置する。先導子の重みと腸管蠕動によりバルーンが閉塞部へと徐々に進み、その間に腸内容物は先端側孔から吸引口へと排液され、腸管拡張の解消・減圧が行われる。閉塞部まで進んだと考えられる場合、バルーンの拡張を解除する。

頬部ではなく鼻翼に固定する場合もありますが、チューブには硬さがあるため、同一鼻翼部位への圧迫で潰瘍が形成されやすくなります。鼻翼固定を行う場合は皮膚保護材を貼付するか(**図3**)、こまめに位置変更・除圧をするなどの工夫をします。

また、頬部や鼻翼以外にも衣服に1か所固定を追加して、誤抜去の予防に努めます。

留置中のケア

1. 腸内容物の排液を促すルート作成

低圧持続吸引や間欠吸引が吸引口から行われることもありますが、通常、自然流出に任せたドレナージが行われます。

排液バッグは患者の身体の高さより下に置き、ルートの途中でのたわみを極力回避するよう、上から下へと直線的な関係を維持するよう配慮します。

2. 腸管および全身状態の観察・ケア

イレウスでは、腸管の内容物が貯留してくると、腸内圧が亢進し、腸管壁の血管が圧迫され、血行障害をきたし、腸管はむくんできます。腸管がむくむと、腸管上皮の吸収力が障害され、腸液やガスなどの吸収が障害されます。さらに腸管内の腸内細菌が異常に増殖して、毒素

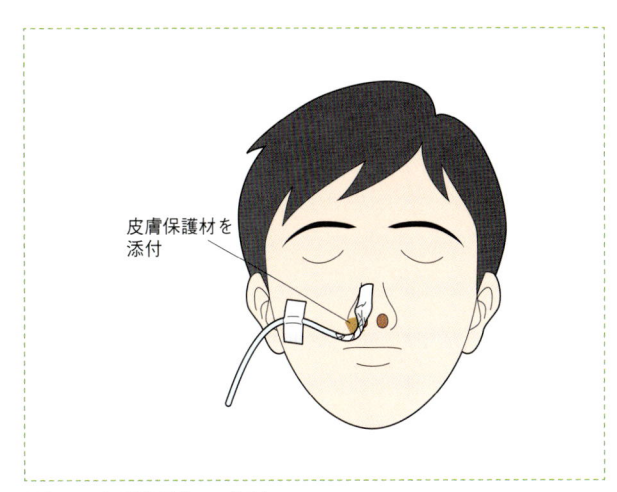

図3 鼻翼固定の方法

が腹腔内や血中に移行することによって，敗血症を起こす場合があります．これらを念頭に置きながら，腹部所見や全身状態を継続的に観察していく必要があります．

このような腸管および全身状態への影響に対しては，苦痛の軽減や蠕動の促進を目的として，腹部温罨法（副交感神経の賦活化が目的），適切な酸素療法（低酸素血症による腸管収縮力低下の予防が目的），離床（物理的な腸管への刺激が目的）などのケアを行います．

イレウスチューブはとくに挿入直後，貯留していた腸液を大量に喪失させるため，患者は脱水や電解質異常を生じやすくなります．排液量の観察，バイタルサインの異常，水分出納チェックなどを行っていきます．

3．排液の量・性状の観察

閉塞性イレウスは多くの場合，イレウスチューブの留置による保存的療法で1～2週間で改善します．しかし，1日排液量が1週間程度経っても減少しない（減圧がされない）場合や減圧できていても造影検査で狭窄が解除されない場合は，外科的介入が検討されます．

急に排液量が減少した場合，イレウスチューブの閉塞を疑う必要があります．用手的間欠吸引を行っても改善されない場合や，糞便や食物残渣が多く排液される場合は，指示によっては，生理食塩水などで洗浄を行う場合があります．

排液の性状は通常，濃い緑色～便汁排液です．胆汁が十二指腸以下に流れないと緑色をしていることが多く，小腸下部以降の閉塞では，便汁が排液されます．チューブ挿入後，腸管損傷による消化管出血や絞扼性イレウスに移行した場合は血性排液が，細菌性腸炎の合併では薄緑色の排液が観察されることもあります．肉眼的に把握困難なこともあり，全身状態や血液検査所見，バイタルサインなどとあわせて判断していくことが必要です．

4．薬剤注入時の管理

抗菌薬や腸蠕動促進薬を注入する場合，吸引口から薬剤を注入し，およそ1～2時間クランプした後，開放します．

5．患者・家族への説明

イレウスチューブ挿入中は苦痛が強いため，その対処方法，目的，挿入期間の目安などを説明し，協力を得ることが重要です．

抜去後の管理

排ガス・排便・排液量が減少し，腹部単純Ｘ線撮影を行ってイレウスの改善が認められれば，約1日チューブをクランプし，再発がなければ，腸重積や腸管損傷に注意しながら，ゆっくりとチューブの抜去を行います．

クランプ中および抜去後は，イレウスの再発がないか，腹部症状などの観察を行います．

2 胃切除後ドレナージ

目的

　胃切除後ドレナージは，胃切除後の血液・リンパ液・滲出液などを排出することを目的に行われます．

　胃の切除範囲は，胃がんなどの部位・進行度によって決定されます．さまざまな術式がありますが，基本的には，がんの位置が胃の出口（幽門）に近い場合は幽門側胃切除術が，胃の入り口（噴門）に近い場合は胃全摘術が選択されます．

　また食物が通過するための経路が再建されます．再建方法は幽門側胃切除術の場合はビルロート（Billroth）Ⅰ法・ルー・ワイ（Roux-en Y）法が，胃全摘術の場合はルー・ワイ法が多く行われます．図1に切除範囲と再建方法，およびドレーンの留置部位について示します．

　胃全摘術において脾門リンパ節の郭清が必要と判断された場合，脾臓の合併切除が行われることがあります．胆石を合併している場合や胆管周囲リンパ節郭清が必要な場合，術後胆嚢炎や胆石症を併発することがあり，胆嚢摘出術があわせて行われることもあります．

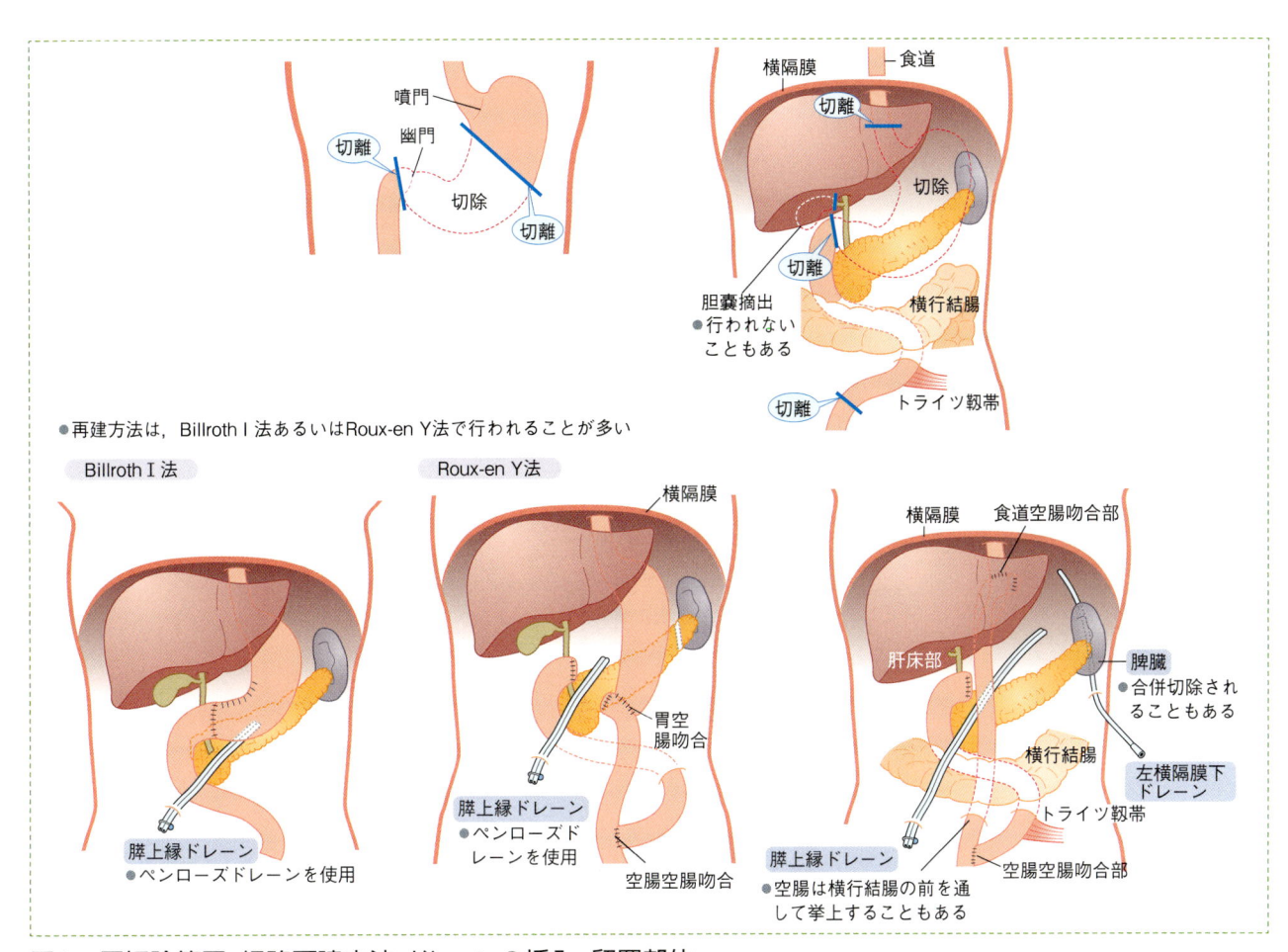

図1　胃切除範囲，経路再建方法，ドレーンの挿入・留置部位

永井秀雄ほか編：臨床に活かせる　ドレーン＆チューブ管理マニュアル．p.100-107, 学研メディカル秀潤社，2011．より引用，一部改変

胃切除後ドレナージの管理では，術式や合併切除を理解し，どこに何の目的でドレーンが挿入され，どのような排液がドレナージされる可能性があるのかを考えて管理することが重要です．

留置中のケア

幽門側胃切除術の場合，膵上縁ドレーンが1本挿入され，胃全摘＋脾摘出術は左横隔膜下ドレーンが追加されることが多いでしょう（**表1**）．この2つのドレーンは予防的・情報ドレナージの役割をもち，縫合不全や腹腔内膿瘍などが形成されたときには治療的ドレナージにもなります．

これらのドレーンからは通常，正常排液では透明感のある淡血性・淡々血性・漿液性排液が観察されます．時間経過とともに変化し，排液量は減少していきます（p.48参照）．

胃がん手術では広範囲のリンパ節郭清が行われるため，多少，リンパ液（漿液性排液）の排液は持続しますが，徐々に量は減少していきます．術式によってはリンパ漏や膵液漏などの可能性があるほか，胃全摘出術の場合はもともと血流の少ない食道との吻合になるため縫合不全の危険性が高まり，**表2**のような排液がみられることがあります．

治療的ドレナージの必要がなく，経過が順調な場合は，3～5日をめどに抜去されます．

表1 ドレーンの役割

名称	役割
膵上縁ドレーン	術後出血，膵液漏（瘻）およびリンパ漏，十二指腸断端上縁，胃全摘術の場合は食道空腸吻合部の縫合不全，肝床部の後出血や胆汁漏の発見
左横隔膜下ドレーン	術後出血，食道空腸吻合部の縫合不全，膵液漏の発見

表2 排液の性状・色と原因

排液の性状と色	推定される原因	解説
血性排液（透明感のない深紅色）	術後出血（術後腹腔内出血・吻合部出血）	術後24時間以内に判明することが多い． 術直後，体位変換に伴い，一過性の多量の血性排液（洗浄液が混じる）がみられる場合があり，そのような場合，経過観察が妥当である． 血性排液が100mL/時以上持続してみられる場合，バイタルサインが不安定な場合，自然止血が期待できない場合は再開腹が考慮されるため，すみやかな医師への報告が必要である． ドレーンが凝血塊により閉塞することがあるので，適宜ミルキングを行う．
やや粘稠で暗赤色排液（ワインレッド色）*	膵液漏	発生初期にはワインレッド色だが，感染を併発すると術後7日頃までに灰白色～膿汁様に変化する． 術直後は漿液性でも数日で膵液瘻になることもある．膵液瘻の重大な合併症に，膵液瘻により発生した仮性動脈瘤の破裂があり，ドレーン排液アミラーゼ値測定を術後に行い膵液漏の可能性を考慮する． 術後数日経過してから排液が血性になった場合，大量出血の予兆であることがあるため，量にかかわらずただちに医師へ報告する．
膿性排液（灰白色～膿汁様）	腹腔内膿瘍や縫合不全	不完全な縫合操作による縫合不全は早期に（3日以内）発症することが多い（胆汁漏なら黄色）． 栄養不良や血流不全によるものは5～7日頃に発症することが多い． 汎発性腹膜炎に移行しやすいため，バイタルサインや発熱・腹痛・腹膜刺激症状などを把握して医師に報告する．

＊ 血球成分の多さにより，透明に近いこともある．

3 食道術後ドレナージ

食道は，その周囲を心臓や気管支，肺といった重要臓器や大動脈に囲われた，細長い臓器です．その特性から，食道手術では開創部位が大きく，術後にドレーン類が多く挿入されます．ドレーンの挿入部位によって目的や観察ポイントが異なりますので，その違いを理解しましょう．

目的

食道がんで多いとされる胸部食道がんの場合，右開胸・開腹による食道亜全摘術および頸部・胸部・腹部の3領域のリンパ節郭清手術が標準となります．

ドレーンは，血液やリンパ液のドレナージのみならず，出血や感染などの異常を早期に発見する役割もあります．排液の量と性状の経時的な変化を見逃さないようにすることが大切です．

挿入経路

ドレーンは経鼻胃管，胸腔ドレーン，頸部・吻合部ドレーン，肝下面・横隔膜下ドレーンなどが留置されます（図1）．

それぞれの目的，観察・管理のポイントは表1のとおりです．

留置中のケア

食道手術後は挿入部位によって用いられるドレーンのバッグが異なります．それぞれの特徴を把握して管理することが重要です（表1）．ドレーンの固定に関してはp.24～を参照してください．

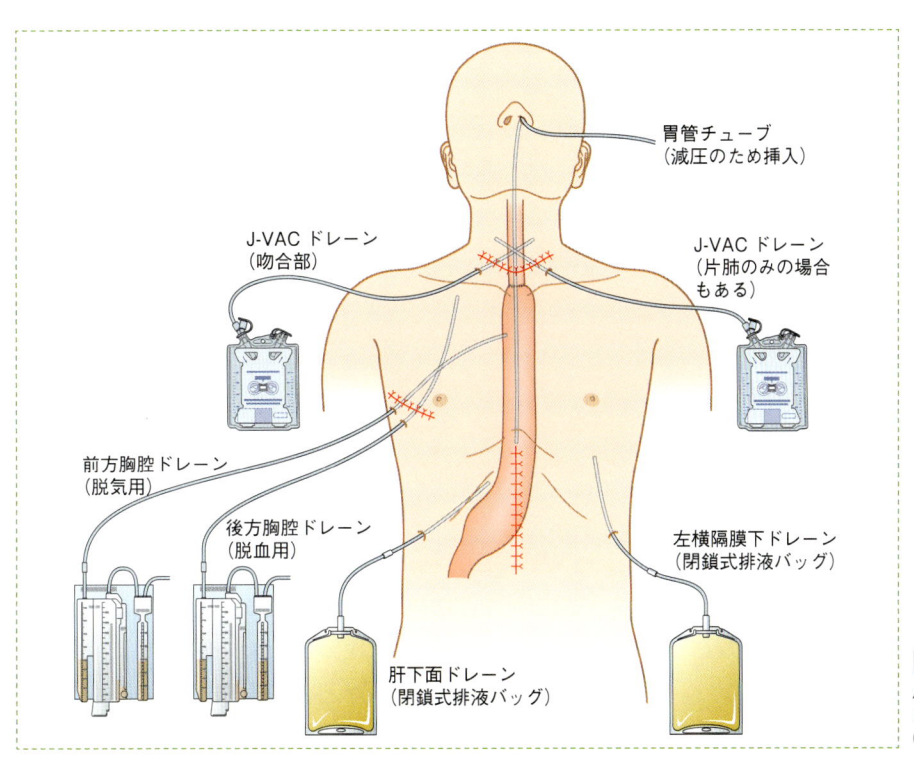

図1　ドレーンの挿入部位

小西英理子：食道がん術後．ICUビジュアルナーシング（道又元裕編）p336，学研メディカル秀潤社，2014．より引用

表1 ドレーンの種類と目的, 観察・管理のポイント

種類	目的	観察・管理のポイント
経鼻胃管	再建臓器の吻合部位の減圧（通常挿入する胃管とは目的が異なる）	計画外抜去が生じた際には，必ず透視下で位置を調節しながら挿入する．
胸腔ドレーン	脱気や脱血（開胸を伴う手術のため）	正常な状態は漿液性．排液の量，血性度，混濁や白濁の有無について確認する． 胸腔内は陰圧であり，水封し持続吸引を行う． 排液だけでなくエアリークの有無も確認する（胸腔ドレナージの項, p.113〜参照）．
頸部・吻合部ドレーン	頸部のリンパ節郭清後の排液 吻合部の排液，出血・リンパ漏などのモニタリング	正常状態での性状は漿液性．排液の量，血性度，混濁や白濁の有無について確認する． J-VAC®ドレーンなどの低圧持続吸引システムが用いられる．確実に陰圧がかかっているかを確認する．
肝下面・横隔膜下ドレーン	貯留した血液・リンパ液の排出	正常状態での排液は漿液性．排液の量，血性度，混濁や白濁の有無について確認する． 閉鎖式ドレーンバッグが用いられる．バッグが体の下にあり，排液が流出しているかを確認する．

1．ドレーンの閉塞・屈曲の予防

排液量が急激に低下したときには，ドレーンの閉塞や屈曲をまず初めに疑います．ドレーン内にフィブリン塊などでドレーンが閉塞することがあります．閉塞をしないように適宜ミルキングを行います．

2．ドレーンと排液の異常

ドレーン自体やドレーン排液の異常時には，すみやかに医師に報告をする必要があります．排液量や性状の変化（p.47〜を参照）に伴う医師への報告の目安は以下のとおりです．
①術後は血液様の排液であるが，時間の経過とともに血性度は低下し，最終的には漿液性の排液が排出される．
②薄まった血性度が濃くなり，血性度の強い排液の量が100mL/時を超えるような場合は術後の出血が疑われるので，医師へ報告し，検査データの確認をする必要がある．
③胸腔ドレーンや頸部の吻合部ドレーンは，縫合不全を起こすと唾液や消化液が流れ込むことがある．
④性状の変化とあわせて，貧血の進行の有無，炎症反応などデータの変化も確認する．

また，ドレーン別の医師への報告の目安は以下のとおりです．
①経鼻胃管：数cmでも固定位置がずれた場合，X線透視下で再挿入を行う必要がある（吻合部の損傷予防のため）．すみやかに医師へ報告する．
②胸腔ドレーン：肺瘻以外でも，ドレーンの損傷や接続不良，刺入部の拡大によるairの吸い込みなどにより，ドレーン刺入部周囲の皮下気腫が生じることがある．また，縫合不全により消化液や唾液が流れ込むことがある．いずれの場合もすみやかに医師へ報告する．
③頸部・吻合部ドレーン：縫合不全を生じた場合に，消化液や唾液が流れ込むことがある．また，ドレーンが抜けてしまった場合，空気を吸い込み，低圧持続吸引システムの陰圧がかからなくなることがある．陰圧がかからないときは先端位置がずれていることを疑い，医師へ報告する．
④肝下面・横隔膜下ドレーン：術後出血を生じた場合，腹腔内のドレーンから血性の排液を生じる．血性度が増したり血性排液が100mL/時以上を超えるようであれば，すみやかに医師へ報告する．同時に採血を行い，貧血進行の有無などを確認する．

3. 患者・家族への説明

術後は多数のドレーン類が挿入されていることに，患者自身はもちろん，家族も戸惑うことがあります．ドレーン類の位置や役割について，手術の前に患者や家族にイラストや写真を用いて説明することが必要です．事前に説明し，術後のイメージ化をすることで不安の軽減につながります．

4. 疼痛への対応

ドレーン刺入部の疼痛を生じることもあります．疼痛コントロールは，術後のせん妄予防のためにも重要です．

多くの場合，局所麻酔薬やオピオイドを硬膜外腔へ投与して鎮痛効果を維持させる硬膜外鎮痛という方法で鎮痛が図られます．また，少量の鎮痛薬を患者自身が追加投与して鎮痛状態を維持する自己調節鎮痛法（PCA：patient-controlled analgesia）が，硬膜外鎮痛と併用されます．PCAの利点は，患者自身で経時的に変化する痛みに対して柔軟に対応できることと，鎮痛薬が欲しいときにタイムラグなく与薬できることです．なおPCAでは，硬膜外ではなく静脈内に鎮痛薬を投与する場合もあります（IV-PCA）．

PCAでも対処できない場合には，PCAの1回投与量よりも多いオピオイドを点滴静注したり，非ステロイド抗炎症薬（NSAIDs）を投与することもあります．

5. 計画外抜去への対応

ドレーンの固定が不十分であったり，患者がせん妄を起こすなど何かしらの外力が加わることにより，計画外抜去が生じることがあります．その場合はただちにガーゼで抜去部を塞ぎ，医師へ報告をします．

腹腔内ドレーンの場合，すぐに生命の危機につながることは少ないですが，胸腔ドレーンの場合，陰圧の胸腔内に抜去部から空気が逆流し，閉塞性ショックを呈する可能性があります．抜去部を塞ぎつつ，すみやかに医師へ報告・対処することが必要です．

6. 早期離床への対応

術後の経過に問題がなければ，手術翌日にも離床は可能になります．ただ，多数のドレーンのほか，CVカテーテルやAラインも留置されていますので，十分なマンパワーを確保し，安全を担保することが必要です．

抜去時のケア

抜去の目安は，出血や感染，縫合不全の徴候がないことです．また，抜去時の排液量の目安はそれぞれ，頸部ドレーン40mL/日以下，胸腔ドレーン200mL/日以下，腹腔内ドレーン100mL/日以下などです．これらを確認したうえで，医師がドレーンを抜去します．

抜去の際には挿入部からバッグまでをたどり確認し，抜去するドレーンに間違いないことを確認します．

胸腔ドレーンは，抜去時に空気が胸腔内に逆流しないよう患者に息を止めてもらい，手早く抜去して，抜去部を縫合糸で確実に塞ぐ必要があります．抜去前に医師と手順を確認しておきます．抜去後も皮下気腫の有無など確認します．

腹腔内のドレーンは，抜去後も腹腔内に貯留していたリンパ液などが抜去部から漏出してくることがあり，量と性状を引き続き観察します．

コラム

刺入部痛とPCA

胸郭は呼吸をするたびに動くので，開胸創はもちろん，胸腔ドレーンの刺入部の痛みを訴える患者も多々みられます．患者の訴えのみならず呼吸パターンにも注目し，呼吸が浅くなったりしている場合は，開胸創や胸腔ドレーンの刺入部の痛みが生じていることを疑い，PCAの使用について検討することも必要でしょう．

4 結腸切除後ドレナージ

目的

　結腸切除術は待機的な大腸がんに対して行われることが多く，挿入されるドレーンの主な目的は，術直後は術後出血，術翌日以降なら縫合不全の情報源とすること（情報的ドレナージ）です．また，術中の感染培地となりうる体腔液貯留に対して，排液目的（予防的ドレナージ）として留置されることもあります．

　近年，結腸がん手術後の予防的ドレーンの有用性が確認されていないことから，症例によってはドレーン非留置が妥当とする考え方もあります．

結腸切除術と挿入経路

　病変部位によって結腸切除範囲は異なり，部分切除や全摘，盲腸・上行結腸・横行結腸の場合は回盲部切除術・結腸右半切除術が，横行結腸・下行結腸の場合は結腸左半切除術が，S状結腸の場合はS状結腸切除術が行われます（図1）．

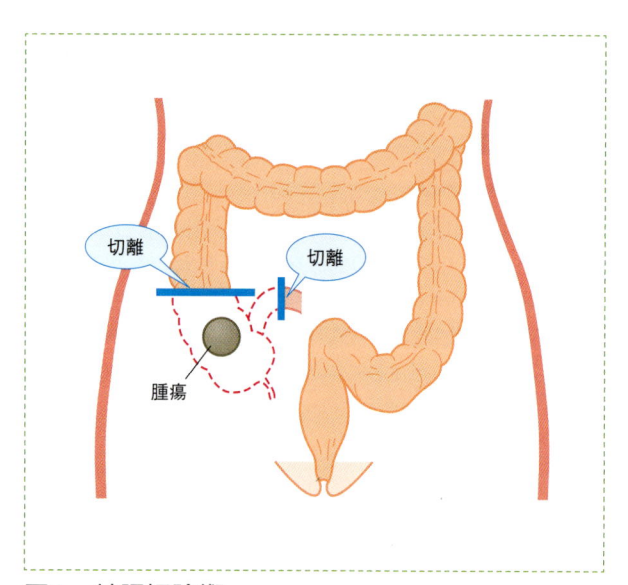

　ドレーンの挿入部位も，切除範囲によって変化します．基本的に吻合部周囲（右傍結腸溝・左傍結腸溝）のインフォメーションとして留置されますが，結腸手術の場合，吻合部の可動性が大きいことを考慮し，ダグラス窩や肝下面などに1本，予防的ドレナージもかねて留置する場合や縫合不全率の低い右側結腸切除術では非留置の場合もあります（図2）．

留置中のケア

　結腸切除術後のドレーン管理は，ドレーン先端がどこに留置されているかを把握し，どのような排液（術後の正常排液と異常排液）がドレナージされる可能性があるのか考えることが重要です．固定方法，感染予防対策については他項を参照してください．

図1　結腸切除術
永井秀雄ほか編：臨床に活かせるドレーン&チューブ管理マニュアル．p.113，学研メディカル秀潤社，2011．より引用

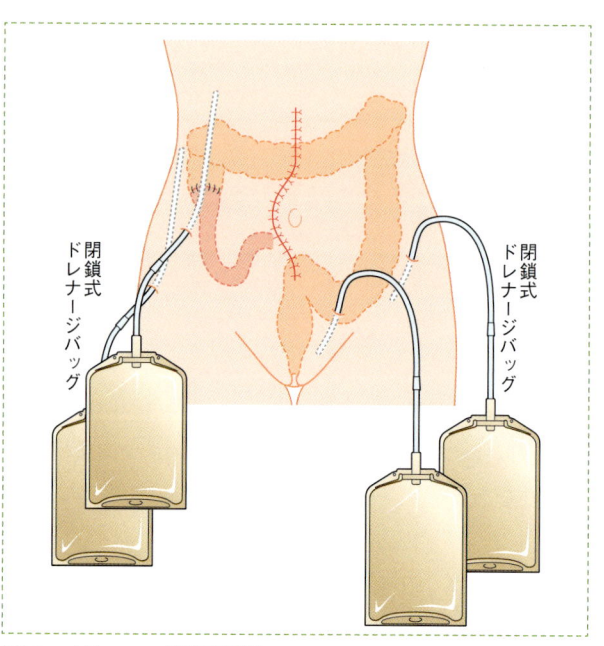

図2　ドレーン留置部位
永井秀雄ほか編：臨床に活かせるドレーン&チューブ管理マニュアル．p.113，学研メディカル秀潤社，2011．より引用，一部改変

5 直腸前方切除後ドレナージ

目的

　直腸前方切除は直腸がんに対して行われる手術で，直腸を切除した後に残った腸管をつなぎ合わせる術式です．この手術では，滲出液貯留予防，出血と縫合不全の早期発見，便などの腸管内容物が漏れ出すことによる感染予防を目的に挿入されます．

挿入経路

　ドレーンの先端は，直腸をつなぎ合わせた部位と仙骨のあいだに留置され（図1），下腹部から頭側に向かって出されます．そのため，オムツや下着でドレーンが屈曲しないように腹壁へ固定します（図2）．

挿入時の物品

　ブレイク型などの閉鎖式チューブドレーン，ドレナージバッグ，トロッカー針や尖刃，ペアン鉗子，縫合糸，固定用テープを準備します．ドレナージバッグは，側近の腹腔が陽圧のため，陰圧機能付きのものでなくても大丈夫です．

留置中のケア

1. 観察項目

　挿入部の出血，感染徴候として発赤・腫脹・熱感・疼痛に注意します．また，ドレーンの抜け落ちに注意します．

2. 排液の性状

　排液性状は術直後に淡血性〜淡々血性で，時間経過と

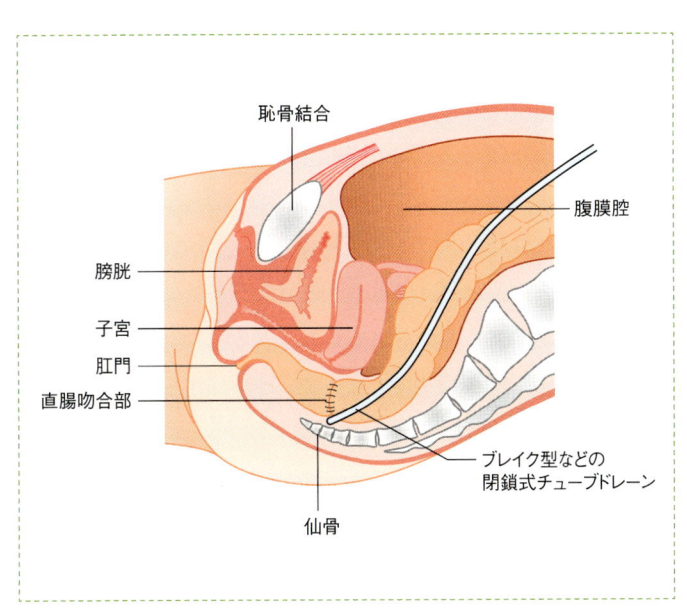

図1　ドレーンの挿入部位
永井秀雄ほか編：臨床に活かせるドレーン&チューブ管理マニュアル．p.116，学研メディカル秀潤社，2011．より引用

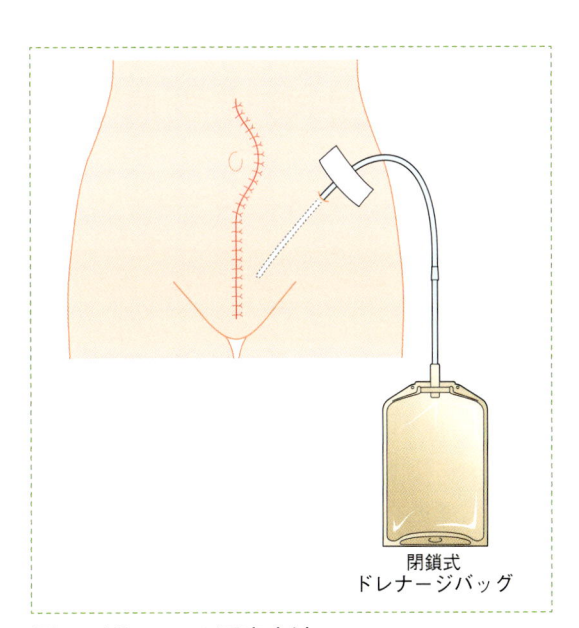

図2　ドレーンの固定方法
永井秀雄ほか編：臨床に活かせるドレーン&チューブ管理マニュアル．p.116，学研メディカル秀潤社，2011．より引用，一部改変

ともに漿液性（淡黄色）に変化するのが正常です．術後出血は手術直後から時間が経ってから生じるものもあり，原則として血性排液があれば即座に報告します．また，1時間に100〜200 mLを超える血性排液は再手術の適応となるため，許容できるのは1時間に50 mL程度までとします．しかし，1時間あたりの血性排液量が少なくても長時間続けば結果的に大量出血となるため，血性排液が持続する場合も報告します．

漿液性排液が血性になる場合は遅発性の術後出血を疑い，便汁様や混濁排液の場合は縫合不全や感染を疑い，バイタルサインを確認して医師へ報告します．

排液が急に出なくなった場合は閉塞を疑い，屈曲がないかを確認して，屈曲があれば固定をやり直して屈曲を解除します．屈曲がなければドレーン内部の閉塞を疑って医師に報告します．

抜去時のケア

手術後から尿量の増加を認めるリフィーリング期※までは，直腸をつなぎ合わせた部位周辺の滲出液が多く，治癒に必要な吻合部の線維芽組織が流れるため，ドレーンによる排液が必要です．しかし，逆行性感染予防のためリフィーリング期を過ぎた術後2〜3日目には抜去します．

抜去時は抜糸セット，絆創膏を準備し，抜去後はドレーンが挿入されていた孔の閉じ具合や，滲出液の量と性状を観察します．ドレーン抜去直後から筋肉の収縮によって孔が塞がれるため，滲出液はほとんど出ませんが，抜去した翌日にも滲出液が出続ける場合は，滲出液の貯留などを疑い，医師へ報告して縫合を検討します．

計画外抜去時に再挿入することはまれです．出血などの観察を行い，医師へ報告し，通常の抜去後と同様に対応します．

計画外抜去予防として確実な固定が挙げられますが，患者・家族にも固定方法やドレーンを押さえて衣服を着脱するなどの指導を行います．

※リフィーリング期とは：手術の侵襲によって，血管の透過性が亢進すると，血漿が間質へ漏れ出し，回復の経過とともに血管外に漏出した水分が血管に戻ってくる時期をリフィーリング期といいます．手術の侵襲の程度によって異なりますが，通常は，術後2〜3日といわれています．

6 腹会陰式直腸切断後ドレナージ

目的

腹会陰式直腸切断術は，下部直腸から肛門に及ぶがんに対して行われる手術で，肛門の機能を残すことができない場合に肛門と直腸をまとめて取り出し，人工肛門を造る術式です．

口側の腸管は人工肛門となるため，縫合不全により腸管内容物が漏れ出る可能性は低いです．本来は骨盤腔にある直腸周囲に空洞はありませんが，直腸が取り出されて骨盤死腔という空洞が生じ，滲出液の貯留などから感染源になりやすい部位となります．そのため，陰圧で滲出液を排泄しつつ，骨盤死腔を小さくする目的でドレーンを挿入します．

挿入部位

ドレーンの先端は骨盤死腔に留置され，殿部から出されます．そのため，オムツや下着によって屈曲しないよう，また坐位時に疼痛が生じないよう，殿部から腰部にかけて添わせるように固定します．

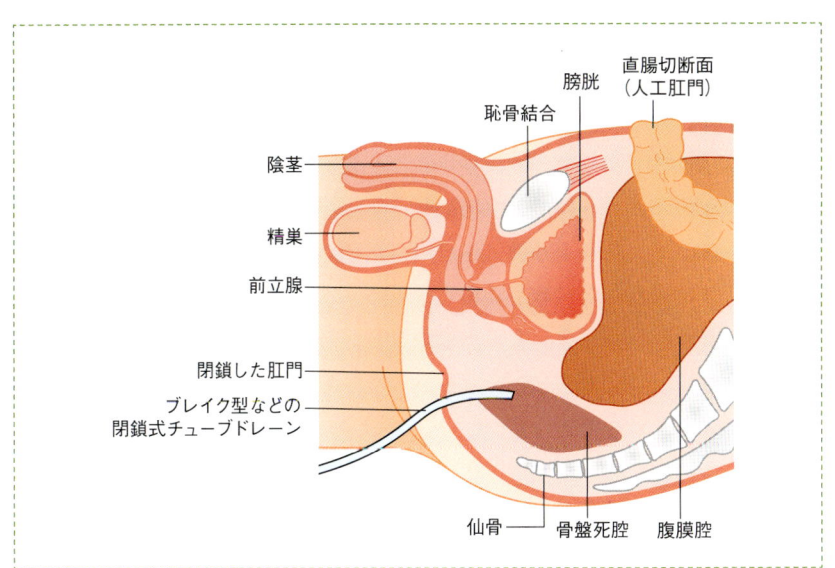

図1　ドレーンの挿入部位

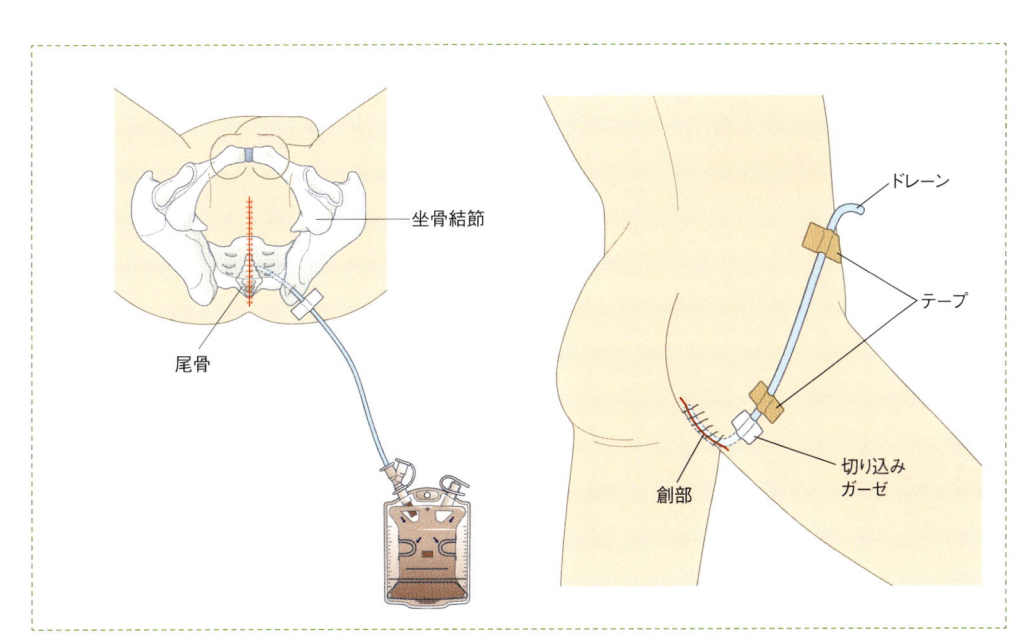

図2　ドレーンの固定方法

挿入時の物品

　ブレイク型などの閉鎖式チューブドレーン，陰圧管理ができるドレナージバッグ，トロッカー針や尖刃，ペアン鉗子，縫合糸，固定用テープを準備します．

留置中のケア

1. 観察項目

　挿入部の出血，感染徴候として発赤・腫脹・熱感・疼痛に注意します．また，ドレーンの抜け落ちに注意します．

2. 排液の性状

　排液性状は手術直後は淡血性〜淡々血性で，時間経過とともに漿液性（淡黄色）に変化するのが正常です．術

143

後出血は手術直後から時間が経過してから生じるものもあり，原則として血性排液があれば即座に医師へ報告します．目安は1時間に100～200mLを超える血性排液は再手術の適応となるため，許容できるのは1時間に50mL程度までとします．しかし，1時間あたりの血性排液量が少なくても長時間続けば大量出血となるため，血性排液が持続する場合も報告します．

漿液性排液が血性になる場合は遅発性の術後出血を疑い，膿性排液がみられた場合は骨盤死腔の感染徴候や膿瘍（膿の溜り）が形成されていることを疑い，バイタルサインを確認して医師へ報告します．

排液が急に出なくなった場合は閉塞を疑い，屈曲がないかを確認して，あれば固定をやり直して屈曲を解除します．屈曲がなければドレーン内部の閉塞を疑って医師へ報告します．

抜去時のケア

骨盤死腔に感染徴候がないこと，排液が少ないことを確認して，術後1週間程度を目安に抜去します．骨盤死腔に感染徴候があればドレーンカットや入れ替えを行い，開放式ドレーンに変更しながら4週間程度留置して，外来通院で抜去することもあります．

抜去時は抜糸セット，絆創膏を準備し，抜去後はドレーンが挿入されていた孔の閉じ具合に加え，滲出液の量と性状を観察します．ドレーン抜去直後から筋肉の収縮によって孔が塞がれるため，滲出液はほとんど出ませんが，抜去した翌日にも滲出液が出続ける場合は滲出液の貯留などを疑い，医師へ報告して縫合を検討します．

計画外の抜去時も，骨盤死腔に感染徴候がなければ再挿入することはまれです．出血などの観察を行い，医師へ報告し，通常の抜去後と同様に対応します．

計画外抜去予防として確実な固定が挙げられますが，患者・家族にも固定方法やドレーンを押えて衣服を着脱するなどの指導を行います．

7 肝切除術後ドレナージ

目的

肝切除術後ドレナージの目的は，①術後出血の早期発見，②胆汁漏の早期発見です．

1．術後出血の早期発見

肝臓は血液凝固因子の多くを生成しており，術後の機能低下により出血傾向が強くなります．ドレーンの出血量や性状は術後出血の指標となります．

2．胆汁漏の早期発見

肝切除離断面の胆管断端からの胆汁漏出が生じる可能性があります．ドレーンから黄色色調～ビリベルジンの緑色調の排液が，胆汁漏出の指標となります．

挿入経路

①肝離断面，②右横隔膜下，③肝下面，④肝十二指腸間膜背側（ウィンスロー孔）などに挿入されます（**図1**）．

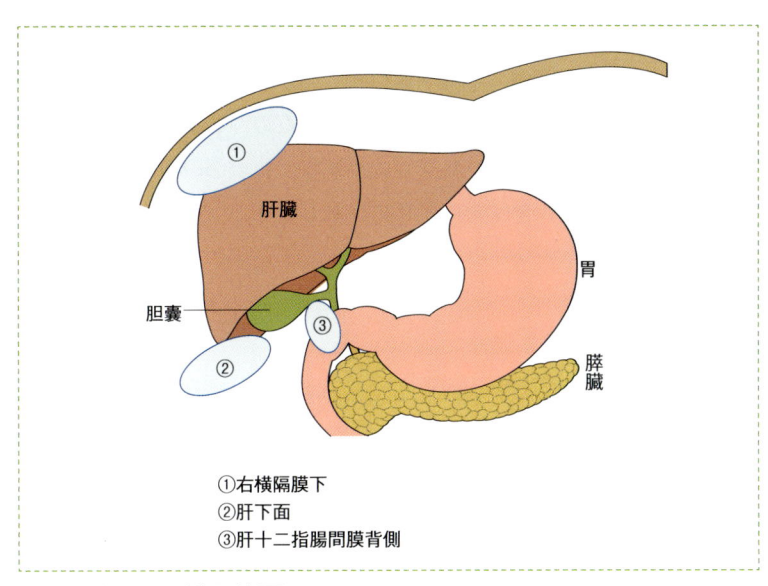

①右横隔膜下
②肝下面
③肝十二指腸間膜背側

図1　ドレーン挿入位置

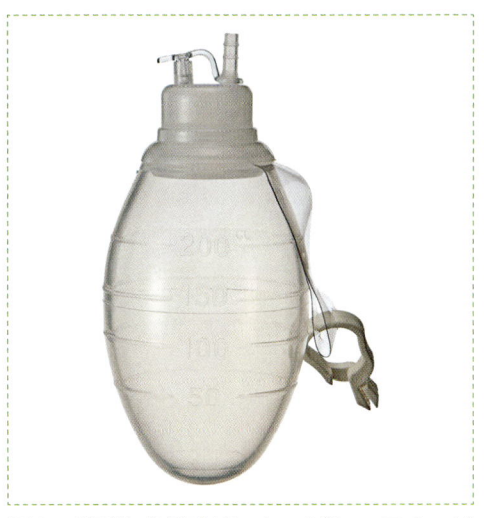

図2　閉鎖式吸引ドレナージシステム：ジャクソン・プラット　レザボワ　排液バック200mL バルブ型 SU130-1200
写真提供：メドライン・ジャパン合同会社

挿入時のケア

術式により挿入位置は違いますが，チューブドレーンが用いられ，閉鎖式吸引ドレーンで管理されます（図2）．チューブドレーンは細い内腔の輸液ルートなどに接続し，排液バッグに接続します．排液量が精密に計量できる排液バッグを使用します．

留置中のケア

1．術後出血

術後8〜48時間は出血をきたしやすく，排液が血性で1時間100mL以上排出される場合は再手術が検討されます．排液量と赤色調の濃さの観察とともにバイタルサイン・血液データなどの確認が必要です．

ドレーン内に凝血塊がある場合は，閉塞をきたすため，ミルキングを行います．ミルキングは強い吸引圧により出血を起こす原因となるため慎重に行う必要があります．

閉塞・ドレナージ不全が判断された場合は，ルート内の洗浄を行う場合もあります．

2．胆汁漏

胆汁はpH8前後の強アルカリ性であるため，腹腔内に漏出すると周囲の組織が浸食され胆汁性腹膜炎を併発します．排液の黄色調が濃くなったり緑色調になる場合は，胆汁漏出が疑われます．少量で症状がない場合は経過をみますが，腹痛や発熱などの症状がある場合は画像検査を行い，ドレーン位置調整・ドレナージ・再手術が検討されます．

3．挿入部の確認

挿入部の発赤・腫脹などの感染徴候のほか，ドレナージ不全・閉塞により排液の漏れがないかを確認します．

4．固定・接続の確認

創部に接しないようにルートに余裕をもたせて固定します．

チューブドレーンと排液バッグの接続のゆるみ・外れ・ルートの屈曲がないかを確認します．

チューブドレーンから排液バッグまでの間に空気が入ると，有効に排液できない場合があります．チューブドレーンから排液バッグまでのルート内の液面移動を確認します．

ルート内に空気がまったくない場合は，排液バッグの位置に大きな落差がないように設置します．

抜去時のケア

胆汁漏が認められる場合は，排液内ビリルビン量の減少や症状の改善を確認して抜去します．抜去後腹膜炎症状・腹痛・発熱・黄疸がないかなどを観察します．

血液凝固因子の低下があるため，ドレーン抜去時の刺激で出血のリスクがあります．抜去部の出血の確認やバイタルサインの変化に注意します．

8 生体肝移植術後ドレナージ

目的

生体肝移植術後ドレナージの目的は，①術後出血の早期発見，②胆汁漏の早期発見，③胆管狭窄予防です．

1．術後出血の早期発見

ドレーンの出血量や性状は術後出血の指標となります．肝臓は血液凝固因子の多くを生成しており，移植肝の機能回復まで出血傾向が強くなります．必要に応じて凝固因子の補充が必要となります．術後2週間は移植肝の血管に血栓が生じやすいため，抗凝固療法を行います．過度の抗凝固療法は術後出血の原因になり，移植肝が機能回復後も出血のリスクが高くなります．

2．胆汁漏の早期発見

移植された肝臓離断面の胆管断端・胆管空腸吻合部からの胆汁漏出が生じる可能性があります．ドレーンから黄色色調～ビリベルジンの緑色調の排液が胆汁漏出の指標となります．

①右横隔膜下
②肝下面
③肝十二指腸間膜背側（ウィンスロー孔）
④左横隔膜下（脾臓摘出時）

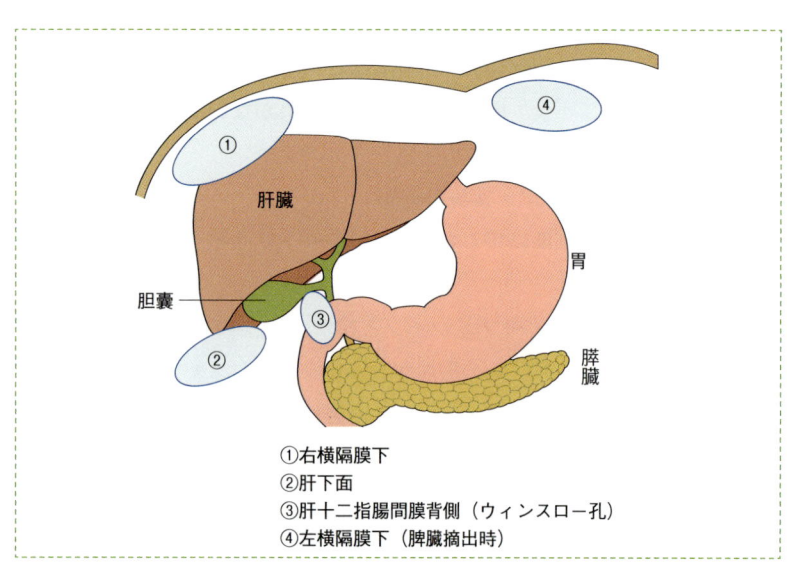

図1　ドレーン挿入位置

3．胆管狭窄予防

再建された胆管空腸吻合部の減圧と狭窄予防のため，胆管ドレーンを挿入する場合があります．

挿入経路

①右横隔膜下，②肝下面，③肝十二指腸間膜背側（ウィンスロー孔），④胆管チューブ，⑤腸瘻チューブ，⑥左横隔膜下（脾臓摘出時）などに挿入されます（図1）．

挿入時のケア

チューブドレーンが用いられ，閉鎖式で管理されます．チューブドレーンは細い内腔の輸液ルートなどに接続し，排液バッグに接続します．排液量が精密に計量できる排液バッグを使用します．

胆管チューブ・腸瘻チューブは，専用の排液ボトルに接続します．

留置中のケア

1．術後出血

術後早期は出血をきたしやすく，排液が血性で1時間に100mL以上排出される場合は再手術が検討されます．排液量と赤色調の濃さの観察と移植肝の血流やバイタルサイン・血液データなどの確認が必要です．

ルート内に凝血塊がある場合は，閉塞をきたすためミルキングを行います．ミルキングは強い吸引圧により出血を起こす原因になるため，慎重に行う必要があります．

2．胆汁漏

胆汁が漏出すると，胆汁性腹膜炎を併発します．排液の黄色調が濃くなったり緑色調になる場合は，胆汁漏出が疑われます．少量で症状がない場合は経過をみますが，腹痛や発熱などの症状がある場合は画像検査を行い，ドレーン位置調整・ドレナージ・再手術が検討されます．

3．胆管狭窄，移植肝機能不全徴候

胆管チューブ・腸瘻チューブは，胆汁が排出されます．

胆汁は通常黄色～茶褐色です．感染時には緑色調になることがあります．胆汁色調が薄くなったり排液量が急激に減る場合は，移植肝機能不全やチューブトラブルなどが疑われるため，注意が必要です．

4．挿入部の確認

免疫抑制剤や副腎皮質ステロイドが使用されるため，挿入部発赤・腫脹などの感染徴候の観察は重要です．ドレナージ不全・閉塞により排液の漏れがないかを確認します．

5．固定・接続の確認

創部に接しないように，ルートに余裕をもたせて固定します．

チューブドレーンと排液バッグの接続のゆるみ・外れ・ルートの屈曲がないかを確認します．

チューブドレーンから排液バッグのあいだに空気が入ると，有効に排液できない場合があります．チューブドレーンのルート内の液面移動を確認します．

ルート内に空気がまったくない場合は，ベッドの高さ（ドレーン挿入部）と排液バッグの高さの差の分だけ陰圧がかかります．排液バッグの位置に大きな落差がないように設置します．

逆行性感染を起こしやすいため，体位変換や移動時には，排液を逆流させないよう排液バッグを持ち上げない，倒さないことに注意します．

抜去時のケア

胆汁漏が認められる場合は，排液中ビリルビン値の減少や症状の改善を確認して抜去します．抜去後腹膜炎症状・腹痛・発熱・黄疸がないかなどを観察します．食事開始後，胆汁漏と感染徴候がなければ抜去します．

血液凝固因子の低下・抗凝固療法中は，ドレーン抜去時の刺激で出血のリスクがあります．抜去部の出血の確認やバイタルサインの変化に注意します．

9 肝膿瘍ドレナージ

目的

肝膿瘍とは，ほかの部位の感染がなんらかの経路で肝臓に到達し，膿の貯留した状態をいいます．超音波ガイド下で膿瘍内に穿刺を行って，排膿（ドレナージ）を行います．

挿入経路

経皮的に右側腹部よりドレーンを肝膿瘍部に挿入します（図1）．

挿入時のケア

1．ドレーンの管理

ドレーンバッグが引っぱられても抜けないようにたるみをもたせて，テープで固定します．

留置が長期にわたることが多いため，テープのかぶれや穿刺部位からの漏れによる刺入部の皮膚トラブルがないか注意します．

2．排液の性状

穿刺当日は血性のこともありますが，膿性に性状が移行します．血性が多い場合や続く場合は，注意が必要です．

なお，時間が経過すると膿性から純粋な胆汁に変わっていくこともあります（表1）．

3．バイタルサイン

穿刺当日は，穿刺に伴う出血や腹膜炎などの合併症，造影剤使用による敗血症などを起こす危険があるため，バイタルサインの観察が重要です．

発熱などの感染の徴候が続く場合は，ドレナージ不良の可能性が高いため，体温に注意して観察していく必要があります．

4．洗浄

ドレーンが閉塞する場合や，排液が濃い膿性の場合は，生理食塩液や抗菌薬にて洗浄を行います．

ドレーンの抜去時期

炎症反応が落ち着いたら，ドレーンから造影剤を入れ膿瘍腔の縮小状況を確認します．

膿瘍腔が縮小している場合は，1週間おきにドレーンの造影を行い，腔がなくなればドレーンを抜去します．

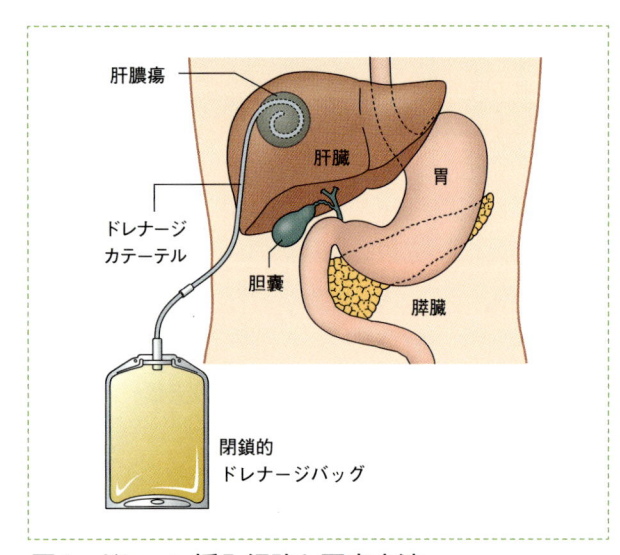

図1　ドレーン挿入経路と固定方法

表1　胆汁の性状

正常	濃い黄金色で透明
異常時	緑っぽくなる→胆管炎を疑う 血性→出血 膿瘍→感染

10 胆嚢摘出術後ドレナージ

目的

胆嚢摘出術とは，手術によって胆嚢を切除する手術です．一般的に腹腔鏡下手術にて行われることが多くなっていますが，炎症の強い場合は，開腹術で行います．どちらの手術も全身麻酔下で行います．胆嚢摘出術の適応は，胆石症，胆嚢炎，胆嚢ポリープ，胆嚢腺筋腫症などです．

ドレーンは診断目的で挿入されている場合がほとんどで，術後出血や胆汁漏などの術後合併症を起こしていないかを確認するために挿入されています．

なお，炎症が強い場合や，すでに胆汁漏が起こっていた場合は，排液や排膿を行うために挿入されることもあります．

挿入経路

胆嚢摘出部(肝下面あたり)に挿入します．腹腔鏡下手術の場合は，カメラのポート部を利用して留置します(図1)．

挿入時のケア

術後の出血が多い場合は，輸血の使用や，再度止血術が行われます．バイタルサインの観察を注意して行います．

胆汁漏は，手術操作にて胆管が傷ついた場合に起こります．発熱や腹痛などの症状が生じるので，排液の性状に注意して観察を行います．

ドレーンの抜去時期

挿入の目的が診断である場合，手術の翌日に抜去することがほとんどです．出血や胆汁漏が起きていないと判断された場合であるため，短期間で抜去します．

ドレナージが目的で挿入されている場合は，採血データや発熱の有無などの炎症徴候が軽減すれば抜去します．腹腔内の炎症が強いほど，ドレーンの挿入期間が長くなります．

ドレーン抜去後の創部

ドレーン抜去部は，自然に塞がります．抜去後は，滲出液が多い場合はガーゼで保護しますが，閉鎖式のフィルム状のドレッシング材を貼るのが一般的です．

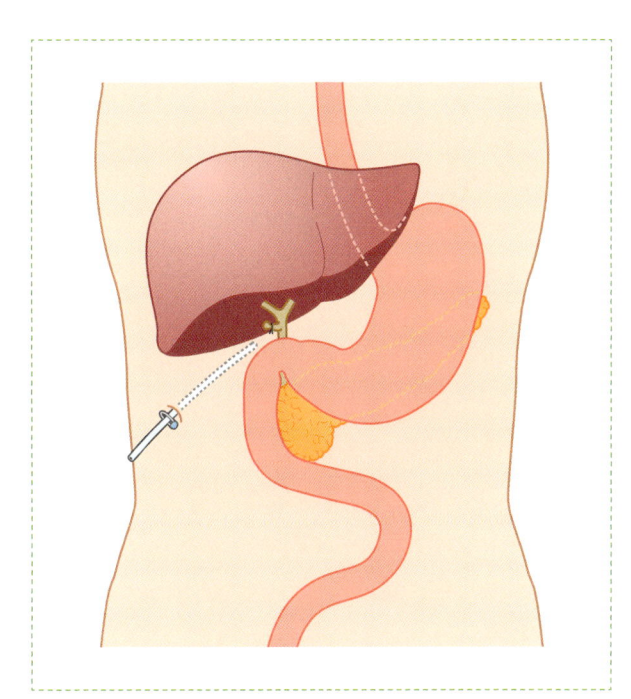

図1　ドレーン挿入経路と固定方法
永井秀雄ほか編：臨床に活かせる　ドレーン&チューブ管理マニュアル．p.132，学研メディカル秀潤社，2011．より引用

11 胆道ドレナージ（胆嚢炎時のドレナージ）

目的

胆管がんや胆石にて胆汁がうっ滞することで，胆嚢炎を起こした患者に対して行われる治療法です．感染した胆汁の排出を行うことを目的に，チューブを挿入します．内視鏡的に行う方法と，経皮的に行う方法があります．

ENBDとERBD

チューブの違いによりENBD（endoscopic nasobiliary drainage：内視鏡的経鼻胆管ドレナージ）とERBD（endoscopic retrograde biliary drainage：内視鏡的逆行性胆道ドレナージ）に区別されます．どちらも内視鏡的に挿入します．

1．ENBD

長いチューブの先端を経鼻的に胆管内に挿入・留置し，チューブの外端を体外に置く方法です（図1）．

利点として，①胆汁の量のモニタリングや検体を採取できる，②閉塞時には吸引や洗浄ができる，③不要になったらすぐに抜去できる，などがあります．

欠点として，①鼻からチューブが出るため不快感が強い，②計画外抜去のリスクが高い，③2週間以上の留置が多いため，鼻翼の皮膚が壊死を起こす可能性がある，などがあります．

管理のポイントとしては，①鼻翼の固定チューブは毎日交換して皮膚の観察を行う，②腸内で吸収される電解質・水分・ウロビリノーゲンなどが体外に失われているため採血データを確認する，などが挙げられます．

2．ERBD

短いチューブを十二指腸乳頭部のすぐ外の十二指腸内

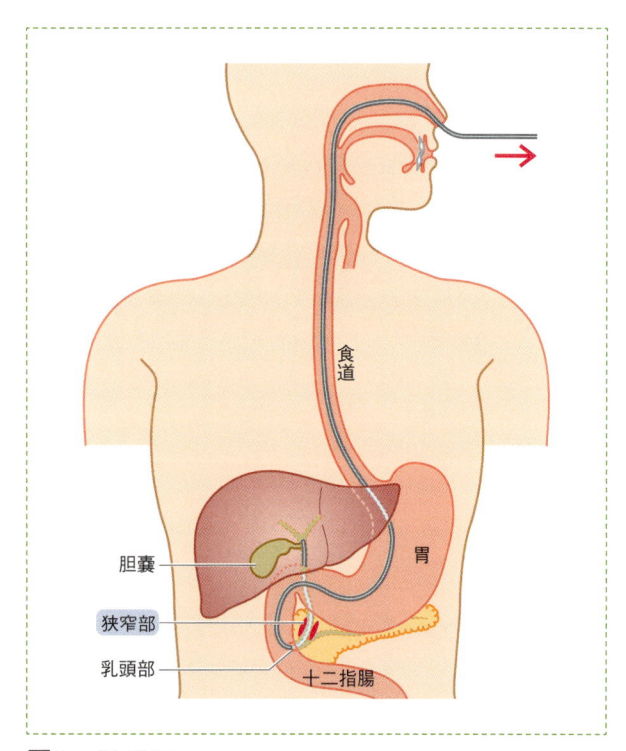

図1　ENBD

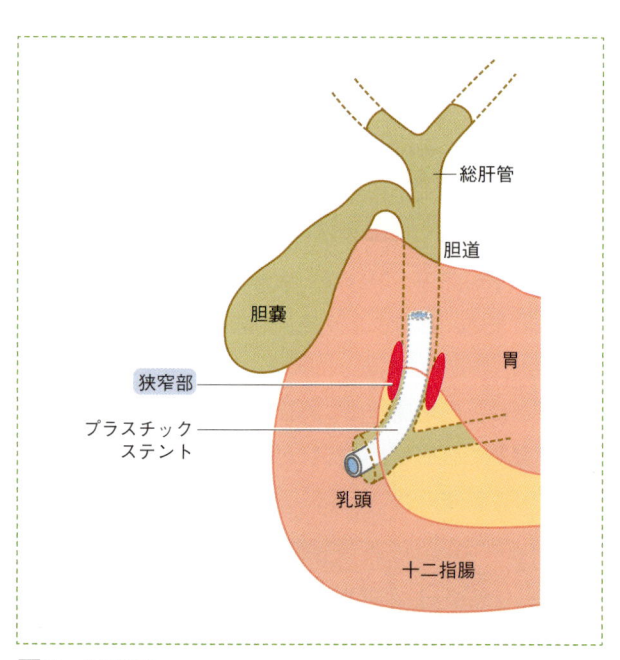

図2　ERBD

に留置し，胆汁が腸内に流出されるようにする方法です（図2）．

利点として，①体外にチューブが出ないため不快感がない，②胆汁が腸に流れるため生理的である，③長期留置に適している，などがあります．

欠点として，①ドレナージの効果がわかりにくい，②閉塞時や抜去時は内視鏡が必要となる，などがあります．

管理のポイントは，胆汁が流れているか排便を観察することです．また，以下の点に注意する必要があります．
①内視鏡的な方法であるため，腸管内細菌による逆行性感染（胆管炎）に注意する．
②チューブの留置後，翌日の血清アミラーゼ値を必ず測定し1,500～2,000U/L以上の上昇がないか，上腹部（右季肋部）に圧痛がないかを確認する．
③高熱をきたした場合は，閉塞による胆管炎を疑う．
④胆管を閉塞した原因が除去されるまで留置する．

PTBDとPTGBD

エコーガイド下にて，体外から経皮的にドレナージチューブを留置します．挿入する場所の違いによってPTBD（percutaneous transhepatic biliary drainage：経皮経肝胆道ドレナージ）とPTGBD（percutaneous transhepatic gallbladder drainage：経皮経肝胆嚢ドレナージ）に区別されます．

超音波エコーガイド下にて，体外から経皮的にドレナージチューブを留置します．挿入する場所の違いによって，PTBD（図3）とPTGBD（図4）に区別されます．

1．PTBD

胆管にチューブを留置する方法です．外瘻と外内瘻があります．胆管の狭窄が高度な場合や，内視鏡治療が困難な場合は，第一選択とされます．

挿入直後の合併症として，①胆汁性腹膜炎，②腹腔内出血，③胆管炎，などがあります．胆汁性腹膜炎は，PTBD施行時に腹腔内に胆汁が漏れることで起こりやすく，強い腹痛が生じます．翌日には症状は落ち着きますが，症状の持続や増強する場合は，持続的な胆汁の漏れを疑います．

安定期の合併症として，①カテーテルの腹腔内逸脱，②ドレナージ不良による胆管炎，③計画外抜去，などがあります．排液量の減少，急激な腹痛・発熱などの症状がみられた場合は，逸脱や胆管炎を疑います．

ドレーンは，胆管の閉塞の治療が行われてから抜去されます．一般的には，抜去する前にクランプを行います．2～3日経過しても炎症徴候がみられなければ，胆汁が

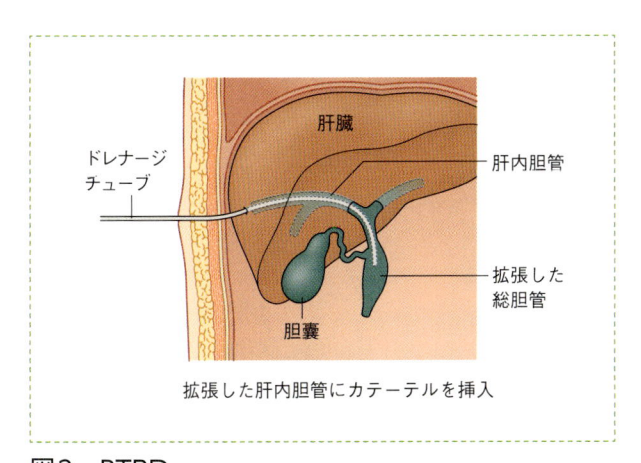

図3　PTBD

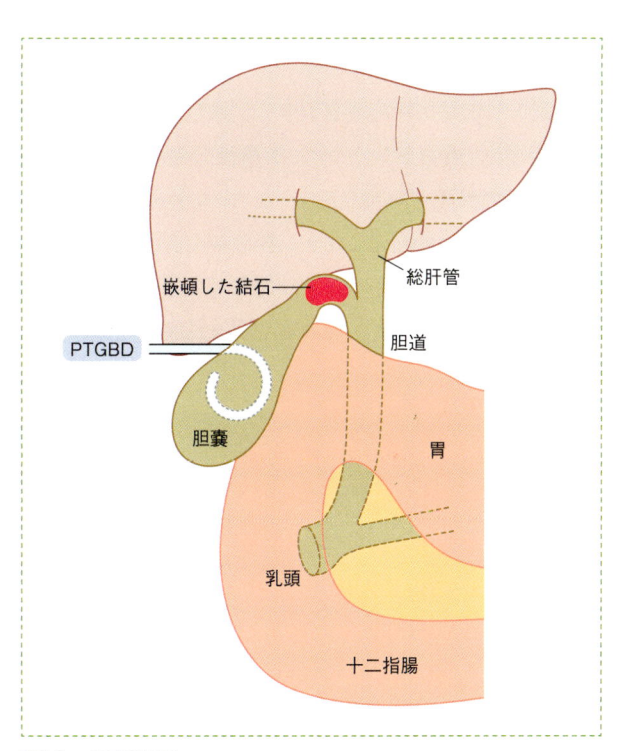

図4　PTGBD

体内に流れていると考え，ドレーンを抜去します．

排液性状は，穿刺後は血性が強めですが，徐々に濃い黄金色へと移行します．色が緑っぽくなった場合には，胆管炎が疑われます．

2．PTGBD

胆嚢にチューブを留置する方法です．経皮的に肝臓を穿刺することで，胆嚢を直接穿刺するよりも，穿刺が安定しやすくなります．

合併症として，①肋間動脈損傷による胸腔内出血，②肺損傷による気胸，③胆嚢内出血，④腹腔内胆汁漏，などがあります．

胆嚢炎は再発するおそれがあるため，再発を防ぐために炎症が落ち着けば手術を行うことが一般的です．感染が完全に治まり，排液が正常胆汁になればチューブが抜去され，胆嚢摘出術が行われます．

なお急性胆嚢炎の場合，排液は最初は膿汁ですが，炎症が治まれば透き通った黄褐色の胆汁色となります．

12 （幽門輪温存）膵頭十二指腸切除術後ドレナージ

目的

膵頭十二指腸切除術は，術式上多数の腹腔内臓器を剥離する操作が多く，吻合部も多いため，多数のドレーンが留置されます．

膵頭十二指腸切除術後ドレナージの目的は，①合併症の早期発見（情報ドレーン），②術後の血液貯留の防止や吻合部の減圧（予防的ドレーン），などです．膵空腸吻合部の縫合不全を起こすと，膵液瘻や腹腔内膿瘍，腹腔内出血のおそれがあります．加えて，胆管空腸吻合部の縫合不全をきたすと，胆汁瘻や胆汁性腹膜炎等のリスクもあります．

挿入部位

胆管空腸吻合部や，膵空腸吻合部に留置されます（図1）．

留置中のケア

1．管理・観察

各ドレーンの閉塞や屈曲，圧迫，逸脱，ねじれ，刺入部異常（発赤，腫脹）の有無を観察します．

ドレナージシステムは，ドレナージ効率がよく，逆行

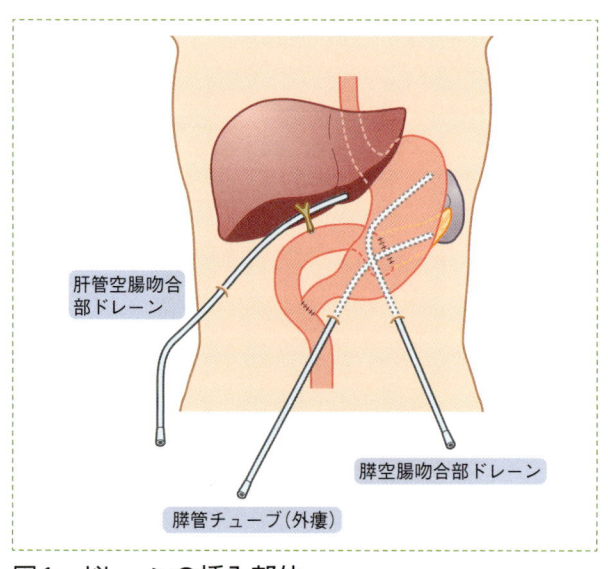

図1 ドレーンの挿入部位
永井秀雄ほか編：臨床に活かせる ドレーン&チューブ管理マニュアル．p.136, 学研メディカル秀潤社, 2011. より引用

性感染のリスクが低いことから，低圧持続吸引式を使用することが主流です．そのためドレナージシステムの陰圧が持続的にかかっているかを，確認する必要があります．そして，各ドレーンの排液量，性状，臭気などの観察を行います．

2．合併症

術後の合併症には，術後出血，膵液瘻，皮膚統合性障害などがあります．それぞれのポイントは以下のとおりです．

①**術後出血**：術後24時間以内の出血は，術中の止血操作が不十分であった可能性が高く，緊急開腹術の適応となる．腹部膨満の増強やドレーンからの出血量の経時的変化を観察し，循環血液量減少性ショックの徴候（頻脈，血圧低下，尿量低下）がみられる場合は，ただちに医師へ報告する．

②**膵液漏**：膵腸吻合部の縫合不全により引き起こされる．膵液による自己消化により周囲組織の溶解に伴い，排液が白濁し，甘いにおいがするのが特徴である．排液の色調がワインレッドに変化した際は，組織融解により毛細血管からの出血で腹腔内出血を併発したり，感染性膵炎による腹腔内膿瘍や敗血性に起因する多臓器不全を来たす可能性があるため，注意が必要です（図2）．

③**皮膚統合性障害**：膵液漏が生じた際には，ドレーン刺入部からも膵液の漏出がみられ，皮膚にびらんや発赤を引き起こすことがある．ドレッシング材やパウダー状の皮膚保護剤を使用しスキンケアを行う．

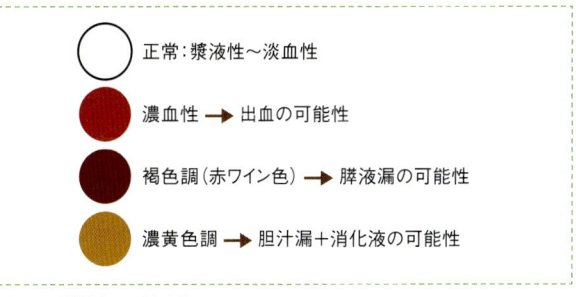

○ 正常：漿液性～淡血性
● 濃血性 → 出血の可能性
● 褐色調（赤ワイン色）→ 膵液漏の可能性
● 濃黄色調 → 胆汁漏＋消化液の可能性

図2 排液の性状

抜去時のケア

排液の色調が無色透明～漿液性となるとともに，排液量が減少し，排液中のアミラーゼ値とビリルビン値が低値となれば，ドレーン抜去の目安となります．

一般的に術後4～7日前後，ドレーン留置している施設が多く，長期間ドレーンを留置することによって腹腔内感染の発生率が増加するとの報告もあり，明らかな膵液瘻，胆汁瘻，腹腔内膿瘍などの合併症がなければ，ドレーンを不要に長期間留置することを避けます．

抜去後の創は，時間の経過とともに自然に癒合します．

13 仮性膵嚢胞ドレナージ

目的

仮性膵嚢胞は，膵炎や外傷によって漏れた膵液や壊死組織の融解物が貯留し，周囲の組織に覆われて形成されます．とくに膵炎直後に形成された仮性嚢胞は，多くの場合，自然に消退するものはありません．また，嚢胞発生から6週間以上経過し，6cmを超える仮性嚢胞は自然消退の可能性が低く，合併症発生率も高いといわれ，「6cm-6week criteria」として知られています．

仮性膵嚢胞ドレナージは，腹痛などの腹部症状，感染，出血，消化管や胆管の閉塞などを伴う場合に，挿入されます．

挿入経路

囊胞の成因によって，CT，超音波，内視鏡下にてドレナージの経皮的挿入が行われます．CTおよび超音波ガイド下では，前腎傍腔アプローチが最も安全なドレナージ経路(図1)と考えられています．

ドレーンは，逸脱防止のため先端が豚の尾のように丸まっているピッグテールカテーテルを使用します(図2)．多孔式カテーテルのため，低圧持続吸引を用いると，カテーテル先端が組織に密着し，ドレナージ不良の原因となるため注意が必要です．このため，通常は受動的ドレナージが行われます．

留置中のケア

1．ドレナージ不良の防止

ドレナージボトルおよびチューブ内への空気の混入は，ドレナージ不良の原因となります．廃液ボトルは刺入部より低い位置に配置します．

2．閉塞の防止

排液が粘稠で，先端孔や側孔の閉塞が起きそうな場合は，少量の生理食塩液によるカテーテル内の洗浄を，1日2回程度行います．

3．感染腔の灌流

感染した壊死物質の除去のため，生理食塩液で感染腔を灌流させることがあります．排液がいつまでも続く場合は，感染腔と膵管の交通が疑われるため，ドレナージ方法を再検討する必要があります．

4．合併症

他臓器の穿孔，出血などの合併症が発生する可能性があります．排液の性状や量を確認し，腹部症状(腹膜刺激症状，腹部膨満や腸蠕動の有無)の観察を行います．大血管損傷時はショック症状を呈することもあり，バイタルサインの確認を行い，低血圧，頻脈，不整脈などがないかを観察します．症状が認められた場合には，ただちに医師へ報告し，再手術を念頭に準備をすすめていき

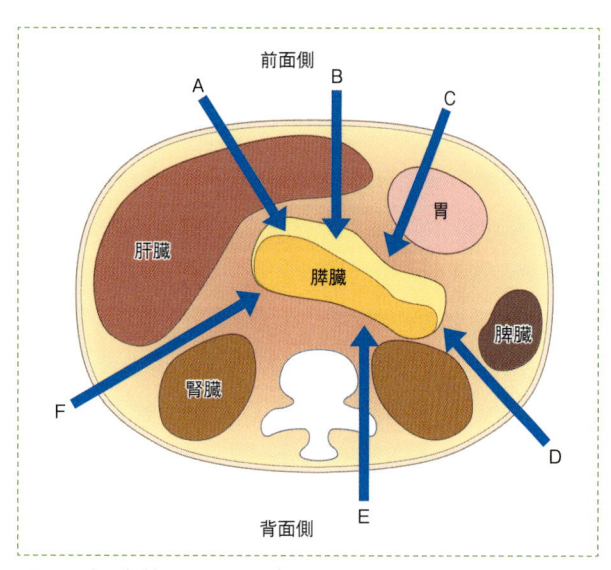

図1　経皮的ドレナージのアクセスルート
A．経肝経胃ルート
B．経胃ルート
C．経胃経脾間膜ルート
D．経左前腎傍腔ルート
E．経傍椎体ルート
F．経右前腎傍腔ルート

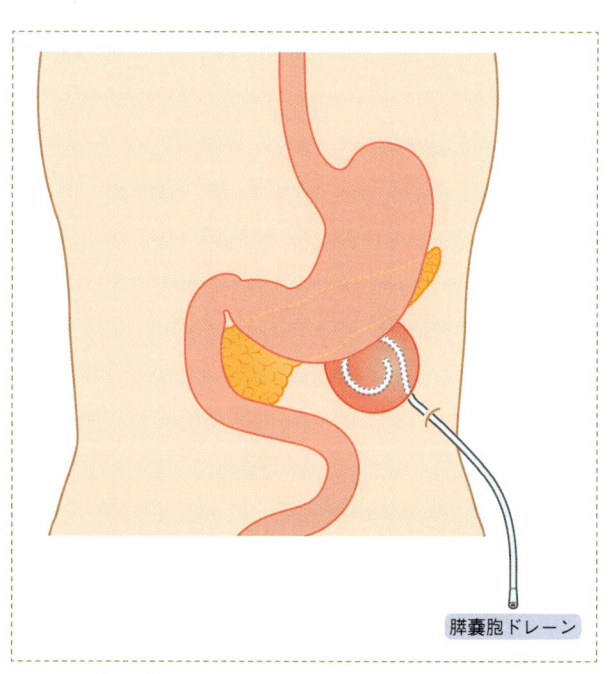

図2　ピッグテールカテーテル留置位置の例
永井秀雄ほか編：臨床に活かせる　ドレーン&チューブ管理マニュアル．p.139，学研メディカル秀潤社，2011．より引用

ます．

5. 身体的・精神的苦痛の緩和

患者が腹痛や背部痛を訴える場合は，体位の工夫や鎮痛薬を使用し，苦痛の緩和に努めます．処置への不安を緩和するため，十分な処置の説明をするとともに，声かけやボディータッチなどを行います．

14 急性膵炎ドレナージ

目的

重症急性膵炎において，①感染性膵壊死，②腹腔内出血・後腹膜出血・腸管穿孔，③経皮的ドレナージで治療困難な場合，④非感染性膵壊死で保存的集中治療では治療困難な場合などに，腹腔内活性化酵素および感染物質を排出することを目的に，ドレナージが行われます．

ドレナージ術は多くの場合，手術室にてネクロセクトミー（膵壊死部摘出術）とともに行われます．

挿入経路

ネクロセクトミー後のドレナージは，以下の3つの方法に分かれます（図1）．
① Conventional drainage（単純ドレナージ）：局所にドレナージチューブを留置する．
② Continuous closed lavage：洗浄用ダブルルーメンチューブを留置し持続的に洗浄を行う．
③ Open drainage：ネクロセクトミー後に，後腹膜および網囊網にガーゼパッキンを行い，腹壁開放創を介して直接ドレナージを行う．

挿入時のケア

挿入時の患者は，長時間の持続洗浄などによってADLが制限されることによる精神的な苦痛や，多くの処置が行われることによる身体的苦痛を伴うため，十分な鎮痛・鎮静を図る必要があります．

家族に対しても経過や処置の必要性を十分説明して，不安の軽減に努める必要があります．

留置中のケア

1. 挿入部の観察

①膵液漏による皮膚周囲の発赤・びらんの有無，②感

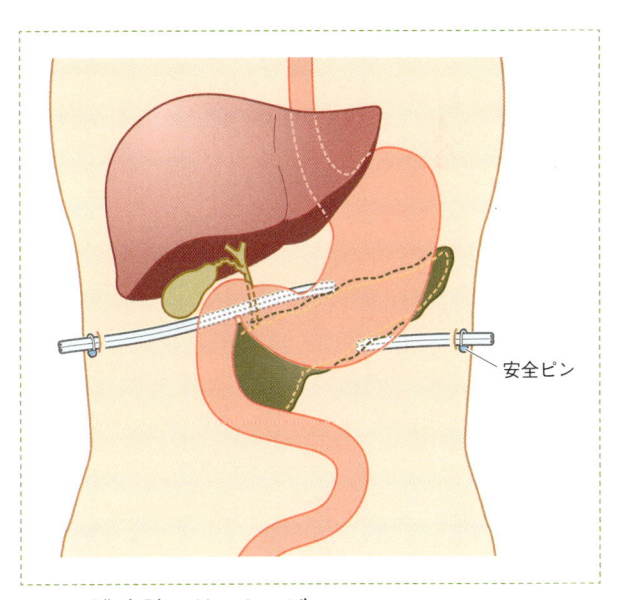

図1 膿瘍腔のドレナージ
膵炎の波及により形成された膿瘍腔は，すべてドレナージされ，洗浄される．
永井秀雄ほか編：臨床に活かせる ドレーン&チューブ管理マニュアル．p.142，学研メディカル秀潤社，2011．より引用

染に伴う発赤・腫脹・滲出液の有無，③刺入縫合部のカテーテルの位置とマーキング，④抜去予防のテープ固定の有無，⑤洗浄液のIn-Outチェック，などの観察を行います．

2．カテーテルの固定方法

皮膚とチューブを縫合固定します．必要時は創傷被覆材を使用し，固定します．

3．排液の正常な色調と異常の判断基準

感染の程度により，混濁した膿汁やワインレッド（赤紫，赤褐色）の排液が認められます．腐敗臭などの感染悪化に注意しながら観察しましょう．周囲の臓器穿孔などによる消化管液の漏れ，炎症や感染により膵周囲の血管が脆弱になっているため，出血などにも注意しましょう．

抜去時のケア

ドレーン抜去の判断は，全身状態と排液の感染状態の改善により判断されます．

抜去後は，創部の感染徴候（発赤，腫脹，滲出液の有無）に注意して観察しましょう．

膵液漏により皮膚障害が改善されなければ，WOCナースなどに相談しながら観察することも重要です．

15 肛囲膿瘍ドレナージ

目的

皮下や肛門管腔を形成する筋群の間を進展する炎症の波及を止めるため，膿瘍が診断されたらすみやかに切開，ドレナージ術が行われます．

挿入経路

膿瘍の型，部位に応じて，図1のように切開経路が決定されます．
①経皮的切開：Ⅰ型，ⅡL型，Ⅲ型，Ⅳ型
②経直腸的切開：ⅡH型，ⅡH型からⅣ型

ドレナージはガーゼドレーン（ガーゼなどを挿入し，毛細管現象によって排液を行うドレナージ），ペンローズドレーンが切開創から挿入されます．

挿入時のケア

1．準備物品

①消毒液，②注射器，③麻酔薬，④肛門鏡，⑤メス，

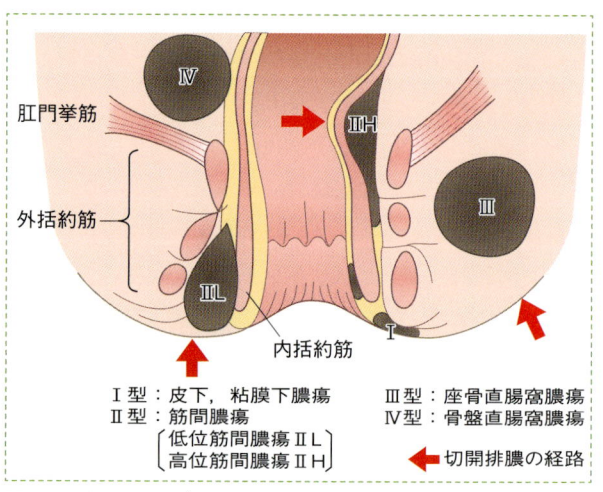

図1　ドレナージのための切開経路

Ⅰ型：皮下，粘膜下膿瘍
Ⅱ型：筋間膿瘍
　低位筋間膿瘍ⅡL
　高位筋間膿瘍ⅡH
Ⅲ型：坐骨直腸窩膿瘍
Ⅳ型：骨盤直腸窩膿瘍
←切開排膿の経路

日高久光：直腸肛門周囲膿瘍の診断・治療．臨床外科，59(8)：986, 2004．より引用

⑥剪刀，⑦ペアン鉗子，⑧ペンローズドレーン，⑨ガーゼドレーン，⑩持針器，⑪角針，⑫絹糸，を準備します．

2．鎮痛

麻酔は，膿瘍の範囲・深部への進展状況，疼痛，炎症の程度などを考慮して行われます．深部膿瘍など，炎症反応が広範囲にわたる場合は，腰椎麻酔が必要になる場合があります．

3．挿入中の看護

診察時はシムス位，切開時はジャックナイフ位や砕石位をとります．処置中は羞恥心に配慮し，プライバシーの保護に努めましょう．

切開中の疼痛，気分不快などの有無を観察し，対応します．また，経直腸的切開時は出血しやすいため，易出血傾向の患者ではとくにバイタルサインに注意が必要です．

留置中のケア

切開およびドレナージ後は，臨床症状（疼痛，発熱，肛門周囲の重圧感やテネスムス（しぶり膀胱），排尿困難）の変化を観察します．

挿入部は，挿入部位の発赤，腫脹，熱感，疼痛の有無を観察します．

ドレーンの固定は，絹糸を用いて皮膚に固定されることが一般的です．縫合が行われない場合は，自然脱落に注意し，ドレーンの埋没，逸脱，屈曲，閉鎖がないかを観察します．

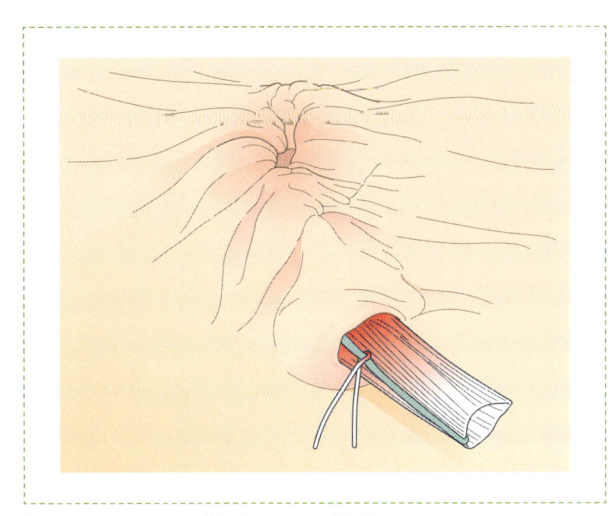

図2　ペンローズドレーンの挿入

排液に関しては，膿性か漿液性か，出血の有無，排液量などを観察します

抜去時のケア

ドレーン抜去は，①排液が膿性から漿液性に変化，②切開周囲の発赤・腫脹・疼痛の消失，③発熱や血液データの改善，などによって判断されます．

抜去後は，排便時などの汚染により，切開周囲組織の感染徴候がないかを観察します．入浴も可能になるため，皮膚表面の洗浄により衛生が保てるよう指導します．また再発予防のため，安静と便通の調整を指導し，便秘や下痢を防ぎます．

引用・参考文献（STEP2-6）

1
1) 永井秀雄ほか編：臨床に活かせるドレーン&チューブ管理マニュアル．p.92-95, 学研メディカル秀潤社, 2011.
2) 井上辰幸：イレウス管．重症集中ケア, 8(6):52-56, 2010.
3) 秦洋文ほか：イレウスの初期治療．外科治療, 94(6):895-899, 2006.
4) 松本智司ほか：イレウスの原因・分類・病態．外科治療, 94(6):881-887, 2006.

2
1) 永井秀雄ほか編：臨床に活かせるドレーン&チューブ管理マニュアル．p.100-107, 学研メディカル秀潤社, 2011.
2) 古川大輔：ドレーン排液はやわかり．消化器外科NURSING, 18(6):42-48, 2013.
3) 岩井壽夫編：術前・術後管理必携 消化器外科　臨時増刊号4,35(5):646-653, 2012.

3
1) 武澤真：食道癌手術と術後看護の実際．重症集中ケア, 10(3):73-82, 2011.
2) 小西英理子：食道がん術後. ICUビジュアルナーシング（道又元裕編）, p.334-336, 学研メディカル秀潤社, 2014.
3) 瑞木亨ほか：食道切除・再建術後ドレナージ．ドレーン&チューブ管理マニュアル（永井秀雄・中村美鈴編）, p.108-111, 学研メディカル秀潤社, 2011.
4) 田中賢一：そうだったのか！ なるほど理解 留置部位別ドレーン管理．消化器外科Nursing, 19(6):564, 2014.
5) 黒澤瑞恵：ドレーン管理の「困った」！食道がん術後の胸腔ドレーン管理の「困った！」．消化器外科Nursing, 18(3):192-205, 2013.
6) 西塔拓郎ほか：食道術後のドレーン管理．消化器外科Nursing, 17(11):1082-1091, 2012.
7) 井上荘一郎：薬物を用いた疼痛コントロール法．重症集中ケア, 9(4):17-23, 2010.

4
1) 諏訪宏和ほか：腹腔鏡下結腸切除術におけるドレーン留置の意義．日本外科感染症学会雑誌, 10(4):383-388, 2013.
2) 岩井壽夫編：術前・術後管理必携 消化器外科　臨時増刊号4,35(5):659-662, 2012.
3) 永井秀雄ほか編：臨床に活かせるドレーン&チューブ管理マニュアル．p.112-114, 学研メディカル秀潤社, 2011.

5
1) 永井秀雄ほか編：直腸前方切除術後ドレナージ．臨床に活かせるドレーン&チューブ管理マニュアル．p.115-117, 学研メディカル秀潤社, 2011.
2) 庄司紀子：ドレーン・バルーン管理．OPE nursing , 26(2):83-95, 2011.
3) 石原聡一郎ほか：大腸の術前術後ケア．消化器外科NURSING, 19(4):34-44, 2014.
4) 小林弘典ほか：手術部位別のドレーンルート固定, 整理のポイント．消化器外科NURSING, 19(4):87-91, 2014.
5) 山田勇ほか：骨盤腔・ダグラス窩．消化器外科NURSING, 19(6):59-63, 2014.

6
1) 永井秀雄ほか編：腹会陰式直腸切除術後ドレナージ．臨床に活かせるドレーン&チューブ管理マニュアル．p.118-120, 学研メディカル秀潤社, 2011.
2) 庄司紀子：ドレーン・バルーン管理．OPE nursing, 26(2):83-95, 2011.
3) 飯田祐基ほか：大腸の術前術後ケア．消化器外科NURSING, 19(4):34-44, 2014.
4) 小林弘典ほか：手術部位別のドレーンルート固定, 整理のポイント．消化器外科NURSING, 19(4):87-91, 2014.
5) 山田勇ほか：骨盤腔・ダグラス窩．消化器外科NURSING, 19(6):59-63, 2014.

7
1) 白部多可史ほか：肝切除術．外科手術と術前術後の看護ケア；手術室から病棟まで　ナース・研修医のための最新ガイド．北島政樹, 櫻井健司編, p.411-463, 南江堂, 2008.
2) 和田英俊：肝・胆・膵切除術；周手術期に知っておくべき手術内容とドレーン管理．インシデント事例から学ぶ重症患者のドレーン管理；解剖生理・術式・目的・排液・ケアのすべてがわかる．露木菜緒編, p.865-869, 総合医学社, 2013.

8
1) 白部多可史ほか：肝切除術．外科手術と術前術後の看護ケア；手術室から病棟まで　ナース・研修医のための最新ガイド．北島政樹, 櫻井健司編, p.411-463, 南江堂, 2008.
2) 和田英俊：肝・胆・膵切除術；周手術期に知っておくべき手術内容とドレーン管理．インシデント事例から学ぶ重症患者のドレーン管理；解剖生理・術式・目的・排液・ケアのすべてがわかる．露木菜緒編, p.865-869, 総合医学社, 2013.
3) 信州大学看護部：肝移植看護マニュアル．臓器移植と看護．森田孝子編, p.105-153, メディカ出版, 2000.

9, 10
1) 宇佐美眞, 細川順子編：ポケット版消化器外科マニュアル．p.327-330, 照林社, 2002.
2) 窪田敬一編：最新ナースのための全科ドレーン管理マニュアル．p.86-101, 照林社, 2010.

12
1) 武末芳生, 藤野智子編：術後ケアとドレーン管理．p.287-289, 照林社, 2009.
2) 中島恵美子ほか編：周手術期看護．p.226-229, メディカ出版, 2009.

13
1) Lee MJ, et al:Percutaneous intervention in acute pancreatitis. Radiographics, 18: 711-724, 1991.
2) 藤永和寿俊：急性膵炎の経皮的治療；Step-up approach法の1st Stepとしての役割．肝と膵, 35(5):405-411, 2014.
3) 我那覇文清ほか：膵仮性嚢胞・WONに対する経皮的ドレナージの適応と手技と実際．肝と膵, 34(臨時増刊特大号):947-954, 2013.

14
1) 和田慶太：膵仮性嚢胞・WONに対する外科的ドレナージの適応と手技の実際．胆と膵, 34(臨時増刊特大号):958, 2013.
2) 佐藤憲明編：ドレーン・チューブ管理&ケアガイド．中山書店, 2014.
3) 竹末芳生, 藤野智子編：術後ケアとドレーン管理．照林社, 2009.
4) 菅原正都ほか：急性膵炎に対するドレナージ．臨床看護, 29(6):879-882, 2003.

15
1) 日高久光：直腸肛門周囲膿瘍の診断・治療．臨床外科, 59(8):986, 2004.
2) 佐藤憲明：ドレーン・チューブ管理&ケアガイド．中山書店, 2014.
3) 竹末芳生, 藤野智子編：術後ケアとドレーン管理．照林社, 2009.

STEP 2-7
おさえておきたい系統別ドレーンのケア：
⑦腎・泌尿器

1 腎瘻カテーテル（経皮的腎瘻造設術）

目的

腎瘻カテーテルは，尿路の閉塞や損傷により体外へ尿を排出できない場合（**図1**），**図2**のように腎盂から直接体外へ尿路を確保する方法です．入院中に一時的に留置される場合と，在宅ケアのように長期的に留置される場合があります．

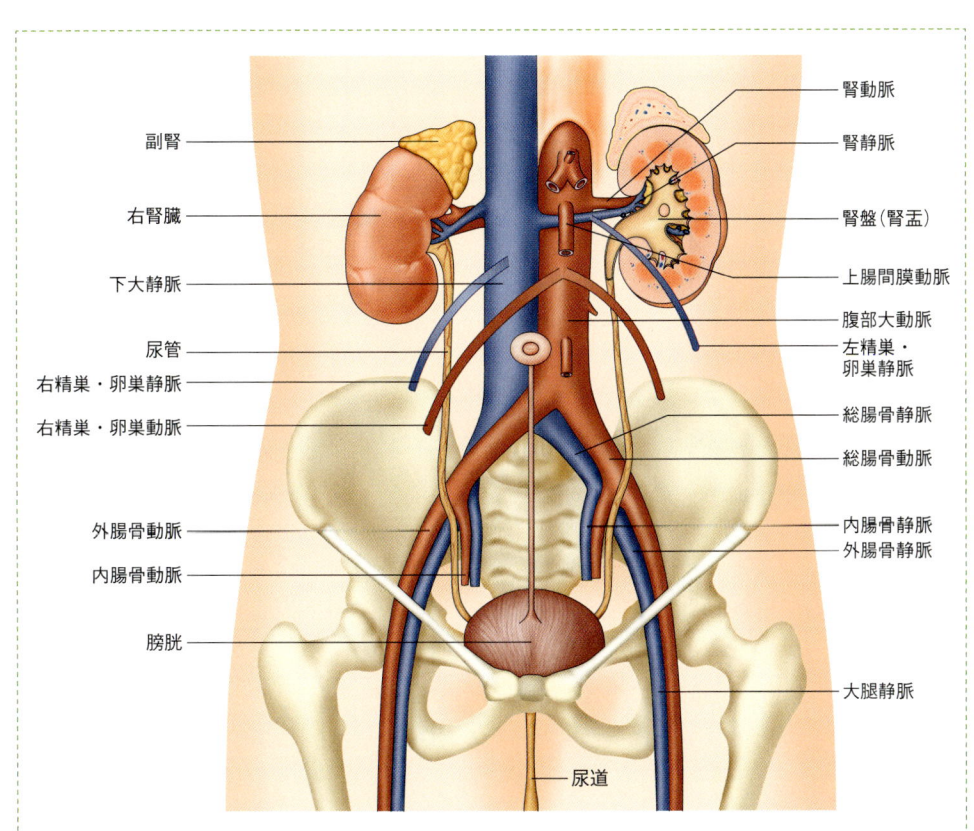

図1 腎・尿路系の解剖図

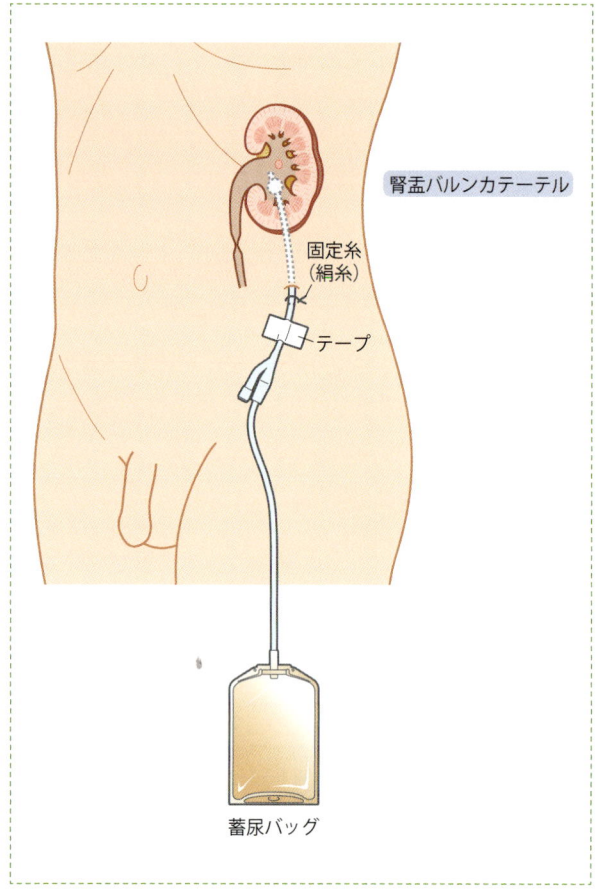

図2　腎瘻カテーテルの留置
永井秀雄ほか編：臨床に活かせる　ドレーン&チューブ管理マニュアル．p.155，学研メディカル秀潤社，2011．より引用

挿入経路

腰背部より腎実質を通して，腎盂へカテーテルを挿入します（図2）．

挿入時のケア

1．準備物品

①消毒液，②滅菌手袋，③滅菌ドレープ，④局所麻酔薬（1％キシロカイン®など），⑤縫合糸（ナイロン糸もしくは絹糸など），⑥縫合セット，⑦蒸留水（固定用），⑧腎盂バルンカテーテルやピッグテールカテーテル，⑨蓄尿バッグ，⑩固定テープ，などを準備します．

2．患者・家族への説明

背側から穿刺をするため，腹臥位になるよう説明します．背中が伸展するよう，腹部にクッションをかかえ，背側から超音波で確認し穿刺をしていくことを説明します．

腎穿刺時には誤穿刺を防ぐため，身体を動かさないようにすることや，呼吸を一時止めることを説明します．

3．挿入時の看護

腎不全により高カリウム血症や肺水腫を伴っている場合もあるため，会話を行いながら意識レベルの確認と，状態把握に努めます．腹臥位での処置のため，呼吸や循環が変動することも考えられます．バイタルサインを定期的に確認し，急変に注意した観察が必要です．

呼吸を一時的に止めることが困難な場合，全身麻酔下で行われることもあります．

留置中のケア

1．挿入部の観察

挿入部からの尿漏れ，尿量の急激な減少，血尿の有無を観察します．

2．排液の観察

血尿や凝血塊，尿量を観察します．血尿が強い場合，凝血塊によりカテーテルからの尿の排出を妨げるおそれがあります．血尿の有無や程度と合わせて観察していきます．

腎臓で生成された尿が排出されるため，基本的には淡黄色です．穿刺により血尿や凝血塊がみられることもあります．また，混濁や浮遊物がある場合は，感染が考えられます．

尿量が確保されているかどうか，その推移をみていくことも必要です．

3．カテーテルの観察

カテーテルの閉塞・屈曲，固定不良・自然抜去などを確認します．

カテーテルを縫合糸で固定しているため，強く締めす

ぎていないか，カテーテルが体の下やベッドの隙間に挟まって圧迫・屈曲・閉塞などをきたしていないかを確認します．

カテーテルの固定不良，接続部のゆるみ・たるみ，自然抜去が生じると，尿漏れや尿量減少をきたすことが考えられます．カテーテル挿入部から蓄尿バッグまでをたどり，観察することが重要です．

蓄尿バッグは尿の逆流がないよう，膀胱の位置より必ず下部に来るように固定しましょう．

4．皮膚の状態の観察

固定テープによる皮膚のかぶれ・発赤，挿入部の発赤・腫脹・疼痛などの感染徴候を観察します．

5．身体所見の観察

背部痛や発熱がある場合，血液検査により，炎症の有無を確認します．

水分が少ない場合，尿量が少なくなり感染のリスクがあるため，水分摂取ができているかを確認します．水分制限の有無を確認し，点滴や食事などと合わせて水分出納も確認します．

6．カテーテル固定の確認

カテーテルは皮膚に縫合されています．カテーテルと固定テープに線を引き，ずれの有無が確認できるよう固定します．カテーテルに目盛があるため，常時確認できるようになっています．

7．合併症など

穿刺や凝固機能低下の場合，出血の持続が考えられます．

挿入部の清潔が維持されない場合，カテーテルの閉塞などで尿が停滞した場合，蓄尿バッグが膀胱より高い位置にある場合などは，逆行性感染を引き起こすことがあります．

8．計画外抜去時の対応

カテーテルが抜けてしまった場合は，瘻孔がすぐに塞がってしまう可能性があるため，抜去部を清潔なガーゼなどで覆い，すみやかに医師へ報告します．カテーテルの残存がないか，先端まであるかなどを確認することも必要です．

専門医の指示がある場合は，応急処置として，ネラトンカテーテルなどを挿入することもあります．しかし，対応が決められていない場合は，医師の指示を仰ぎ，透視下で再挿入になることを考え，移動の準備をすることが必要です．

抜去時のケア

1．準備物品

①消毒液，②クーパー剪刀，③ガーゼ，④テープ，などを準備します．

2．患者・家族への説明

尿路が確保できたため，抜去できることを説明します．

3．ドレーン抜去の判断

腎瘻以外に確実に尿路が確保できた場合，医師の判断で抜去します．

4．ドレーン抜去中のケア

抜去することを説明し，リラックスするよう声かけを行います．

5．抜去後の観察項目など

抜去部からの出血や尿漏れの有無を観察します．腎瘻以外の新たな尿路から，尿が流出しているか，性状や量の確認を行います．

2 腎・尿管摘除術後ドレナージ

目的

腎盂尿管がんに対して、腎臓・尿管・膀胱の一部を摘出する腎盂尿管全摘除術と膀胱部分切除術後に生じる後出血、滲出液、尿漏れなどが体内に貯留しないことを目的に、ドレナージが行われます。

挿入経路

腎摘除部や膀胱縫合部へ挿入されます(**図1**)。腎臓、尿管は後腹膜腔にあります。後腹膜腔とは、横隔膜下から骨盤部の体幹後部に位置する腹膜外腔で、横筋筋膜と、壁側腹膜とのあいだにあるスペースのことをいいます(**図2**)。

挿入時のケア

1. 準備物品

一般的に、低圧持続吸引が行えるSBドレーン®、J-VAC®などの閉鎖式ドレーンが用いられます。閉鎖式ドレーンは、開放式ドレーンと違い回路が外界と交通しておらず、逆行性感染のリスクが低いため、清潔かつ正確に排液量を測ることができます。

また、ドレーンを固定するテープを準備します。

2. 患者・家族への説明

術後、体内に血液や滲出液が貯留しないよう体外に排出させていること、異常を早期に知るために挿入してい

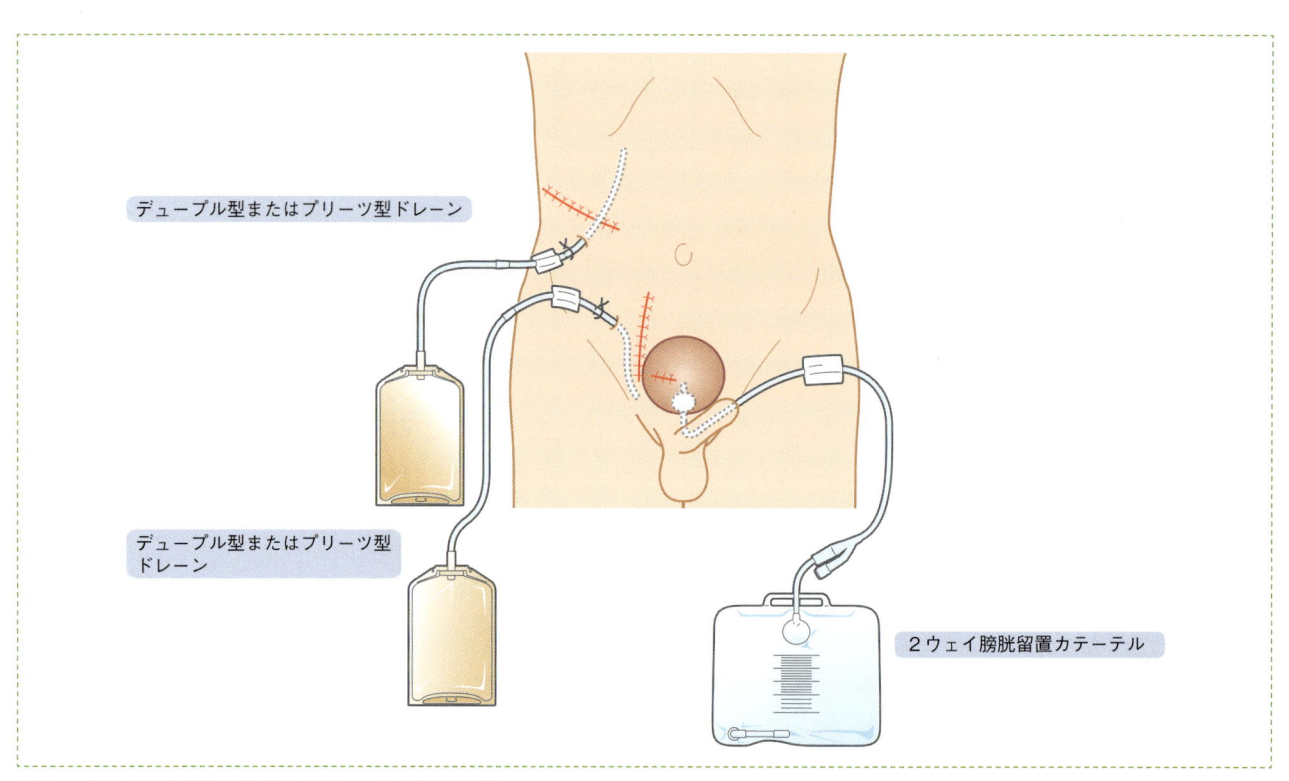

図1 腎・尿管摘除術後のドレーン留置部位
永井秀雄ほか編:臨床に活かせる ドレーン&チューブ管理マニュアル. p.148, 学研メディカル秀潤社, 2011. より引用

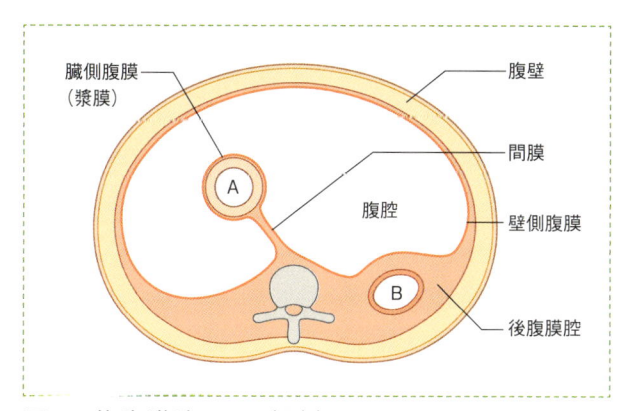

図2 後腹膜腔とその解剖

落合慈之監：消化器疾患ビジュアルブック．第2版．p.6．学研メディカル秀潤社，2014．より引用

ることなどを説明します．また，ドレーンは側腹部に挿入されており，術後数日で抜去予定であることを伝えます．

ドレーンの位置が高くなると，ドレナージができず感染の危険性もあるため，手術部位より低く固定することを伝えます．離床は可能であり，動く場合は引っぱられないよう注意することを説明します．

3．挿入時の看護

手術中，後腹膜腔に滅菌操作で挿入されます．看護師は，ドレーンの汚染がないよう清潔操作で介助を行い，ずれのないよう固定をしっかりと行います．

留置中のケア

1．排液の観察

術後早期に出血が増加した場合は，脈拍や血圧を確認します．頻脈，血圧低下があれば，出血性ショックを考え，早急な輸血や止血術が必要になります．膀胱縫合部からの急激な排液の増加は，尿漏れの可能性があるので，医師へ報告します．

排液の性状に関しては，色，におい，混濁，凝血塊などの有無を観察します．

通常，術直後は血性ですが，徐々に漿液性へと変化し，量も減少します．しかし，濃い血性排液の持続や量の増加，漿液性から血性へ変化した場合は，出血を考えて医師へ報告する必要があります．

一方，突然血性排液が減少した場合は，ドレーンの閉塞，屈曲，凝血塊などが考えられます．ドレーンの屈曲や閉塞がないかを確認し，それらがなければ，凝血塊にてドレーンが閉塞している可能性があります．体内への出血も考えられるため，医師へ報告しましょう．

2．ドレーンの観察

ドレーンバッグは，逆行性感染予防やドレナージを効果的に行うため，手術部位よりも低い位置で固定します．ただし，低すぎて床についてしまうと，排液口から感染を生じる可能性もあるため，十分に注意します．

ドレーンの誤抜去がないよう，ドレーンの固定部位にマーキングを行い，位置の確認ができるようにします．

包帯交換時には，ドレーンと皮膚を固定している縫合糸が切れていないか，きつく結びすぎていないか，縫合糸によりドレーンの屈曲がないかなどを確認します．

3．皮膚の状態の観察

包帯交換時，医師を介助するとともに，ドレーン挿入部の発赤・腫脹・疼痛などの感染徴候やスキントラブルの有無を確認します．掻痒感により，固定部位のゆるみや計画外抜去のリスクが高まる可能性もあります．快適に過ごせるよう，固定テープの検討も必要です．

4．カテーテル固定の確認

ドレーンはその走行を確認し，屈曲やねじれがないよう固定します．ドレーンが直接皮膚に当たると水疱形成や表皮剥離を起こすことがあるため，当たらないように固定します．

5．合併症

出血，尿漏れ，感染，皮膚障害などがあります．

6．計画外抜去時の対応

抜去の原因と患者の状態から，再挿入が必要かどうかを検討します．

計画外抜去直後の対応としては，創部をガーゼで覆い，医師へ報告します．術後であれば，再手術にて留置するかを確認し，必要であれば再挿入のための準備を行いま

す．
　術後しばらく経過している場合は，医師の指示の下，発熱や疼痛に注意をして経過観察を行います．

抜去時のケア

1．準備物品
　①消毒液，②クーパー剪刀，③攝子，④ガーゼ，⑤テープ，などを準備します．

2．ドレーン抜去の判断
　医師の判断で行われますが，一般的に抜去が検討される目安は，後腹膜腔のような閉鎖腔の場合，50mL/日以下とされています．また，感染や尿もれなどの所見を認めなければ，術後2〜3日程度で抜去が検討されます．

3．患者・家族への説明
　術後の異常がなく経過したため，抜去できることを説明します．抜去後，ガーゼなどで保護をしますが，異常（濡れた感じなど）があれば，知らせてほしいことを説明します．

4．ドレーン抜去中のケア
　抜去時には腹部を露出するため，カーテンを閉め，医師の介助を行います．息を吐いてリラックスするよう声かけを行います．

5．抜去後の観察項目
　ガーゼなど保護薬の汚染の有無や性状を確認します．包帯交換時には，挿入部の発赤・腫脹・疼痛・圧痛の有無や，発熱など，感染の症状を観察します．

3　膀胱全摘除術後ドレナージ

目的

　膀胱全摘除術は，T2（T分類）以上の浸潤性膀胱がん，BCG（bacillus Calmette-Guerin）膀胱注入療法で治療できない場合，周囲のがんの膀胱浸潤を認める場合，神経因性膀胱，膀胱瘻孔外傷などに対して行われます．
　男性では尿道・膀胱・前立腺・精嚢腺を，女性では尿道・膀胱・子宮が摘除されます．
　膀胱全摘除術では排尿・蓄尿機能が失われるので，尿路変向術が必要となります．尿路変向術には非禁制型（失禁型）尿路変向術と禁制型（非失禁型）尿路変向術があります（図1）．
　術後ドレーン挿入の目的は，術後出血や滲出液貯留による感染の予防や縫合不全などの合併症の早期発見です．
　また，尿管導管吻合部保護のために，尿管ステントを留置して尿を排泄させる目的もあります．尿道が温存される禁制型尿路変向術（腸管を用いて袋状に代用膀胱を作成し本来の尿道あるいはストーマから尿を排泄させる方法）では尿道留置カテーテルを挿入し，代用膀胱から尿の排泄を促します．

挿入経路

　骨盤内ドレーン，尿管ステント，尿道留置カテーテルが留置されます．

1．骨盤内ドレーン
　膀胱全摘除後の死腔（ダグラス窩）に1本，尿管導管吻合部に1本の閉鎖式ドレーンを挿入します．
　医師の指示に従い，一般的には陰圧をかけます．陰圧をかけない場合はベッド面より下にバッグを設置

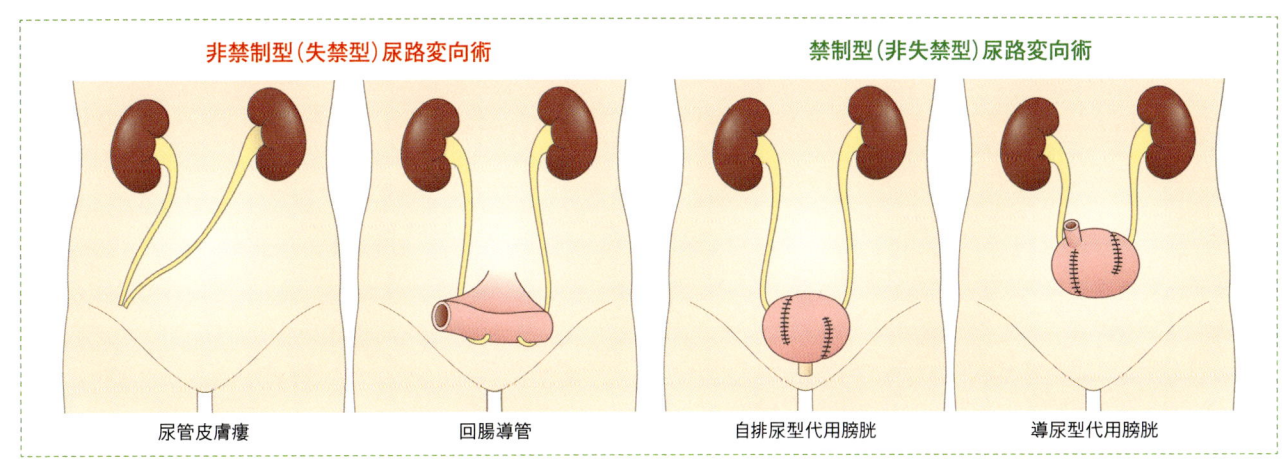

図1 尿路変向術

非禁制型(失禁型)尿路変向術 — 尿管皮膚瘻／回腸導管
禁制型(非失禁型)尿路変向術 — 自排尿型代用膀胱／導尿型代用膀胱

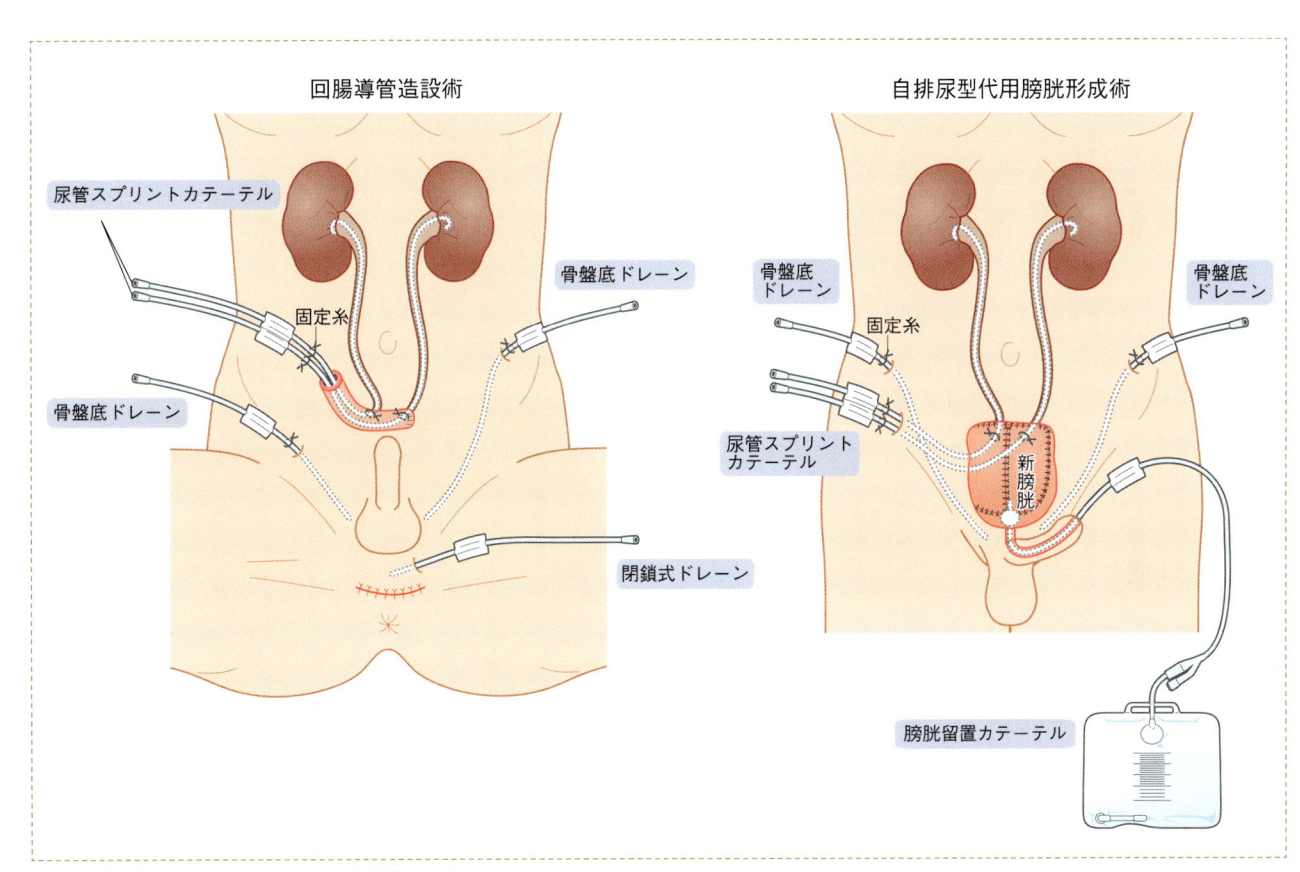

図2 留置されるカテーテルと留置部位
永井秀雄ほか編：臨床に活かせる ドレーン&チューブ管理マニュアル. p.164, 183, 学研メディカル秀潤社, 2011.より引用

回腸導管造設術：尿管スプリントカテーテル、固定糸、骨盤底ドレーン、骨盤底ドレーン、閉鎖式ドレーン

自排尿型代用膀胱形成術：骨盤底ドレーン、固定糸、尿管スプリントカテーテル、新膀胱、骨盤底ドレーン、膀胱留置カテーテル

し，自然落下で管理します．

2. 尿管ステント

左右の腎盂に1本ずつ尿管ステントを留置し，尿路ス

トーマあるいは尿管皮膚瘻を経由して尿を誘導します．

3. 尿道留置カテーテル

代用膀胱に留置します．ベッド面より下にバッグを設

置し，自然落下で管理します．逆流が起こらないようにしましょう．

挿入時のケア

　骨盤内ドレーンや尿管ステントは手術中に挿入され，術後は挿入したまま離床が進められます．

　尿路ストーマの造設となる場合には，患者にはボディイメージの変化，役割喪失などの心理的葛藤が生じます．患者の受容を促進できるよう，術前からの介入が必要です．

留置中のケア

1．ドレーンの固定

　骨盤内ドレーンも尿管ステントも，縫合糸で腹壁に固定されています．尿管ステントは，左右どちらの腎盂に挿入されているかを判断できるように，先端のカットの仕方を変える，あるいは色を変えるなどの工夫と取り決めが必要です．

　離床・歩行開始に伴い，誤抜去のリスクが高くなります．体動によるカテーテルの圧迫や屈曲がないよう皮膚面にテープで固定し，ドレナージの妨げになっていないかを観察をします．

　尿路感染予防のために，尿管ステントの先端はストーマ袋内の尿に浸からないように管理します．

2．挿入部位の観察

　骨盤内ドレーンと尿路ストーマで，それぞれ以下の項目を観察します．

① 骨盤内ドレーン：発赤，腫脹，熱感，疼痛の有無などの感染徴候

② 尿路ストーマ：ストーマの色・形・高さ，浮腫の程度，出血，感染徴候，縫合不全，ストーマ周囲の皮膚状態（浸軟，発赤，びらん），装具面板の溶け具合や装着状態など

3．排液の性状の観察

　骨盤内ドレーンと尿路ストーマで，それぞれ以下の項目を観察します．

① 骨盤内ドレーン：術直後の排液は血性だが，徐々に淡血性へと変化します．血性排液が続く場合，摘出部位からの出血が予測され，場合によって輸血や緊急手術の対象となります．排液から尿臭がする場合は尿管導管吻合部の縫合不全による尿漏が，便臭がする場合は回腸吻合部の縫合不全が，膿臭・膿性排液を認める場合は骨盤内膿瘍の可能性があります．尿漏が疑われる場合は，排液のクレアチニン値を調べ，腹水や滲出液との鑑別を行います．

② 尿管ステント：十分な尿量（通常2,000 mL／日以上）が保たれていること，尿中に粘液や血液の混入，尿混濁はないかを観察します．尿の流出を認めない場合は，尿管ステントの閉塞が疑われ，水腎症や腎盂腎炎の原因となるため，医師へ報告します．腎機能低下による尿の生成低下も考えられるため，水分出納バランスや検査データも同時に観察します．

4．計画外抜去時の対応

　出血，疼痛，バイタルサインなどの観察しすみやかに医師へ報告しましょう．

抜去時のケア

1．ドレーン抜去の判断

　ドレーン抜去の判断基準は，以下のとおりです．

① ダグラス窩ドレーン：排液が50～100 mL／日以下となった場合（術後5～7日）

② 回腸導管吻合部ドレーン：排液が50～100 mL／日以下となった場合（術後3～4日）

③ 尿管ステント：術後7～14日

④ 尿道カテーテル：術後2～3週間

2．ドレーン抜去後の観察項目

　尿管ステント抜去後には尿管導管吻合部が狭窄して，水腎症や腎盂腎炎などを起こす可能性があります．尿量，尿の性状，発熱，腰背部痛などを注意深く観察しましょう．

4 腎盂形成術後ドレナージ

目的

腎盂形成術は主に，腎盂尿管移行部の狭窄によって腎機能の低下，水腎症，結石，感染症などを認め，手術により機能回復・維持が期待できる場合に行われます．

ドレーンは術後の出血や滲出液の排出，腎盂内圧の低下，腎盂尿管吻合部からの尿漏れの観察などを目的として挿入されます．

挿入経路

デュープルドレーン，腎盂バルンカテーテル，尿管スプリントカテーテル，ダブルJステント，尿道留置カテーテルなどが留置されます（図1）．

留置中のケア

1. 固定の方法

患者の体動により，ドレーンのねじれや屈曲，誤抜去

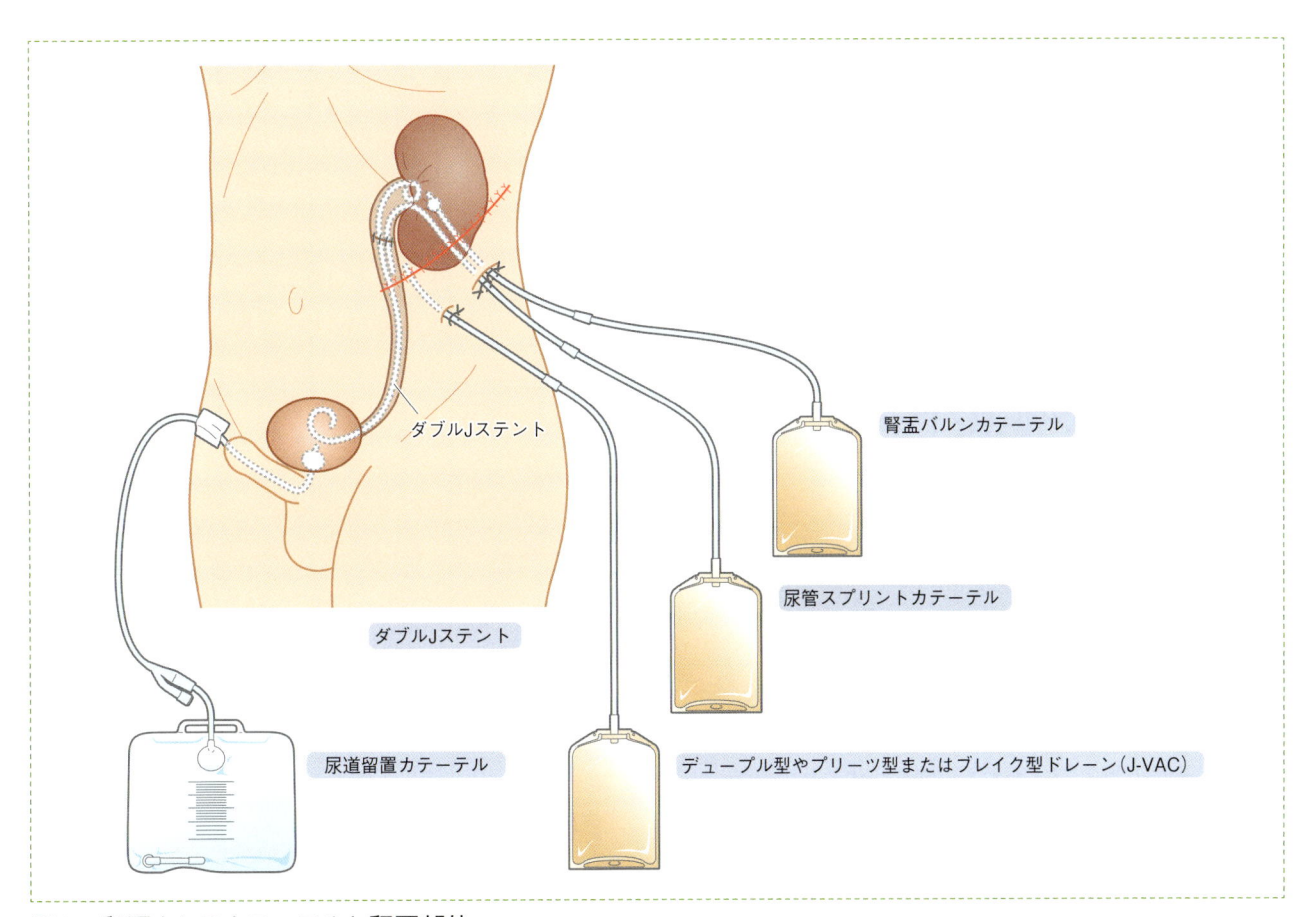

図1　留置されるカテーテルと留置部位
永井秀雄ほか編：臨床に活かせる　ドレーン&チューブ管理マニュアル．p.151, 学研メディカル秀潤社, 2011. より引用

が生じないように，確実に固定し，マーキングを行います．

ドレーンは医師の指示に従い陰圧をかけます．陰圧をかけない場合は，ベッド面より下に排液バッグを固定し，自然落下を促します．逆流が起こらないようにしましょう．

2．挿入部の観察

発赤，腫脹，熱感，疼痛などの感染徴候を観察します．

3．排液の観察

排液は血性の強いものから淡血性，漿液性へと変化します．血性排液が続く場合は術後出血が疑われ，輸血の実施や再手術の可能性があります．

排液量が増加し尿臭を認める場合は尿漏を疑い，尿のクレアチニン値を測定して鑑別します．

尿量の減少は，カテーテルの閉塞や誤抜去を疑います．

4．患者・家族への説明

術後はドレーンが挿入されたままで体位変換や歩行などが行われるため，患者がその状態をイメージできるように，事前に説明を行う必要があります．とくに小児の場合は，家族への指導も重要です．

抜去時のケア

1．ドレーン抜去の判断

ドレーン抜去の判断基準は，以下のとおりです．
① デュープルドレーン：50mL／日以下で抜去（術後2〜3日）
② 腎盂バルンカテーテル：尿管スプリントカテーテル抜去後，造影を行い吻合部からの漏れがないことを確認して抜去
③ 尿管スプリントカテーテル：術後7〜10日を目安に抜去
④ ダブルJステント：術後6週間前後を目安に抜去（膀胱鏡下）

2．計画外抜去時の対応

出血，疼痛，バイタルサイン，尿漏などの観察を行い，清潔なガーゼで挿入部を押さえながら，すみやかに医師へ報告します．

5 腎移植後ドレナージ

腎臓移植とは

末期腎不全に対する治療には，透析と移植の2つがありますが，唯一の根本的治療法は，腎臓移植のみです．これは，機能しなくなった本人の腎臓の代わりに他者の腎臓を移植し，その人の腎臓として機能させるものです．移植が成功し，腎臓が正常に機能するようになれば，生命予後の改善，透析治療の中止など，生活の質の改善や医療費の軽減が期待できます．

腎臓移植には，脳死または心停止のドナー（臓器提供者）からの臓器提供による献腎移植と，主に親族などの血縁者や配偶者などからの臓器提供による生体腎移植があります．献腎移植は，日本では臓器移植法の下で行われており，臓器提供が現れた場合，日本臓器移植ネットワークに登録し待機している人の中からレシピエント（臓器受容者）が選ばれ，移植が行われます．日本では臓器提供そのものが少ないので，献腎移植は欧米諸国に比べて，圧倒的に少ないのが現状です．

腎臓移植術は一般的には，右下腹部の皮膚を約

15cm程度切開します．切開する場所や大きさは，レシピエントの体格により異なります（図1）．

腎臓は本来，腰のあたりにありますが，腎臓移植の際は，移植後の腹膜炎や腸閉塞等の合併症を予防するため腹膜を傷つけないよう，それより下の骨盤の中（腸骨窩）の後腹膜腔に移植します．そして，腎臓に付属している「腎動脈」「腎静脈」「尿管」の3本の管をそれぞれ「内腸骨動脈または外腸骨動脈」「外腸骨静脈」「膀胱」に吻合します．

基本的に，腎不全となった腎臓は萎縮して小さくなっているため，自己腎は摘出せずにそのまま残すことが多いですが，巨大な囊胞腎や，逆流性腎症，また慢性腎盂腎炎，膿瘍などの感染がある場合には，移植後の感染症を予防するため，摘出します．

目的

ドレーンは，尿道留置カテーテルおよびその他のドレーンが挿入されます．目的は以下のとおりです．

1．尿道留置カテーテル

移植までの腎臓の阻血時間（臓器の血流が途絶えてから再開までの時間）により腎機能発現が異なるため，尿流出量や流出再開までの時間も個人差があります．生体腎移植の場合，再灌流直後は阻血による近位尿細管障害によってナトリウムの再吸収低下に伴う水分の再吸収低下が起こるため多尿となり，脱水となりやすいため，時間尿量を正確に計測し，輸液量を調節していく必要があります．

また，血尿の観察という目的もあります．

2．ドレーン

動静脈の血管吻合を行っているため，術後最も注意すべき合併症は出血であり，ドレーンからの出血量や血性の増強は術後出血の指標となります．

移植腎周囲に貯留した滲出液や出血等の排出を行い，移植腎や周囲の血管の圧迫を防ぐという目的もあります．

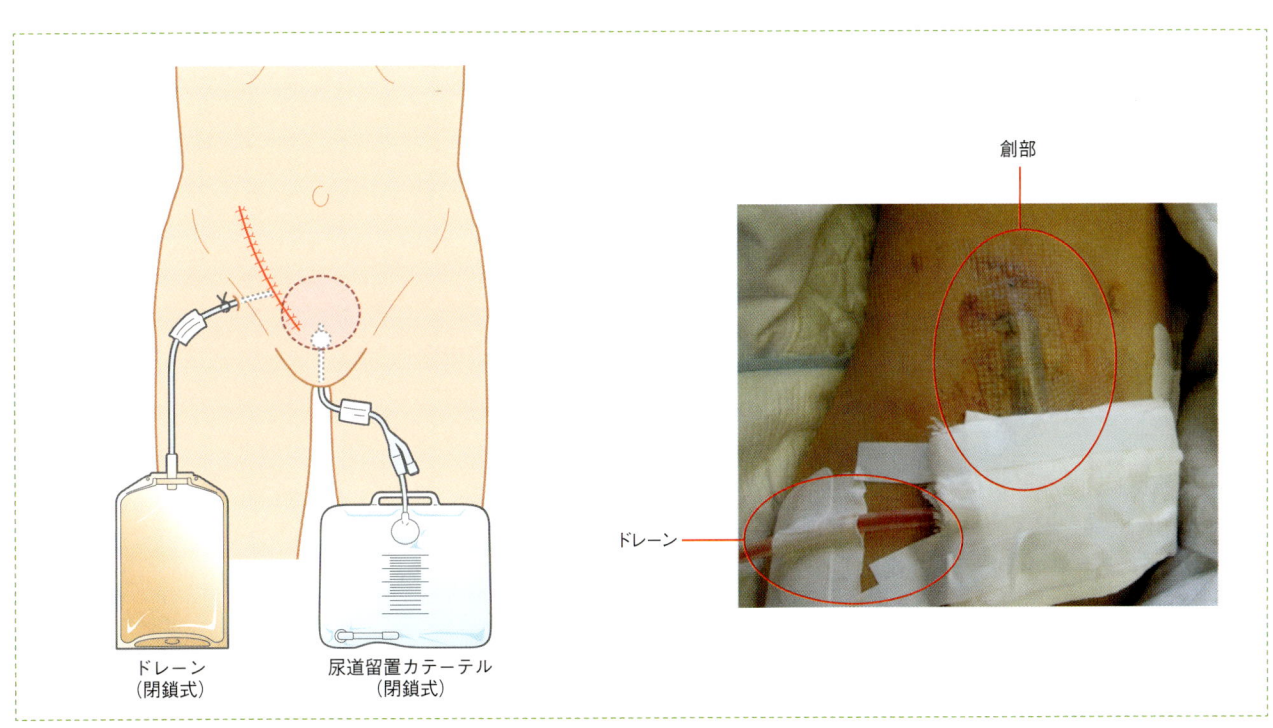

図1　腎臓移植術の切開位置

挿入経路

通常の尿道留置カテーテルと同様に，外尿道孔より膀胱内に留置されます．ドレーンは，一般的に移植腎の外側や裏側に留置されることが多いです（図2）．

留置中のケア

1．尿道留置カテーテル

尿道留置カテーテルでは，尿量・性状の観察，および感染予防が重要です．ポイントは以下のとおりです．

①尿量・性状の観察：尿管と膀胱を吻合しているため，吻合部からの出血により術後数日は血尿をみることがあるため，血尿の増強がないか観察を行います．尿流出が突然止まったり，急激に減少した場合は，吻合部からの漏れや，凝血塊などによるカテーテル閉塞などが考えられるため，尿量の確認とともに，自覚的・他覚的な腹部の張りや違和感などについて観察を行います．大量に流出する尿量を正確に測定する必要があるため，尿流量測定器を使用することがあります（図3）．

②感染予防：免疫抑制薬を使用するため，細菌感染により膀胱炎や腎盂腎炎などが起こる場合があり，頻尿や尿混濁，発熱などの症状の有無の観察が重要です．尿道留置カテーテル留置中の主な感染経路は，カテーテル挿入部，カテーテルとバッグの接続部，バッグの排液口であり，逆行性感染を防ぐために外陰部を清潔に保ち，バッグを患者の身体より上に上げない，検体採取や膀胱洗浄時には清潔操作を行う，尿バッグからの尿破棄時に排液口を汚染しない，などの管理を行います．

2．ドレーン

ドレーンでは，排液量・性状の観察，挿入部の観察，接続・固定の確認，計画外抜去への対応が重要です．ポイントは以下のとおりです．

①排液量・性状の観察：腎移植は，閉鎖空間である後腹膜腔に行われるため，ある程度の出血は自然に止血することもあるが，ドレーンからの排液の性状や量，色調の変化を観察とともに，バイタルサインの変動やヘモグロビンの観察も行うことが重要です．また，凝血塊などによる閉塞がないかも確認します．

②挿入部の観察：免疫抑制薬を使用するため，挿入部の発赤・腫脹など感染徴候の有無の観察が重要です．ドレナージ不全による排液漏れの有無についても確認します．

③接続・固定の確認：ドレーンとバッグの接続が確実にされているかを確認するとともに，誤抜去予防のためにテープ固定を確実に行います．ドレーンは体位や衣服により屈曲しやすい場所に挿入されるため，体位や固定部位の調整を行い，ドレナージが確実に行われているか確認する．離床が開始される際には，以上のことを患者にも十分説明を行います．

④計画外抜去への対応：刺入部を清潔なガーゼ等で保護し，すみやかに医師に報告する．このドレーンは，体内に貯留した物質をすみやかに体外に排出することを目的とした「治療的ドレーン」とは異なり，術後出血や縫合不全等の手術後の経過を開腹せずに把握・観察するために挿入される「情報ドレーン」の要素が強いため，再出血の徴候がみられない限り，計画外抜

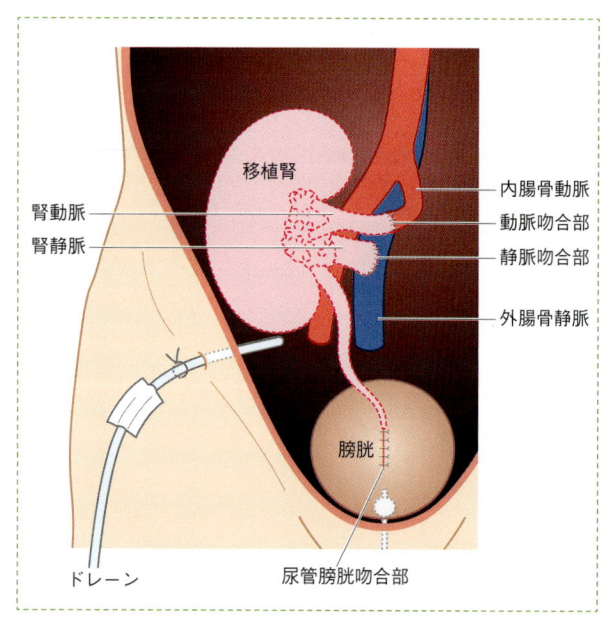

図2　挿入されるチューブ類と留置部位
永井秀雄ほか編：臨床に活かせる　ドレーン&チューブ管理マニュアル．p.159，学研メディカル秀潤社，2011．より引用

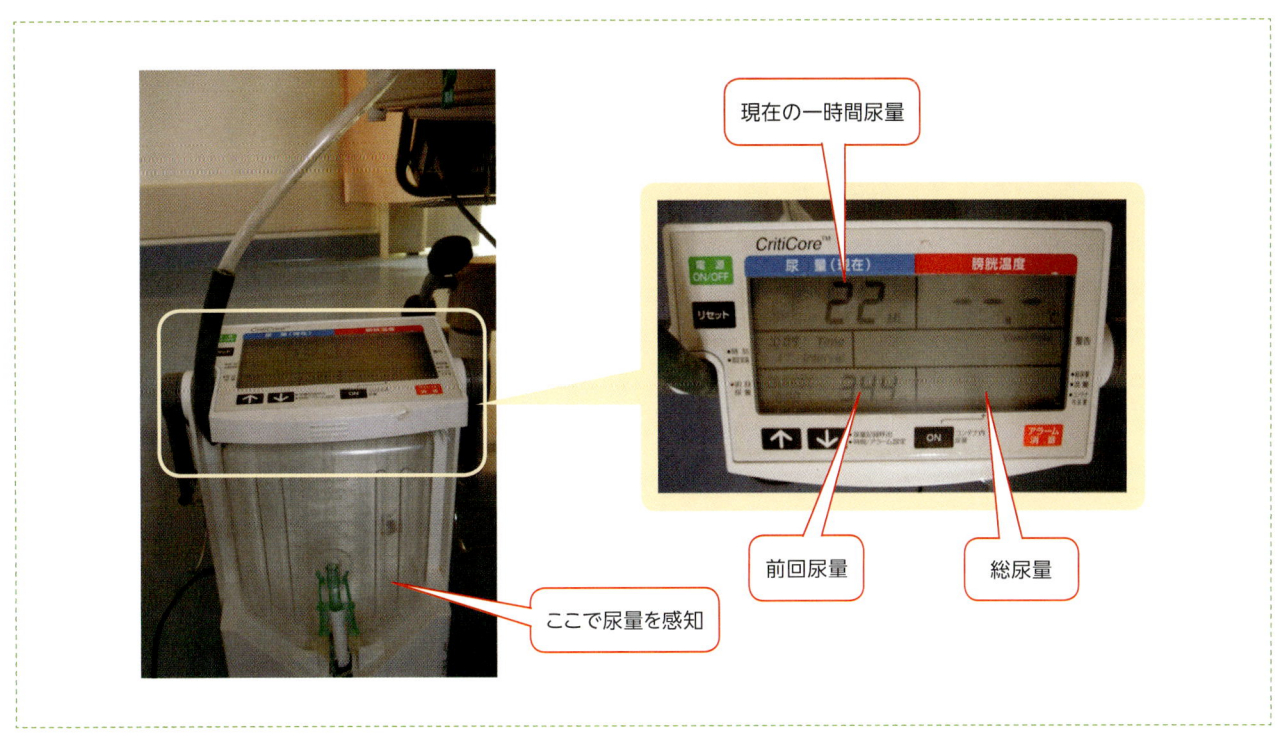

図3　尿流量測定器（バード社製，バード クリティコア）

（画像内ラベル：現在の一時間尿量／前回尿量／総尿量／ここで尿量を感知）

去があってもただちに再挿入とはなりません．

抜去時のケア

1．尿道留置カテーテル

術後の多尿時期が治まって正常尿量となれば，術後10日前後で抜去となります．吻合部からの漏れが疑われる場合は膀胱造影等を行い，異常がなければ抜去とな

ります．抜去後は自尿や残尿感，膀胱炎症状の有無について確認を行います．

2．ドレーン

排液が少なくなり，出血の徴候もなければ，術後5日前後で抜去となります．抜去部の汚染がないようドレッシング材で保護するとともに，発赤・腫脹など創部の感染徴候について観察します．

PART 2 「まずはよく用いられるチューブ・ドレーンを知ろう」編

引用・参考文献（STEP2-7）
1) 佐藤憲明編：ドレーン・チューブ管理&ケアガイド. p.156-159, 中山書店, 2014.
2) 永井秀雄・中村美鈴編：臨床に活かせるドレーン&チューブ管理マニュアル. p.144-146, 学研メディカル秀潤社, 2012.
3) 木下秀文：カテーテル・ドレーンの挿入・抜去に関連するトラブル. 泌尿器ケア, 19:36-39, 2014.
4) 佐藤憲明編：ドレーン・チューブ管理&ケアガイド. p.160-163, 中山書店, 2014.
5) 永井秀雄・中村美鈴編：臨床に活かせるドレーン&チューブ管理マニュアル. p.147-149, 学研メディカル秀潤社, 2012.
6) 窪田敬一編：ナースのための全科ドレーン管理マニュアル. p.123-128, 照林社, 2006.
7) 根本良平ほか：術後ドレーンの観察ポイント. 泌尿器ケア, 18(8):21-26, 2013.
8) 武縄淳ほか：なぜ?がわかる泌尿器科ドレーン・カテーテル管理　②ドレーン管理についてのなぜ?　泌尿器ケア, 13(11):2008.
9) 鶴田早苗ほか編：改訂版よくわかる術後処置マニュアル. p.94-99, 照林社, 2003.
10) 小栗智美：根治的膀胱全摘除術後ドレナージ. ドレーン・チューブ管理&ケアガイド（佐藤憲明編）. p.164-167, 中山書店, 2014.
11) 常森寛行：尿路変向術とは?　泌尿器ケア, 19(8):7-12, 2014.
12) 納田広美ほか：尿路変向術の術直後ケア. 泌尿器ケア, 19(8):22-27, 2014.
13) 平田健一ほか：膀胱全摘除術・回腸導管造設術. 泌尿器ケア2014年夏期増刊:89-95, 2014.
14) 田中秀子：ストーマってなんだろう?　泌尿器ケア2004冬期増刊:24-33, 2004.
15) 松田常美：術直後は何を見る?　泌尿器ケア2004冬期増刊:172-187, 2004.
16) 原田竜三：腎盂形成術後ドレナージ. ドレーン・チューブ管理&ケアガイド（佐藤憲明編）. p.168-170, 中山書店, 2014.
17) 寺坂壮史, 錦健宏ほか：腎移植におけるICU管理. ICUとCCU , 38(2):83-89, 2014.
18) 岡庭豊：病気がみえる　腎・泌尿器Vol.8. メディックメディア. p.232-236, 2012.

STEP 2-8
おさえておきたい系統別ドレーンのケア:
⑧子宮・付属器

1 子宮全摘出後・卵巣嚢腫切除後ドレナージ

目的

子宮がん，卵巣がん，卵巣嚢腫の術後における血液・滲出液・膿などのドレナージ，また，術後出血やリンパ液漏出などを早期発見するため予防的ドレナージとして行われます．

なお，通常の子宮全摘術，卵巣嚢腫切除術のみでは，多くの場合，ドレーンを挿入しませんが，止血困難，滲出液が多い，感染を合併しているといった場合には，挿入されることがあります．

挿入経路

子宮後面と直腸の間隙，ダグラス窩に挿入．ダグラス窩は骨盤腔の最も低い位置であり，血液や滲出液が最も貯留しやすい位置です（図1）．

ドレナージは多くの場合，子宮全摘術後・卵巣摘出術後には経腹的に行いますが，経腟的に挿入されることもあります．

留置中のケア

1．排液，挿入部の観察

排液，挿入部を観察し，性状の変化がないかを確認をします．排液の性状（表1），量に変化がみられたら，医師へ報告して対応します．

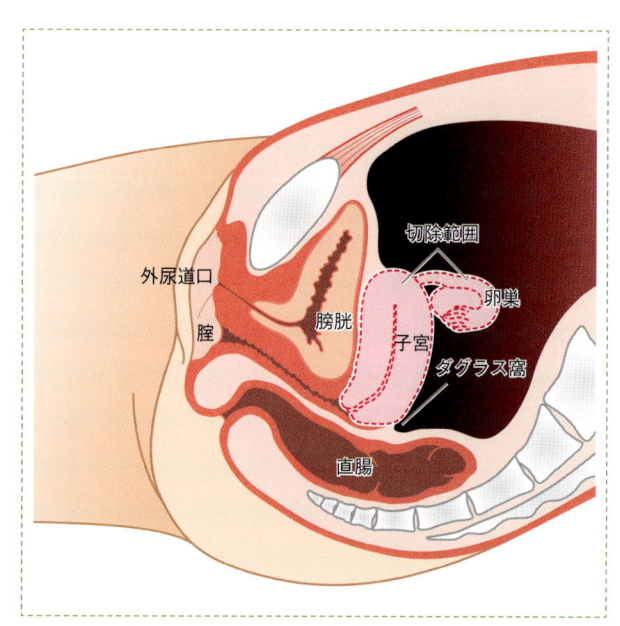

図1 子宮・卵巣の摘出とダグラス窩の位置
永井秀雄ほか編：臨床に活かせる ドレーン&チューブ管理マニュアル. p.172, 学研メディカル秀潤社, 2011. より引用

2. ドレーンの固定

ドレーンの固定が剥がれていないか，縫合固定の位置がずれていないか，感染徴候がないかなどを確認します．

3. 患者・家族への説明

体位変換や離床時にドレーンが抜去されないよう，患者，家族へ説明します．術前から本人へ説明して，十分に理解を得ておくことが重要です．

表1 排液の性状

正常時	サラサラした血性から徐々に薄くなっていく
術後出血	血性排液が増量，ドロドロした血液となる
感染	排液が膿汁様になる 排液から悪臭がする
尿管損傷	排液に尿が混入する 排液量が増量し，排液の色が薄まる 排液から尿臭がする
リンパ液の漏出	排液に透明のリンパ液が混入する 排液量が増量し，排液の色が薄まる

4. 感染防止

逆行性感染を起こさないようドレーン操作時の標準予防策の実施，ドレーンの屈曲，排液バッグの位置が挿入部位より高くならないように注意しましょう

5. 経腟ドレーンに対する留意点

観察時や処置時に，患者が羞恥心を抱きやすいことに配慮します．また，離床や下肢の動きにより，ドレーンの位置がずれやすいため，注意が必要です．逆行性感染を起こしやすいため，外陰部の清潔を保つことにも留意します．

計画外抜去時の対応

ドレーンの挿入目的により，抜去後の観察内容はやや異なります（表2）．対応の基本としては，計画外抜去を発見したら，抜去されたドレーンを観察して先端が体内に残っていないかを確認します．次に，抜去部を観察して疼痛や出血の有無を確認した後，清潔なガーゼで抜去口を押さえながら医師へ報告します．その後，抜去後の症状を観察します．

表2 ドレナージの計画外抜去後の観察内容

ドレナージの目的	ドレナージできなくなったことで予測されること	観察の視点
術後出血の予防的ドレナージ	ドレナージの排液から出血が予測できなくなる	腹痛，ヘモグロビン値の低下，バイタルサインの変化（出血による体液喪失からの呼吸数，心拍数，血圧の変化）
卵巣膿瘍など洗浄後のドレナージ	洗浄液，排膿液の貯留から，腹膜炎を起こすリスクが高まる	腹膜炎症状（発熱・反跳痛）
悪性腫瘍術後ドレナージ	悪性腫瘍の進行度によるが，腹水貯留のリスクがある	腹部膨満 腹部の波動
リンパ液のドレナージ	リンパ液が排液できないことにより，リンパ嚢胞を形成するリスクがある	発熱・腹痛

2 後腹膜リンパ節郭清術後ドレナージ

目的

婦人科悪性腫瘍手術でリンパ節郭清術を行った際、血液・滲出液・膿などのドレナージ、また、術後出血、リンパ液漏出、尿管損傷などを早期発見するための予防的ドレナージとして行われます。

挿入経路

後腹膜とは、腸・肝臓・腎臓・子宮などの臓器が含まれる腹腔の背中側の位置にあたります。ドレーンは、この後腹膜腔の直腸側に挿入されます。

ドレーンの多くは経腹的に挿入されますが、経腟的に挿入することもあります。挿入後、陰圧がかけられます（図1）。

留置中のケア

1. 排液、挿入部の観察

排液、挿入部を観察し、性状の変化がないかを確認します。排液の性状（表1）、量に変化がみられたら、医師へ報告して対応します。

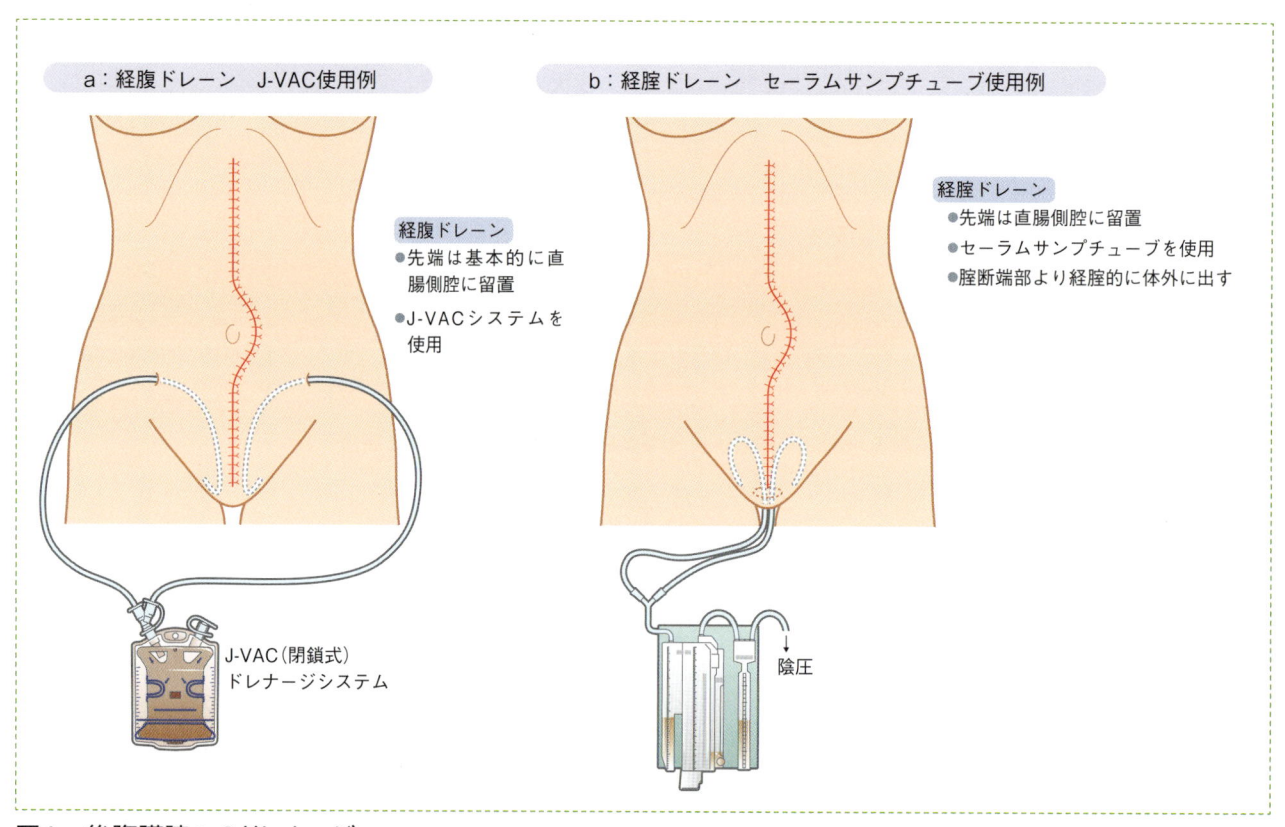

a：経腹ドレーン　J-VAC使用例

経腹ドレーン
- 先端は基本的に直腸側腔に留置
- J-VACシステムを使用

J-VAC（閉鎖式）ドレナージシステム

b：経腟ドレーン　セーラムサンプチューブ使用例

経腟ドレーン
- 先端は直腸側腔に留置
- セーラムサンプチューブを使用
- 腟断端部より経腟的に体外に出す

陰圧

図1　後腹膜腔へのドレナージ
永井秀雄ほか編：臨床に活かせる　ドレーン&チューブ管理マニュアル. p.176, 学研メディカル秀潤社, 2011. より引用

表1 排液の性状と予測される原因

状態と原因	性状と特徴
正常	手術中の洗浄量にもよるが，術直後は血性のサラサラした排液が多くみられる 数日で淡血性，淡黄色となり，100mL/日以下となったらドレーン抜去の目安
術後出血	血性排液が増量，ドロドロした血液となる
尿管損傷	手術操作を行う部位周囲は，尿管，膀胱が近く尿管損傷を起こすおそれがある ドレーンの排液が薄まって増加し，尿臭がした場合は，すぐに医師に報告する
リンパ液漏出	リンパ節郭清術時に，リンパ管が十分に結紮されていないとリンパ液が後腹膜に漏出することがある うまくドレナージされず，腹腔内にリンパ液が貯留すると，リンパ嚢胞の原因となることもある

2．ドレーンの固定

ドレーンの固定が剥がれていないか，位置がずれていないかなどを確認します．

3．患者・家族への説明

体位変換や離床時にドレーンが抜去されないよう，患者，家族へ説明します．術前から本人へ説明して，十分に理解を得ておくことが重要です．

4．感染防止

逆行性感染を起こさないようドレーン操作時の標準予防策の実施，ドレーンの屈曲，排液バッグの位置が挿入部位より高くならないように注意しましょう．

計画外抜去時の対応

基本的には前項の子宮全摘出後・卵巣嚢腫摘出後ドレナージに準じます．

リンパ液のドレナージができない場合はリンパ嚢胞を形成するリスクが高まるので，抜去前の排液量，性状を把握しておく必要があります．抜去部からの滲出液の有無，性状を確認し，バイタルサイン，腹痛など炎症症状の変化に注意しましょう．

引用・参考文献（STEP2-8）
1) Maurice J.Webb編，平松祐司訳：メイヨ・クリニック骨盤外科手術マニュアル．メディカルビュー社，2002
2) 永井秀雄，中村美鈴編：臨床に活かせるドレーン&チューブ管理マニュアル．学研メディカル秀潤社，2011
3) 佐藤憲明編：ドレーン・チューブ管理&ケアガイド．中山書店，2014

STEP 2-9
おさえておきたい系統別ドレーンのケア：
⑨骨・関節

1 関節腔ドレナージ

目的

関節腔には少量の関節液が存在します．この関節液が炎症などにより病的に増加したり，関節腔内に血液が貯留した場合には，体外へ排泄する経路が必要となります．この場合に挿入されるのが関節腔ドレナージです．

関節腔ドレナージは，①関節腔内に貯留した滲出液（血液，膿など）の排泄，②排出液の量と性状観察，③排泄された液体の採取と調査，などを目的として行われます．

関節液とは

関節腔内には少量の関節液があります．関節液は，関節をなめらかに動かす潤滑液の役割と，関節軟骨に栄養素を供給する役割があります．

通常の関節液は糖やタンパク質を豊富に含んでおり，淡黄色透明です．

挿入経路

関節の多くは可動性の関節です．関節は関節包に包まれており，その内部には関節腔という隙間が存在します（図1）．関節腔ドレーンはこの関節腔内に挿入されます（図2）．

ドレーンの選択

関節腔は通常，無菌状態です．したがって，術後などに挿入される関節腔ドレーンは感染のリスクを避けるために，閉鎖式ドレーンシステム（SBバック®など）が使用され，開放式のドレーン（ペンローズドレーンなど）を使用する場合は少ないです．

関節炎などにより関節腔内の洗浄が必要な場合，持続

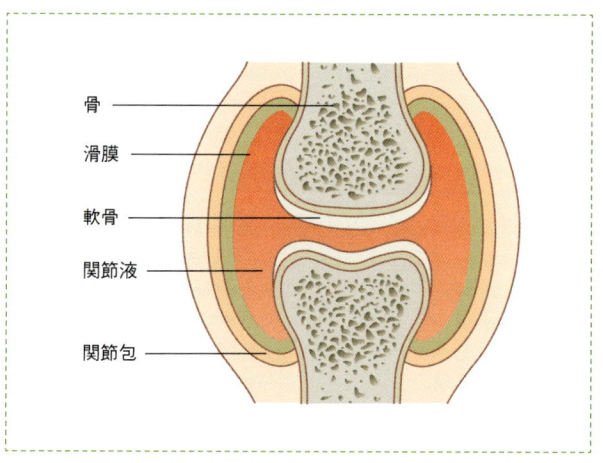

図1　関節の解剖図とドレーン挿入

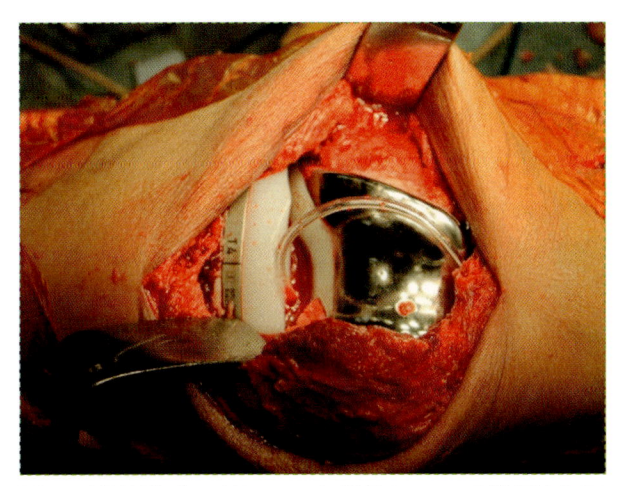

図2　関節腔内にドレーンを挿入している様子（人工膝関節術）

洗浄療法を行うことがあります．この場合，持続的に洗浄液を流すドレーンと排液用のドレーンの2本以上が，挿入されるのが一般的です．

留置中のケア

1．感染予防
関節腔ドレーンは先に述べたように関節腔内に挿入され，関節腔内は通常無菌状態です．したがってドレーン挿入による合併症として常に考慮しなければならないことは，二次感染です．ドレーン刺入部は常に清潔に保つとともに，ドレーンバッグをむやみに開放しない管理が必要です．

また，排液の逆行による感染も考慮する必要があります．バッグ内の排液量を管理するとともに，常に陰圧が正常に機能しているかを確認します．

2．ドレーンの固定
関節腔ドレーンは，可動性のある関節付近から挿入されるため，ドレーンの固定には注意が必要です．刺入部の固定糸のゆるみを確認するとともに，十分にゆとりをもたせて，可動の妨げにならない位置にテープで固定します．

3．排液の観察
関節液の性状は，淡黄色で透明です．関節炎の場合には，膿様の排液や混濁した排液が確認できます．また術後にドレーンを留置した場合には，血性の排液が確認できます．排液の性状と量の変化を確認します．

抜去のタイミング

一般的に，細菌培養の結果や排液量の減少（約50mL以下）により，ドレーン抜去が考慮されます．

2　大腿骨骨頭置換術後ドレナージ

目的

大腿骨骨頭置換術後のドレーンは，人工骨頭置換術などの際，出血による血腫や感染を予防するために挿入されます．

術後創部に血腫を形成したり，死腔が存在すると，手術部位感染（surgical site infection：SSI）を合併するリスクが増加するため，ドレーンは貯留した血液などの滲出液を排泄するために行われます．

挿入経路

ドレーンは関節付近に留置されます（図1，2）．股関

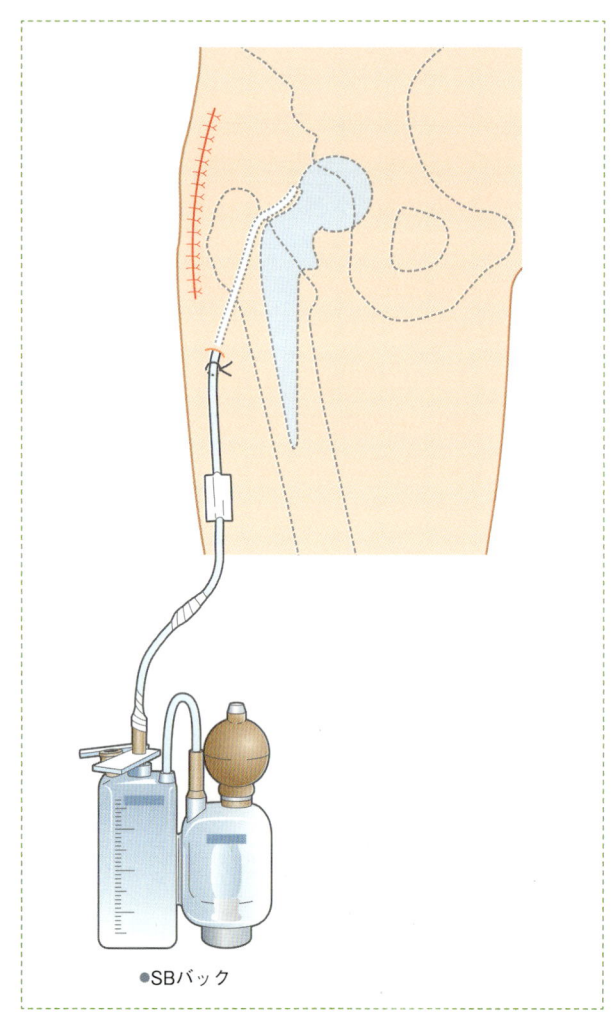

図1　ドレーン挿入部位
永井秀雄ほか編：臨床に活かせる　ドレーン&チューブ管理マニュアル. p.189, 学研メディカル秀潤社, 2011. より引用

関節腔内の人工骨頭付近に留置されたドレーンは創部から離れた位置の皮膚から体外に出され，ドレナージバッグへとつながります．

ドレーンの選択

大腿骨骨頭置換術後のドレーンは人工骨頭の感染を防ぐため，閉鎖式ドレーン（主にSBバック®やJ-VAC®

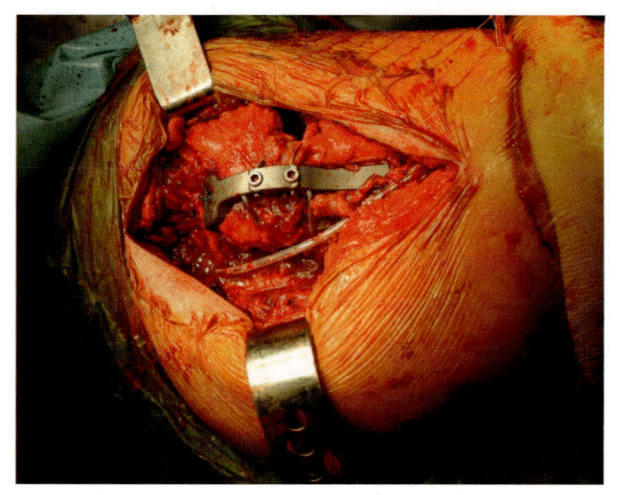

図2　大腿骨骨頭置換術後に留置されたドレーン

など）が選択されます．

CDCガイドラインにおいては，閉鎖式ドレーンを用いることにより，SSIの危険を軽減できるとしています[1]．しかし，ドレーンの有用性に対して否定的な論文もあり[2]，習慣的にドレーンを活用するのではなく，術後出血が予測されるような場合にのみドレーンを使用することも検討されています[3]．

留置中のケア

大腿骨骨頭置換術後のドレーンを管理する際に最も注意しなければならない点は，感染対策です．人工骨頭置換術での感染は完治することは困難であり，最も注意深い管理が必要となります．

血腫の貯留は感染の原因になるため，ドレーンの排液量と流出状況の確認が必要です．早期に抜去することが，感染のリスクを軽減させるといわれています．ドレーンの抜去は48時間以上留置すると感染源となりうる場合があるため，48時間以内に抜去することが望まれています[4]．

引用・参考文献（STEP2-9）
1) Mangram AJ, Horan TC, Pearson ML, Silver LC, Jarvis WR: Guideline for prevention of surgical site infection, 1999. Hospital Infection Control Practices Advisory Committee. Infect Control Hosp Epidemiol. 20(4):250-78; quiz 279-80, 1999
2) Parker MJ, Roberts CP, Hay D: Closed suction drainage for hip and knee arthroplasty. A meta-analysis. J Bone Joint Surg Am, 86-A(6):1146-52, 2004
3) Acus RW, Clark JM, Gradisar IA, Kovacik MW: The use of postoperative suction drainage in total hip arthroplasty. Orthopedics, 15(11):1325-8, 1992
4) Girvent R, Marti D, Muñoz JM: The clinical significance of suction drainage cultures. Acta Orthop Belg, 60(3):290-2, 1994

STEP 2-10
おさえておきたい系統別ドレーンのケア：
⑩その他

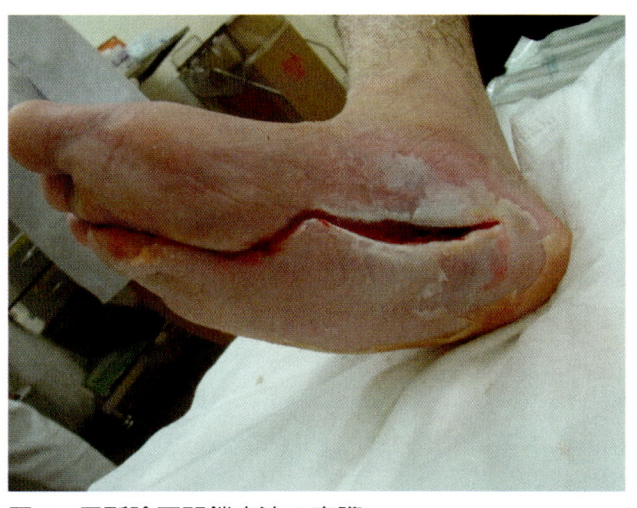

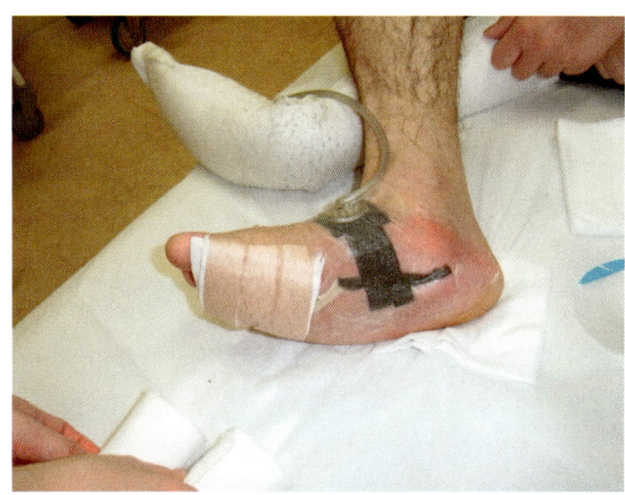

1 局所陰圧閉鎖療法

目的

局所陰圧閉鎖療法とは，慢性創傷（褥瘡，下肢潰瘍，離開層など）に対して，創傷被覆材やフィルムなどで密閉し，吸引装置を使って陰圧をかけることにより，治癒を促進させる治療法です（図1）．

局所陰圧閉鎖療法は，①陰圧にすることで創の収縮を促す，②過剰な滲出液を除去して創傷の浮腫を軽減させる，③細胞・組織に対する物理的刺激を与える，④創傷に血流を増加させる，⑤細菌量を減少させる，などを目的として行われます．

なお，局所陰圧閉鎖療法が不向きな創もありますので（表1），十分に注意しましょう．

局所陰圧療法開始時のケア

創部の上に多孔性フォーム材（以下，フォーム）など

図1 局所陰圧閉鎖療法の実際
糖尿病足壊疽にて，壊死組織のデブリードメント後，感染が認められないため，陰圧閉鎖療法を開始した（KCI社：V.A.C.システム）．

表1　局所陰圧閉鎖療法が不向きな創

1. 悪性腫瘍がある
2. 臓器と交通している瘻孔，未検査の瘻孔がある
3. 創部に壊死組織が多量に存在する
4. 血管や臓器が露出している
5. 創部に明らかな感染徴候がある

を置き，フィルムで被覆し，連結チューブを装着して陰圧をかけます．手順は以下のとおりです．

①フォームの裁断：フォームは創部のサイズに合わせて，少し小さめに裁断する．

②フィルムによる密閉：フォームより大きめにカットし，隙間をつくらないように注意しながら創部全体を密閉する．

③連結チューブの装着：フィルムの上を摘み上げて2cm程度の穴を開け，できるだけ平坦な場所に連結チューブを装着する．

④陰圧開始：チューブに陰圧をかける．圧力は通常，創部の血流が最も増加するとされる125mmHgとする．患者が痛みを訴える場合は，50〜125mmHgで調節する．

留置中のケア

1．リークの予防

リーク（漏れ）の原因は，周囲に水滴が残っていてフィルムが浮く，窪みがある場所に張って隙間ができる，といったことです．フィルム装着部分の水滴を十分に拭き，窪みがある場合はそれを埋めるようにします．

リークが発生した場合は感染の原因になってしまうため，交換を行います．

2．チューブの圧迫を防ぐ

チューブ固定する際は，荷重部や骨突出部位を避けます．また，体位によってチューブを圧迫することがあることに注意します．

3．フォームの交換

創部の状態によって異なりますが，1週間に2〜3回，フォームを交換します．感染徴候（発赤・熱感・疼痛・腫脹）や出血が持続する場合は，中止を考慮します．

4．効果の見極め

足病変で，局所陰圧閉鎖療法を行っても創の収縮や肉芽の増殖が図れない場合，壊死組織が増殖する場合は，血流障害を起こしている可能性があります．血流の評価を行い，血流が低下している場合は，血行再建を優先させるなどの方針の転換が必要です．

抜去時のケア

1．痛みの軽減

留置中のケアにもかかわりますが，「持続する痛みなのか，処置時の痛みなのか」を把握する必要があります．処置時の痛みが予想される場合には，処置前の鎮痛薬投与を検討します．

剥離時の痛みがある場合は，フォームと創部の間にシリコンガーゼなどを装着します．

2．フィルム剥離時の皮膚トラブル

フィルムは洗浄水で濡らしながら，ゆっくり剥離します．皮膚が脆弱な場合は，フィルム装着部位に被膜剤を使用します．

2 肛門ドレナージ（排便管理システム）

目的

　排便管理システムは，直腸に挿入するシリコン性のドレナージチューブと便回収バッグで構成されています．水様便や泥状便を誘導して，閉鎖式に回収・管理するために用いられます（図1）．

　排便管理システムは，①肛門周囲に排泄物が付着することにより発生する皮膚トラブルの予防，②褥瘡や熱傷などの創部の汚染予防，③感染性の下痢における周囲の環境汚染などの防止，④便失禁管理のコストの削減（おむつ交換やシーツ交換，清掃に費やす時間などの看護時間の短縮），などを目的として行われます．

挿入経路

　肛門内に挿入されます．肛門括約筋を超えた位置で固定します．

挿入時のケア

1．準備物品

　①排便管理システムキット，②潤滑薬，③水50mL，④手袋，などを準備します．

2．患者・家族への説明

　患者に意識がある場合は，違和感が強いため，多くの場合で適応にはなりません．

　適応となる患者の家族に対しては，下痢が頻繁で皮膚トラブルの原因になるため，使用することを説明します．

留置中のケア

1．下痢のアセスメント

　便の性状，色などを観察し，なぜ下痢をしているのかをアセスメントします．

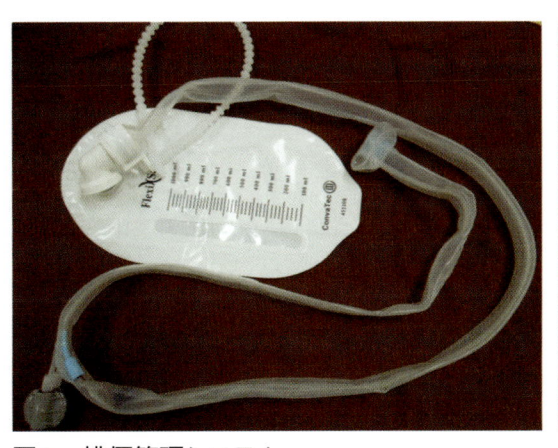

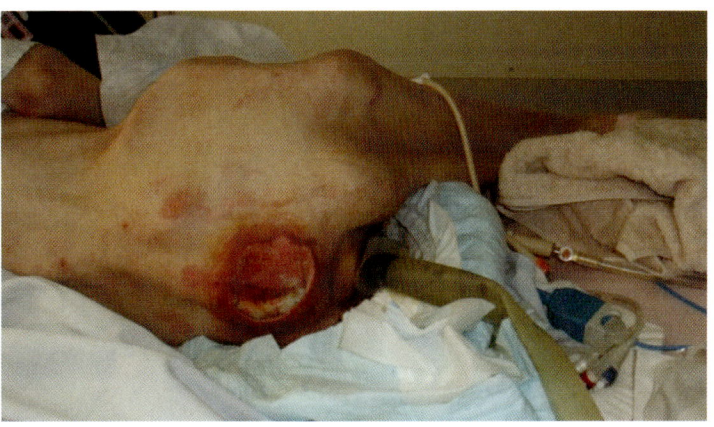

図1　排便管理システム
左は回収バッグ（コンバテック ジャパン（株））．感染性腸炎による下痢に対して排便管理システムを使用し，感染対策と褥瘡の汚染を予防している．

2. カテーテル周囲の観察

カテーテル周囲から便漏れがないかどうか，観察を行います．

3. 液漏れへの対応

シリコンチューブ内に便の停滞または詰まりがある場合も考えられるため，シリコンチューブが屈曲していたりねじれていないかを確認します．また，専用のシリンジに微温湯を入れ，1日1～数回，カテーテル洗浄用ポートから洗浄を行います．

にじむ程度の便漏れが継続する場合は，撥水性のクリームを使用します．チューブの周囲に未滅菌のガーゼを巻き，汚染したらそのつど交換します．

4. においへの対応

においが気になる場合，シリコンチューブ内の便を洗浄で取り除いた後，ストーマ用の消臭薬（スプレータイプやシートタイプ）を適宜使用します．

表1　排便の確認のポイント

1. 便の性状と回数
2. 皮膚の状態：肛門周囲に褥瘡やびらんがないか
3. 病態・治療：感染性の下痢かどうか，抗菌薬の有無，経腸栄養の有無，低アルブミン血症・敗血症・膵炎・熱傷・肝障害・意識障害の程度，過剰輸液　など

5. 違和感が強い場合の対応

意識のある患者は，違和感を訴える場合があります．継続使用することが必要かどうかを，医師・患者と一緒に検討する必要があります．

抜去時・後のケア

排便の性状が泥状から固形になった場合には，排便管理システムは中止します．中止後も，排便状況を確認します（**表1**）．

引用・参考文献（STEP2-10）

1
1) 大浦紀彦編：下肢救済のための創傷治療とケア. p.205-208, 照林社, 2011.

2
1) 田中秀子編：事例でわかる皮膚・排泄ケア. p186-195, 日本看護協会出版会, 2010
2) 佐々木淳一：急性期排便管理の有用!感染対策に活用したい肛門内留置型排便管理システム. エキスパートナース, 28(11):22-26, 2012

STEP 3
おさえておきたいカテーテル関連のケア

1 中心静脈カテーテル（CVC）

目的

重症患者に対して多数の薬剤投与が必要な場合や，消化管を使った栄養投与ができない場合に，中心静脈カテーテル（CVC：central venous catheter）は留置されます．

留置の目的は主に，①カテコールアミンなどの重要薬剤を確実に体内に与薬すること，②患者の循環動態を把握するために中心静脈圧測定（CVP：Central Venous Pressure）を行うこと，③末梢血管確保が困難な場合，④中心静脈栄養が必要な場合，の4点です．

挿入経路

主な挿入経路は①内頸静脈，②鎖骨下静脈，③大腿静脈，の3カ所があり（図1）[2]，それぞれの部位で特徴があります．

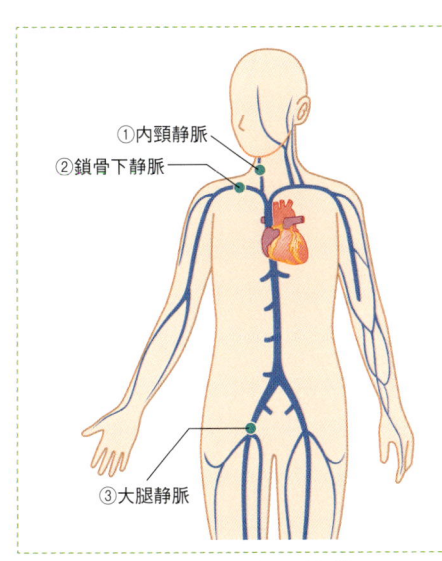

①内頸静脈
挿入の難易度，感染の観点から第一選択となることが多い．頸部の可動性や毛髪があり，固定に工夫が必要となる．
②鎖骨下静脈
肺に近いので挿入時に気胸を合併しやすくなる．挿入後は前胸部の平面に固定するので，固定は容易である．
③大腿静脈
挿入は最も容易．陰部に近く清潔が保ちにくくなる．CVP測定のためには横隔膜上まで40〜50cm近くカテーテルを体内に留置する必要があるため，血栓形成のリスクが高くなる．

図1　CVCの挿入経路の特徴

やむをえない場合もありますが，CDCガイドラインによると，感染性合併症予防の観点から，成人患者の大腿静脈からのアプローチは避けるよう推奨されています[1]．

また，感染性合併症のほかに機械的合併症（例：気胸，血胸，鎖骨下動脈穿刺）のリスクも比較して考慮することが必要です．挿入前に，医師に挿入部位を確認しましょう．

CVCの構造

CVCは，体外から出る投与ルートは複数本に分かれていますが，体内で留置される部位は1本の管であるという構造になっています（図2参照）[3,4]．

先端は，内頸静脈・鎖骨下静脈から挿入している場合は上大静脈に，大腿静脈から挿入している場合は横隔膜を超えて下大静脈まで挿入します．正しい位置に挿入されていないと，CVPを測定することができません．

挿入時のケア

挿入時にはまず，患者や家族へ説明を行います．何のために，どのようなものを留置するかをできるだけ詳しく説明する必要があります．実際に物品を見せたりするのもよいでしょう．

つぎに，患者の準備を行います．基本的に，体位は仰臥位で挿入します．内頸静脈から挿入する場合には，挿入する側の血管がよく見えるように横を向いてもらい，とくに女性の場合には毛髪が妨げにならないよう，束ねるなどして準備をします．大腿静脈から挿入する場合には，剃毛が必要な場合もあります．挿入部位を医師に確認のうえ，必要であれば剃毛を行います．

CDCガイドラインでは，患者にかぶせる滅菌覆布は全身を覆うことを推奨しています[1]．穴あき覆布だけで全身をかぶせることができない場合には，覆布を追加して全身を覆います．

留置中は，看護師は患者の状態のモニタリングを行い，循環変動など異常の早期発見に努め，体位の保持や安静の保持など，CVCが安全・確実に挿入されるように介助を行います．

患者には覆布がかけられているため，自分が何をされているかを把握できない状況にあります．処置の進行状況など，患者への声かけも行います．

留置中のケア

1．カテーテルの固定

カテーテル留置中は患者の体動などで計画外抜去が生じないように，確実な固定を行うことが必要です（図3）．

カテーテルの再固定の際には，刺入部のドレッシングも同時に行います．CDCガイドラインによると，ドレッシング法には滅菌ガーゼか滅菌透明ドレッシングのいずれかを用いること，滅菌ガーゼの場合には2日ごと，透明ドレッシングは少なくとも7日ごとに交換することが推奨されています[1]．

2．薬剤投与ルートの管理

CVCを留置することで複数の薬剤投与ルートができますが，どのルートからどの薬剤を与薬するかを選択することは，CVC管理・薬剤管理を行っていくうえで重要なポイントになります．投与ルートの選択の一例は図2を参照してください．

薬剤によっては配合禁忌も存在します．薬剤をどのように組み合わせてよいかわからない場合には，薬剤師に意見をもらうことも必要です．

3．CVPの測定

CVCを正しい位置に挿入することで，CVPの測定が可能になります．中心静脈は右心房より5cm以内の胸腔内大静脈を指し，その内圧のことを中心静脈圧（CVP）といいます．CVPの基準値は自然呼吸下では3〜8mmHg（5〜10cmH$_2$O）です．

CVP測定の目的は，循環血液量と右心系機能を把握することです．CVPの上昇は循環血液量の増加を，低下は減少を意味すると一般的にはいわれています．ただし，CVP単独で循環血液量を評価することはむずかしいため，水分バランスや体重，血液データ，身体所見などから総合的に評価する必要があります．

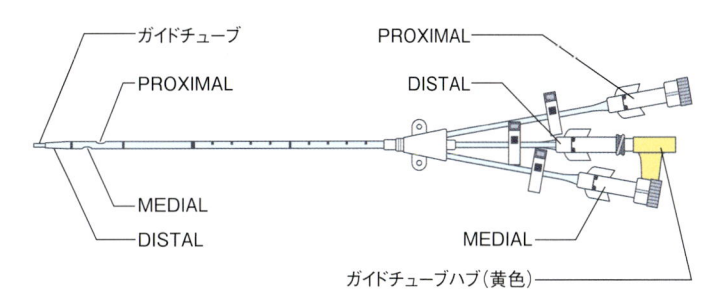

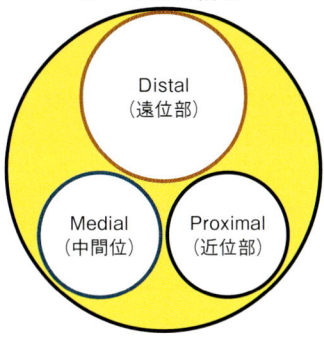

Distal:
- 内腔が最も大きい
- メインルートおよび緊急ショット薬剤（IVルート）
- 先端が一番深く挿入されるので、CVP測定にも用いる．

Medial:
- カテコールアミンなど重要薬剤を選択．側管投与禁止

Proximal:
- 浅い部分に挿入されているので、引っ張られると一番先に体外に出てしまう．
- 鎮痛鎮静剤など体外に抜けても生命に直結しない薬剤を選択する．
- ※ 多剤の与薬指示がある場合には、「循環作動薬」「鎮痛鎮静剤」など、同じ薬効のものを同一ルートから与薬する．

図2 CVCのしくみ
医薬品医療機器情報提供ホームページ：テルモ社CVレガフォースフルキットより

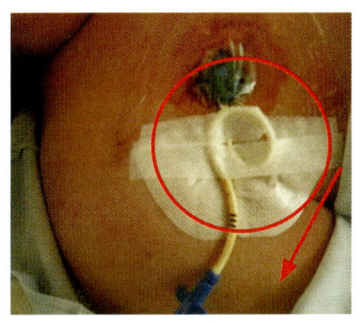

ループをつくる．ループをつくることで、矢印方向に力が加わっても、ループが外れ、抜去に至ることを防ぐことができる．

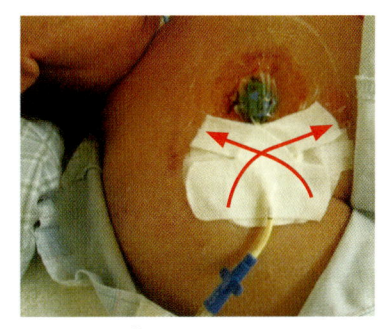

さらにテープで固定をする．矢印のように割の入ったテープで固定することで、固定は強固になる．

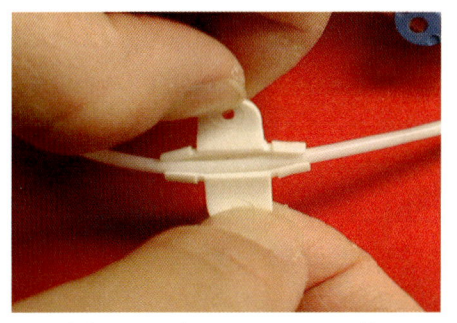

CVC本体は2つの部品でカテーテルを挟んで固定をしている．強くカテーテルを引くと、部品を残してカテーテルだけが体内から抜けてしまう．

観察項目
①カテーテルの固定→カテーテルが抜けていないか、固定位置をチェックする．CVCには目盛がついている．また、X線による位置の確認も行う．
②感染徴候→刺入部の発赤、熱感、排膿の有無
③出血→刺入部から滲み出てくる出血のほか、刺入部が腫脹してくることもある．貧血・炎症反応など検査データも確認する．

図3 カテーテルの固定方法と留置中の観察ポイント

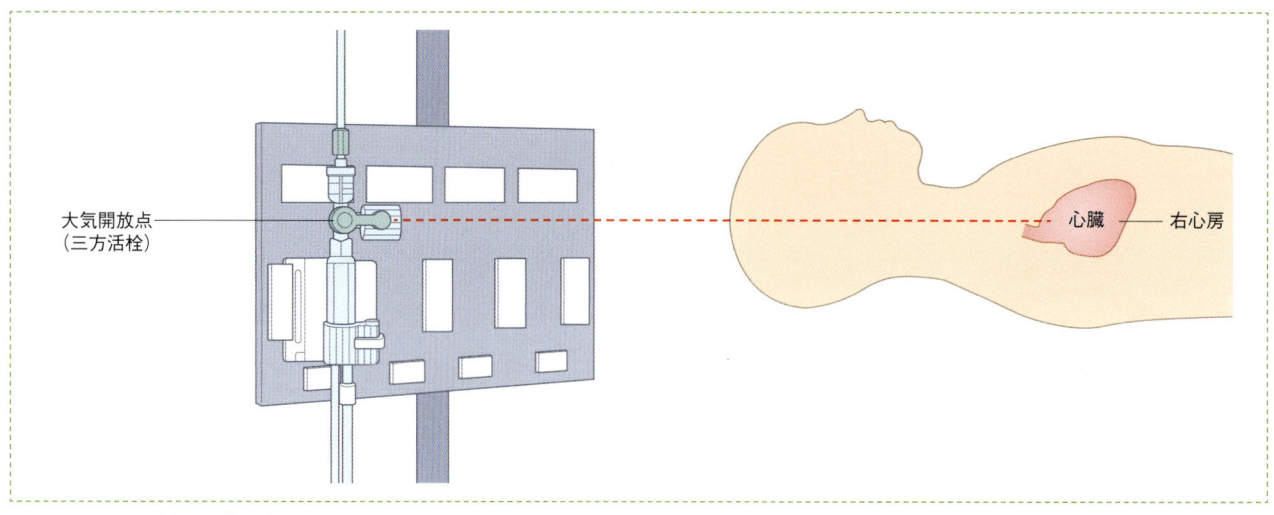

図4　CVP測定とゼロ点設定

4．CVP測定とゼロ点設定

　ゼロとする点は心臓の右房の位置とし，具体的には第四肋間中腋下線上とします（図4）．

　ゼロ点設定は，まずトランスデューサーを第四肋間中腋下線上で調整，大気に開放し，モニタのゼロ点設定ボタンを押します．モニタのCVPの数値が「0」になったことを確認して，開放したトランスデューサーを閉じます．これでゼロ点設定の調整が終了です．

　CVPはカテーテルが胸腔内に位置していることもあり，胸腔内圧の影響を受けるため，呼吸によって変動します．そのため，患者の吸気か呼気かによって数値が異なります．自然呼吸では，横隔膜が収縮することで胸腔内の陰圧は吸気時に強くなり，呼気時に弱くなります．つまり，呼気の終末期では胸腔内圧の影響がほとんどなくなるため，呼気終末期（息をはききったとき）にCVPを測定します．

抜去時のケア

　中心静脈栄養の終了や患者の状態安定などでCVCが不要になった場合，CVCは早期に抜去することが必要です．CDCガイドラインでは明確な抜去時期についての記載はなく，不要になった血管内留置カテーテルはすみやかに抜去することが推奨されています．しかしながら，CVCは血管内に異物を留置しているので，留置期間が長くなれば感染を引き起こすリスクも高くなると考えられます．カテーテルの早期抜去は，感染予防や計画外抜去予防の観点から必要なことです．

　CVCが感染源と疑われ，抜去する場合にはカテーテル先端を培養検査することがあります．

　カテーテルを抜いた後はガーゼで抜去部を圧迫し，止血されたことを確認し，パッド付きの被覆材などで保護します．

　凝固異常を呈している患者では再度出血するリスクがありますので，引き続き抜去部の観察を行います．

2　ブロビアックカテーテル

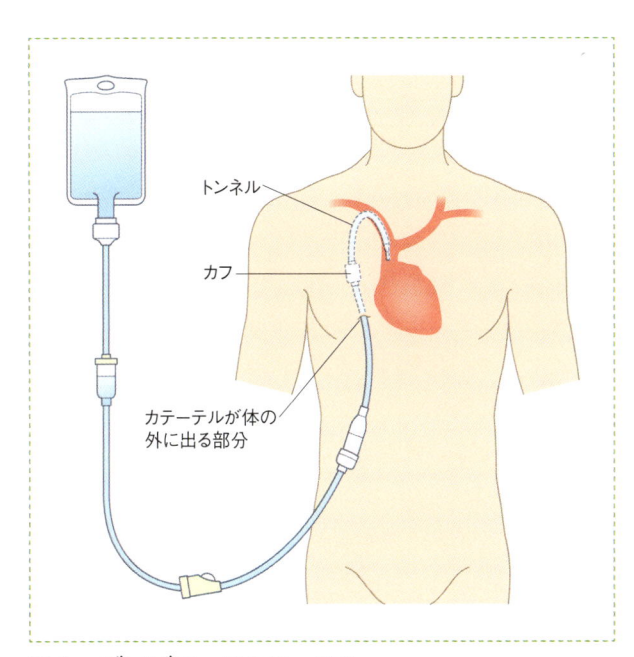

ブロビアックカテーテルは，長期留置が可能な中心静脈カテーテルです（図1）．

皮下トンネル内のカテーテルの途中に，高分子繊維のカフが取り付けられており，このカフに毛細血管が成長してからみあうことで，カフが固定され，抜けにくくなります．カフは6週間程度で生体と固着するといわれています[1]．またこれらの構造により，感染のリスクが低く，長期に使用することができます．

ブロビアックカテーテルと似たものに，ヒックマンカテーテルがあります．カテーテルの内腔の太さなどを除いて，製品の特徴に変わりはありません．

目的と適応

ブロビアックカテーテルは，抗がん剤投与や中心静脈栄養が必要な場合などの薬剤や輸液投与を目的とし，30日以上留置が予定されている場合に適応となります[2]．

図1　ブロビアックカテーテル

採血をカテーテルより施行することもできます．身体への針の穿刺が不要となるため，小児に多く使用されます．

挿入部位

カテーテルは鎖骨下静脈などの大血管に挿入され，皮下を通り，前胸部より体外に出されます．

挿入時のケア

中心静脈カテーテルの挿入に準じて行われますが，小児患者では全身麻酔下で挿入されます．事前に写真や模型などを用いて，年齢や発達に応じたプレパレーションを行います．

プレパレーションとは「心の準備」のことであり，病気や治療について患児自身が納得できるような方法で説明し，子どもおよび両親の対処能力を引き出す環境づくりを行って，不安・緊張・恐怖心などを最小限に抑えるケアを提供していくことをいいます．

留置中のケア

1．ルートの固定

カテーテルの体外部分は，たゆみをもたせてテープで固定します．

ブロビアックカテーテルには，挿入されている長さがわかる印が記載されていないため，ドレッシング材の交換時に，カテーテルの体外部分の長さを計測するなどの工夫を行います．

カテーテルの損傷は，補強されていない細い部分がねじれることで起こることが多いため，身体へのテープ固定は，太く補強された部分まで行うことが重要です．また，カテーテルをクランプする際は，この太く補強され

た部分で操作し，カテーテルが損傷するのを予防します（図2）．

2．ドレッシング材の交換

ブロビアックカテーテルにおけるドレッシング材交換の頻度に関して，その方法などを推奨しているガイドライン等はありませんが[2]，一般的には非トンネル型CVカテーテルと同様に，透明ドレッシングは週1回，ガーゼドレッシングは2日ごとに交換します．

3．損傷時の対応

カテーテルが損傷した場合は，リペアキット®を使用して修理することが可能です．挿入中のカテーテルサイズに合ったリペアキット®を常備しておきます．

カテーテルの抜去

カフが皮下組織に固着しているため，小切開を加えて外科的に取り出す必要があります．小児患者は挿入時と同様に，全身麻酔下で抜去します．

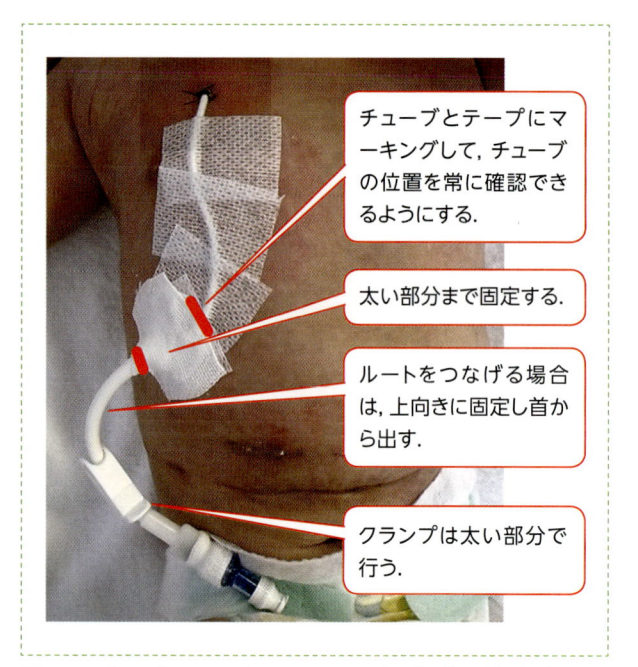

図2　ブロビアックカテーテルと固定時の注意点
- チューブとテープにマーキングして，チューブの位置を常に確認できるようにする．
- 太い部分まで固定する．
- ルートをつなげる場合は，上向きに固定し首から出す．
- クランプは太い部分で行う．

3 PICC

PICC（peripherally inserted central catheter）とは中心静脈カテーテルの一種であり，末梢から挿入する中心静脈カテーテルです．

目的

PICCを，頸部静脈や鎖骨下静脈から挿入する中心静脈カテーテルと比較すると，解剖学的に気胸は起こりえず，神経損傷や動脈穿刺，大血管損傷など，生命にかかわるような合併症が少ないという特徴があります[1]．

また，穿刺部の違いから患者に与える不安も少なく，高浸透圧の薬剤や血管に刺激のある化学療法薬等が投与できるという利点もあります．カテーテルから採血ができるものもあり，使用しないときは医師の指示や添付文書に従い，ヘパリン加生理食塩水または生理食塩水のみでロックが可能です．

一方，長期間留置するカテーテルであるため，静脈炎，感染リスク[1]があるほか，カテーテルが長いことにより，カテーテル先端の位置異常が起こることがあります[2]．

挿入経路

肘や上腕の静脈から穿刺し，カテーテル先端を上大静脈に留置します（図1）．

挿入時のケア

局所麻酔で行われることが多いため，異常を感じたときは動かず，声で知らせてもらいます．

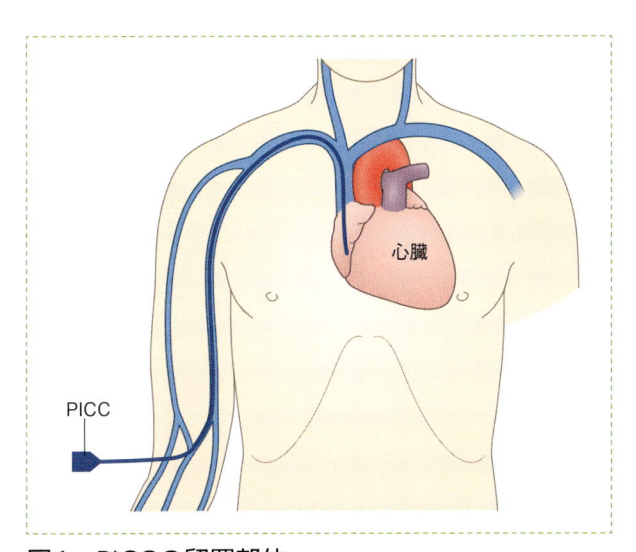

図1　PICCの留置部位

挿入中のケア

刺入部の固定では，観察できるように透明なドレッシング材を用い，発赤，疼痛，熱感など，感染徴候の観察を行います（図2）．

輸液・採血終了後は，確実に生理食塩水やヘパリン加生理食塩水でフラッシュし，カテーテルの閉塞を予防します．また，前腕・肘部から挿入している場合，肘関節の屈曲により滴下不良となることがあるので，注意します．

閉塞が考えられる，また感染徴候があるなど，異常があれば医師へ報告します．

患者に対しても，刺入部の異常を感じたら報告してもらうことを依頼し，また，刺入部から出ているカテーテルを引っぱらないよう注意してもらうよう指導します．

抜去時のケア

医師が固定を外してゆっくり引き抜きます．抜去後は確実に止血を確認します．

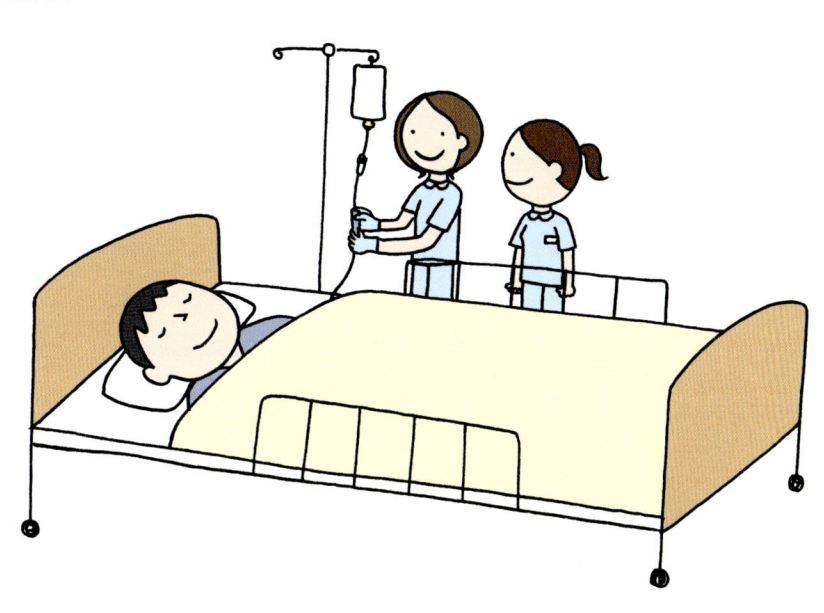

4 末梢カテーテル／ミッドラインカテーテル

目的

末梢静脈から薬剤や電解質液，輸血などを投与する目的で挿入されます．

末梢静脈から薬剤を投与する際には，血漿より浸透圧が高い輸液や，pHが高いまたは低い輸液を投与すると，血管痛や静脈炎が起こります．浸透圧が低い輸液を投与すると赤血球の溶血が起こるため，単独で点滴投与は行うことができません．

中心静脈は血液量が多く，濃度の高い薬剤であっても血液によって薄められるため，血漿と浸透圧が等張に近くなります．そのため，高浸透圧の薬剤や細胞障害性の高い薬剤を投与する場合は，中心静脈カテーテル（CVC）から投与します．

カテーテルの種類

カテーテルの長さによって，ショートカテーテルとミッドラインカテーテルに分類されます．

1. ショートカテーテル

ショートカテーテルは，挿入手技がほかのカテーテルと比較して容易なため，臨床で最も多く使用されます．通常，手の静脈に挿入され，長さが3インチ（7.62cm）未満です．

末梢静脈のカテーテル留置期間は72～96時間以上に及ぶと，血栓性静脈炎や細菌の定着がみられる[1]といわれているため，長期間の挿入において感染リスクが高まります．輸液期間が6日を超えると予測される場合には，ミッドラインカテーテルかPICC（p.188参照）を使用

表1 注意が必要な代表的な薬剤

薬剤の種類	種類	注意点
浸透圧が低い輸液（低張液）	蒸留水，注射用水	単独での点滴禁止
浸透圧が高い輸液（高張液）	高カロリー輸液（ハイカリック，アミノトリパ，ピーエヌツインなど）10％以上のブドウ糖液	中心静脈から投与
	アレビアチン，メイロン，KCL	溶解液で浸透圧を等張に近づけることが望ましい．血管炎に注意
pHが低い（酸性）注射薬	ボスミン，バンコマイシン，ミリスロール，インデラル，ミノマイシン，ジェムザール　など	血液によって薬剤のpHが緩衝されて正常に近づけられるため，血流の多い太い血管を選択して投与することが望ましい．
pHが高い（アルカリ性）注射薬	アレビアチン，デノシン，ソルダクトン，ラシックス，メイロン　など	
細胞傷害性が高い薬剤	FOY，レミナロン，フサン，ボスミン，イノバン，ドキソルビシン，ドキシル，エピルビシン，オンコビン，エクザール，パクリタキセル，ドセタキセル　など	末梢静脈から投与可能であるが，点滴が漏れると組織壊死を起こすことがあるため，投与時には注意が必要

します．

2．ミッドラインカテーテル

ミッドラインカテーテルの長さは3〜8インチ（7.62〜20.32cm）で，先端は中心静脈に届きません．ただし，PICCの普及により，現在はあまり用いられなくなっています．

挿入時のケア

橈骨皮静脈，前腕正中皮静脈，尺側皮静脈，背側中皮静脈から選択します．

動脈穿刺や神経穿刺の危険がある部位は避けます．また，肘窩内側は，上腕動脈や尺骨神経，正中神経が浅く走っているため避けます．手首橈骨側には橈骨神経が浅く走っており，神経損傷のリスクが高くなります（図1）．

また，知覚麻痺がある四肢は，漏れても痛みを感じず発見が遅れるため，避ける必要があります．

シャント造設側の腕は，カテーテル留置に関連する感染が全身感染になる危険性と，駆血することによってシャント閉塞のリスクがあるため，避けます．

乳房切除側の上肢は，リンパ浮腫のリスクがあり圧迫を避けるため行いません．

留置中のケア

挿入部を観察します．観察しやすいよう透明のドレッシング材を使用します．発赤，腫脹，疼痛の静脈炎の徴候や滴下不全など異常があれば抜針します．

抜けないようにルートをループし固定します（図2）．患者には，異常を感じたら看護師へ伝えるよう指導します．ルートを引っぱらないことや，逆流を防止するため挿入部を上げない（極端に腕を上げない）ことも指導します．

抜去時のケア

患者へカテーテルを抜くことを説明した後にカテーテルを抜去します．抜去後はすみやかに止血をし，止血ができているかを確認します．

患者が誤って抜いてしまったなどの計画外抜去時は，まず止血を行います．カテーテルの破損が起きていないかを確認し，破損している場合は体内残存の可能性があるため，医師へ報告します．

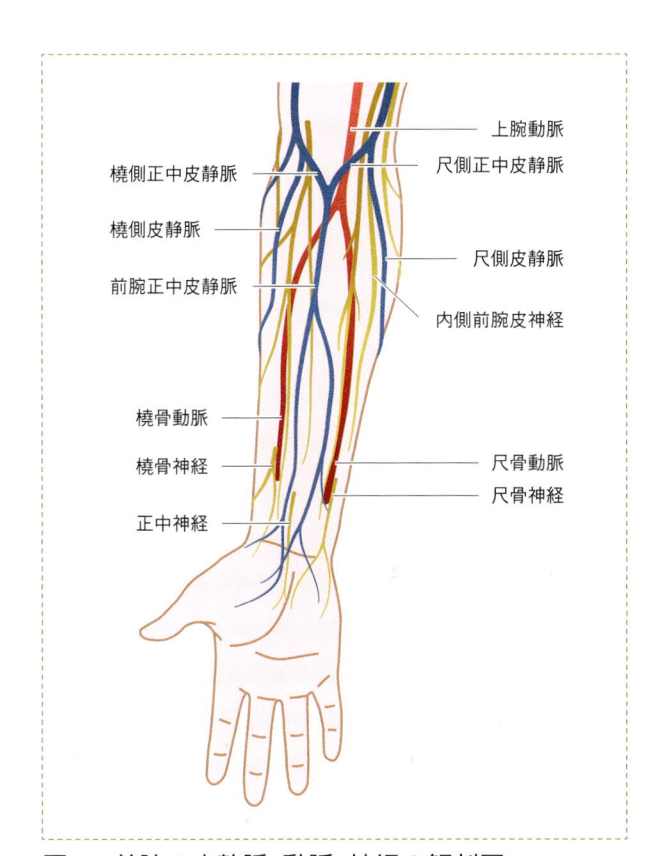

図1　前腕の皮静脈，動脈，神経の解剖図

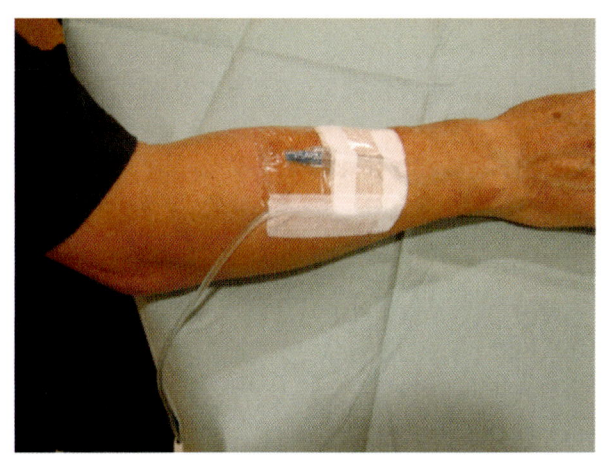

図2　末梢カテーテルの固定方法

5　CVポート

　CV（central venous）ポートとは中心静脈カテーテルの一種で，皮下埋め込み型ポートのことです．

目的

　CVポートは，繰り返し化学療法が必要な場合や長期の高カロリー輸液を行う場合などに適応されます．
　ポートは圧縮シリコン素材でできており，穿刺部の面積が広いため穿刺が簡便で，患者や家族が在宅で管理することも可能です．

挿入経路

　通常は右または左の胸の皮膚の下にポートを埋め込み，カテーテルの先端を上大静脈に留置します（図1）．
　CVポートの埋め込みには，局所麻酔の小手術が必要です．

埋め込み時のケア

　患者や家族に対して，CVポートの注意点について以下の内容を説明します．
①入浴するときはポート部の保護は不要であり，そのまま入浴できること．
②ポート埋め込み部に負担がかかるような激しい運動は避けること．
③ショルダーバッグのひもなどが埋め込み部に当たらないよう注意する[4]こと．

留置中のケア

1．観察

　輸液中は，滴下の状態を確認するとともに，ポート周囲の疼痛・冷感・腫脹・違和感などの薬液漏出の徴候がないことを確認します．
　また，ポート留置部の疼痛・発赤・腫脹，そして発熱などの感染徴候がないことを確認します．

2．ドレッシング材，ポート専用針の交換

　透明ドレッシング材は週1回，ガーゼドレッシング材は週2，3回交換します[1)2)]．
　ポート専用針は7日ごとに交換します[3)]．

3．CVポートのフラッシュ

　使用していないポートは，4週間に1回以上フラッシュを行います．フラッシュには，ヘパリン加生理食塩水

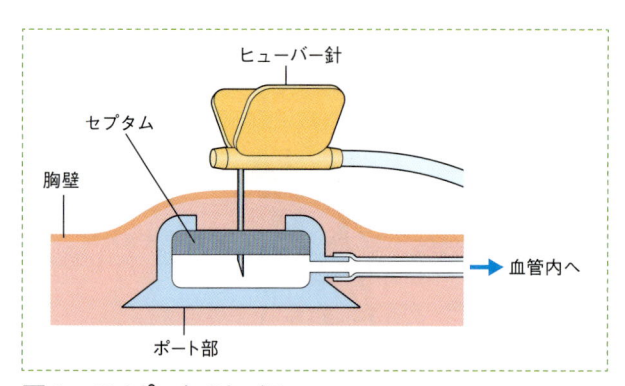

図1　CVポートのしくみ

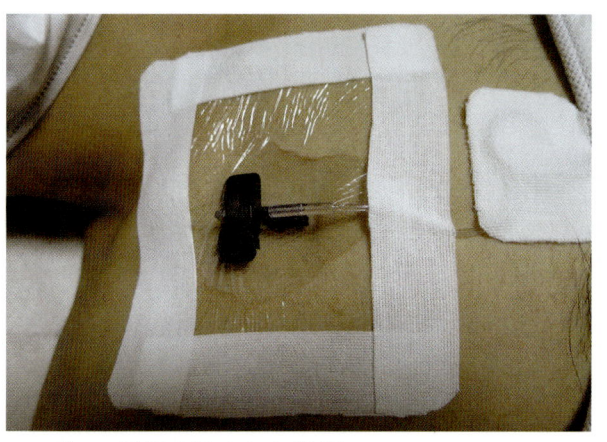

CVポートが埋め込まれた状態
ヒューバー針の固定は，透明なドレッシング材で覆い，ルートを一度ループして，テープなどで固定する．

を使用しますが，製品によっては生理食塩水でも可能というものがあるため，添付文書を参照してください．フラッシュ時は，ポート部への圧力が大きくならないよう10mL以上のシリンジを使用します．シリンジを一定の圧ではなくリズミカルに押すことで，波動を生じさせて，ポート内をより効果的に洗浄することができます．

6 スワン・ガンツカテーテル

目的

スワン・ガンツカテーテル（Swan-Ganz catheter）は，心臓血管外科手術や補助循環使用中の循環動態の把握，肺動脈圧変化などの確認のために挿入されています（図1）．

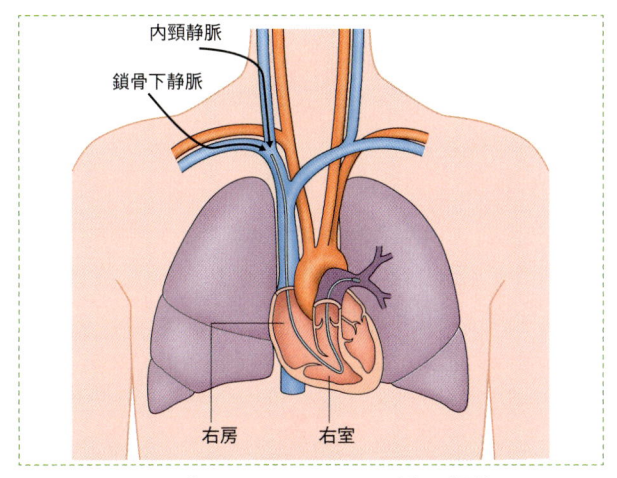

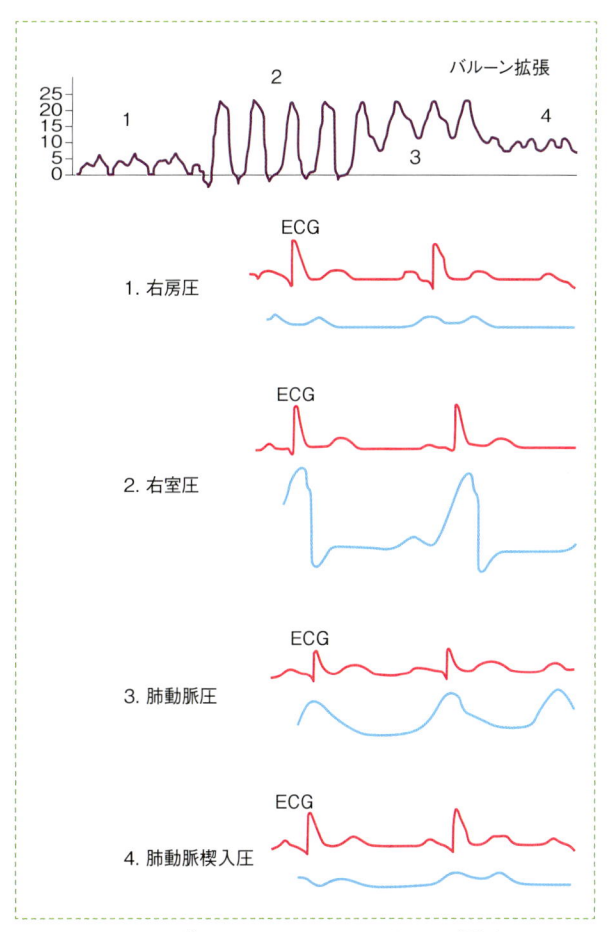

スワン・ガンツカテーテルにより，右心内圧・肺動脈圧・肺動脈楔入圧などの測定や（図2），熱希釈法による心拍出量の測定などを行うことが可能です．

スワン・ガンツカテーテルを挿入して心係数と肺動脈楔入圧との関連から，Forrester分類（図3）を利用して，心不全の評価に役立てることができます．しかし現在ではカテーテル挿入による感染のリスクを勘案し，不必要に挿入しない，もしくは早期に抜去する傾向にあります．

挿入経路

挿入部位の多くは右内頸静脈（図4）ですが，鎖骨下静脈，大腿静脈などからのアプローチも可能です．個人

図1 スワン・ガンツカテーテルの挿入部位

図2 スワン・ガンツカテーテルによる圧測定

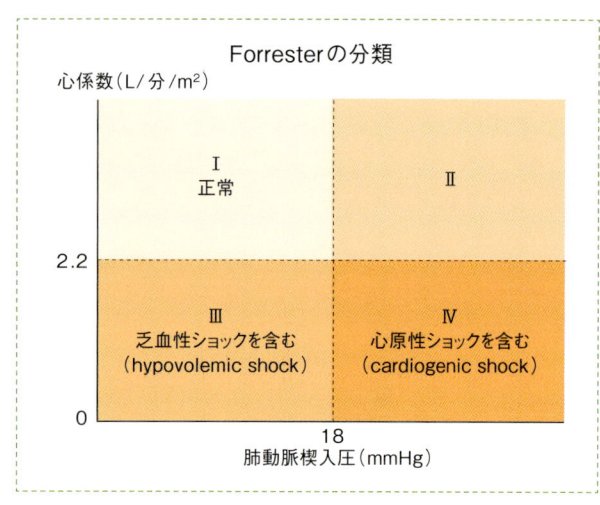

図3　心不全評価の分類

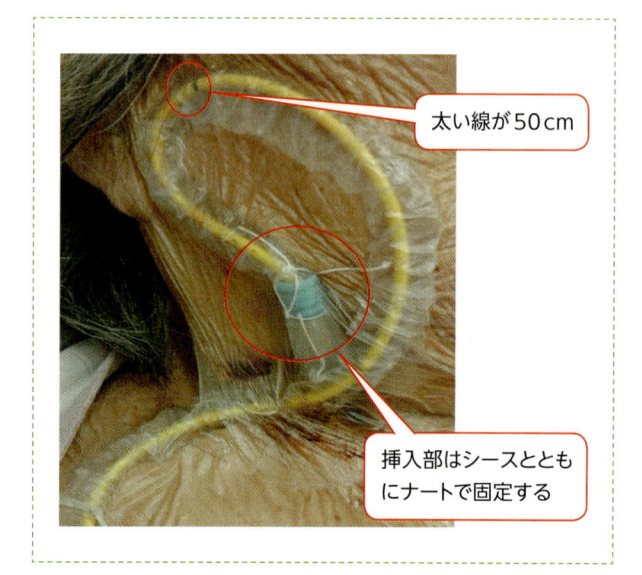

図4　スワン・ガンツカテーテルの内頸静脈からの挿入
挿入の長さがわかるように透明なテープで固定し，皮膚の状態を観察する．

の体格にもよりますが，挿入されるカテーテルの長さは，内頸静脈では40〜55cm，鎖骨下から35〜50cm，大腿静脈60cmとされています．カテーテルは10cmごとに印がついているため，固定時にはどこの部位から何cm挿入されているかの確認が必要です．

挿入はX線透視下で行われるほうが安全ですが，非透視下でもモニタの圧波形を確認しながら挿入することが可能です．

挿入時のケア

1．挿入中の確認事項

スワン・ガンツカテーテル挿入時は，圧波形の変化に注意が必要です．挿入時は図2のように，①右房圧（RAP：right atrial pressure），②右室圧（RVA：right ventricular pressure），③肺動脈圧（PAP：pulmonary arterial pressure），④肺動脈楔入圧（PCWP：pulmonary artery wedge pressure）を確認しながら挿入していきます．

波形の変化とともに，挿入中右心房に先端が当たると心房性期外収縮が，右心室に当たると心室性期外収縮が出現します．これらの波形を確認することで，非透視化での挿入位置の予測を行います．

2．カテーテルの固定

カテーテルを固定した後でも，カテーテルの落ち込みや入り込みが生じる可能性があります．挿入部だけでなく，X線透視下にて体内のズレを確認することが必要です．

3．合併症

スワン・ガンツカテーテル挿入患者は循環器系の疾患をもつ患者が多く，抗凝固薬の内服をしていることが多いため，挿入時は出血に注意が必要です．

また，スワン・ガンツカテーテルを挿入するときにはまずシースを挿入することから，血管損傷が生じたり，挿入部位によれば気胸を起こす可能性もあります．

4．ゼロ点設定

PAPなどの圧の測定を行う場合には，必ずゼロ点を正しい位置に設定しているかを確認することが重要です．ゼロ点の位置が心臓の高さとなっているため，位置がずれると測定圧が変わってしまいます（p.186・図4参照）．

ゼロ点より高い位置にあれば測定圧は低くなり，ゼロ点より高い位置にあれば測定圧は低くなります．圧を確認する場合は，測定時の体位に合わせて，ゼロ点を変更させる必要があります．

7 Picco

目的

Piccoは血圧，心拍数，血液容量や血管抵抗などの全身の循環に関する情報をモニタリングし，適切な循環管理を実施するために使用します．

また，ショックの鑑別，肺水腫の程度と鑑別にも用いられます．

挿入経路

Piccoカテーテルは通常の動脈圧を測定するカテーテルの挿入部位と変わりませんが，比較的中枢側の動脈である大腿動脈や上腕動脈が選択されます．

中心静脈カテーテルは，冷水の注入や中心静脈圧の測定が必要であることから，内頸静脈か鎖骨下静脈が選択されます（**図1**）．

中心静脈カテーテルの挿入時・留置中・抜去時のケア

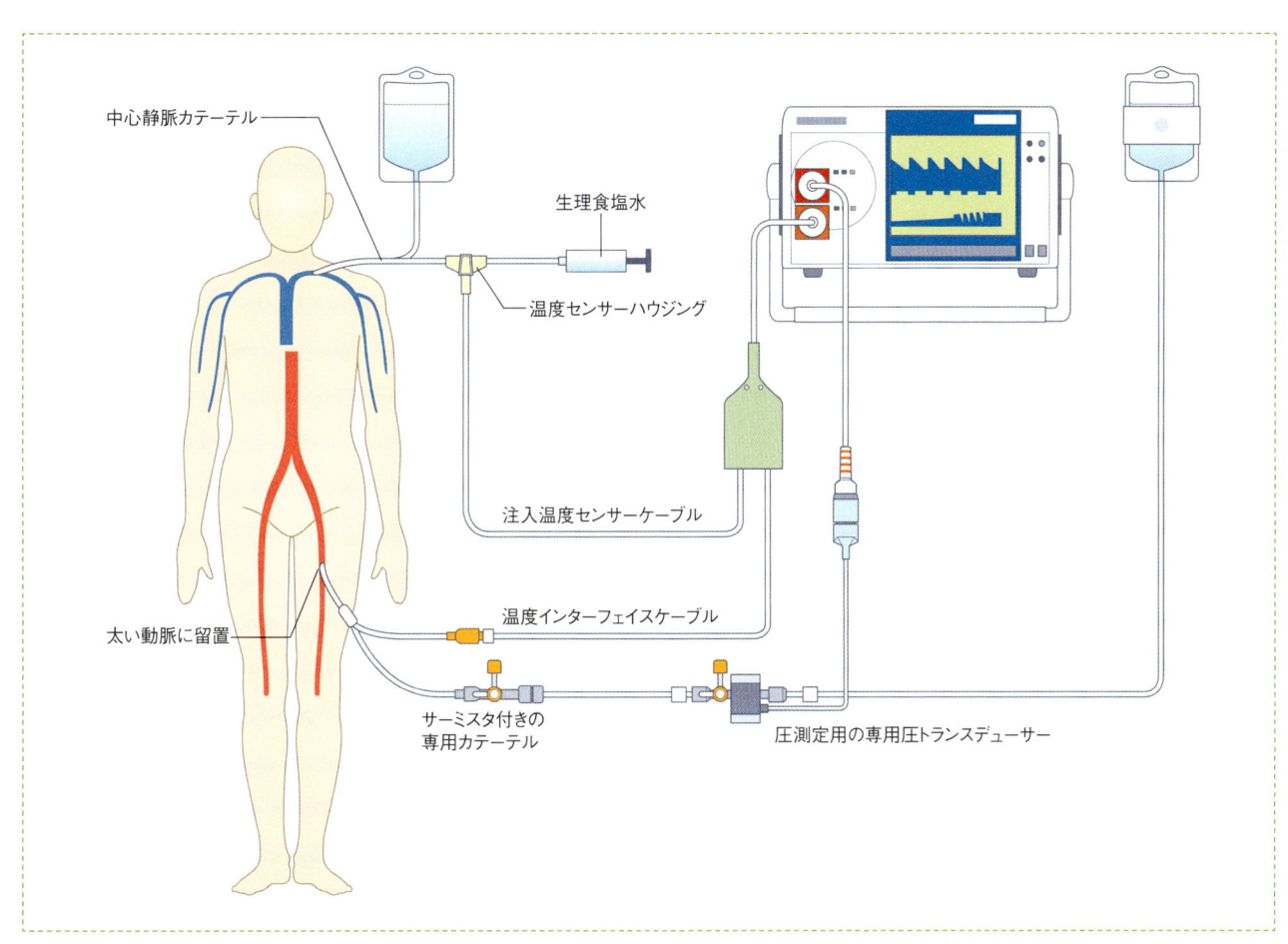

図1　動・静脈の走行とPiccoの挿入経路

については「中心静脈カテーテル」の項（p.183）を参照してください．

挿入時のケア

1．準備物品
①消毒物品，②Piccoカテーテルキット，③Piccoモニタ，④Piccoモニタリングキット，⑤透明のドレッシング材および固定用テープ，⑥局所麻酔，⑦ヘパリン加生理食塩液，⑧縫合セット，⑨マキシマルバリアプリコーション用物品，などを準備します．

2．患者への説明と介助
患者にカテーテルを挿入する目的と安静の必要性を説明し，体位を整えます．
上腕動脈に挿入する場合は肘関節を伸展させ，大腿動脈では下肢が屈曲しないように介助します．

留置中のケア

1．観察項目
①カテーテル挿入部の状態（出血，発赤，腫脹，疼痛の有無），②モニタの圧波形，③加圧バッグの圧と内容液の残量，④モニタやトランスデューサー，圧ラインの状態（ねじれ，屈曲，気泡混入の有無），などを観察します．

2．固定方法
カテーテルは，挿入部位が確認できる透明のドレッシング材で固定します．
圧カテーテルラインとモニタケーブルラインは，ラインが絡み合わないように接続します．カテーテルの計画外抜去を防ぐため，余裕をもたせて固定します．

3．合併症
穿刺部位の動脈瘤形成や血栓が生じることがあります．

また，凝固能が低下している場合や穿刺部付近を可動させた場合には，穿刺部の出血を起こす可能性があるため，挿入部位の安静を保つことが必要です．
長期間のカテーテル留置では，ホール形成や感染症を引き起こす可能性があるため，同一部位での長期留置を避け，必要がなくなればすみやかに抜去します．

抜去時のケア

血管カテーテル検査や治療などにおいて使用される動脈シースなどに準じて実施します．

1．準備物品
①アルコール綿，②手袋，③圧迫止血用絆創膏，などを準備します．

2．カテーテル抜去の判断
留置の必要がなくなれば抜去となります．

3．カテーテル抜去中のケア
以下の手順で抜去します．
①患者に挿入部位を動かさないよう説明する．
②モニタの圧波形を見ながら指で圧迫し，波形が消失する部位をアルコール綿で圧迫し，カテーテルを抜去する．
③カテーテル抜去部位を10分程度，用手圧迫する．
④止血の程度を確認し，止血用パット付絆創膏で圧迫固定する．

4．抜去後の観察
抜去部からの出血，疼痛の有無，皮下出血・皮下血腫の有無・拡大などを確認します．
止血用パット付絆創膏は，止血の有無を確認後，2時間以内を目安に除去します．

8 フロートラック

目的

フロートラックは動脈カテーテルで測定する血圧波形から得られる情報を詳細に解析し，心拍出量（CO：cardiac output）や一回拍出量（SV：stroke volume），輸液反応性などの全身の循環に関する情報を，連続的にモニタリングし，適切な循環管理を実施するために使用します．

挿入経路

動脈圧測定カテーテル挿入部と同じです．主に橈骨動脈，大腿動脈，上腕動脈，足背動脈などが選択され，経皮的に挿入します（図1）．

挿入時のケア

1. 準備物品

①消毒物品，②留置カテーテル（20〜23Gの留置針またはシース），③透明のドレッシング材および固定用テープ，④フロートラックセンサー，⑤ヘパリン加生理食塩液，⑥手袋，⑦ビジレオモニタ，などを準備します．

2. 患者への説明

患者に挿入目的と安静の必要性を説明し，体位を整えます．

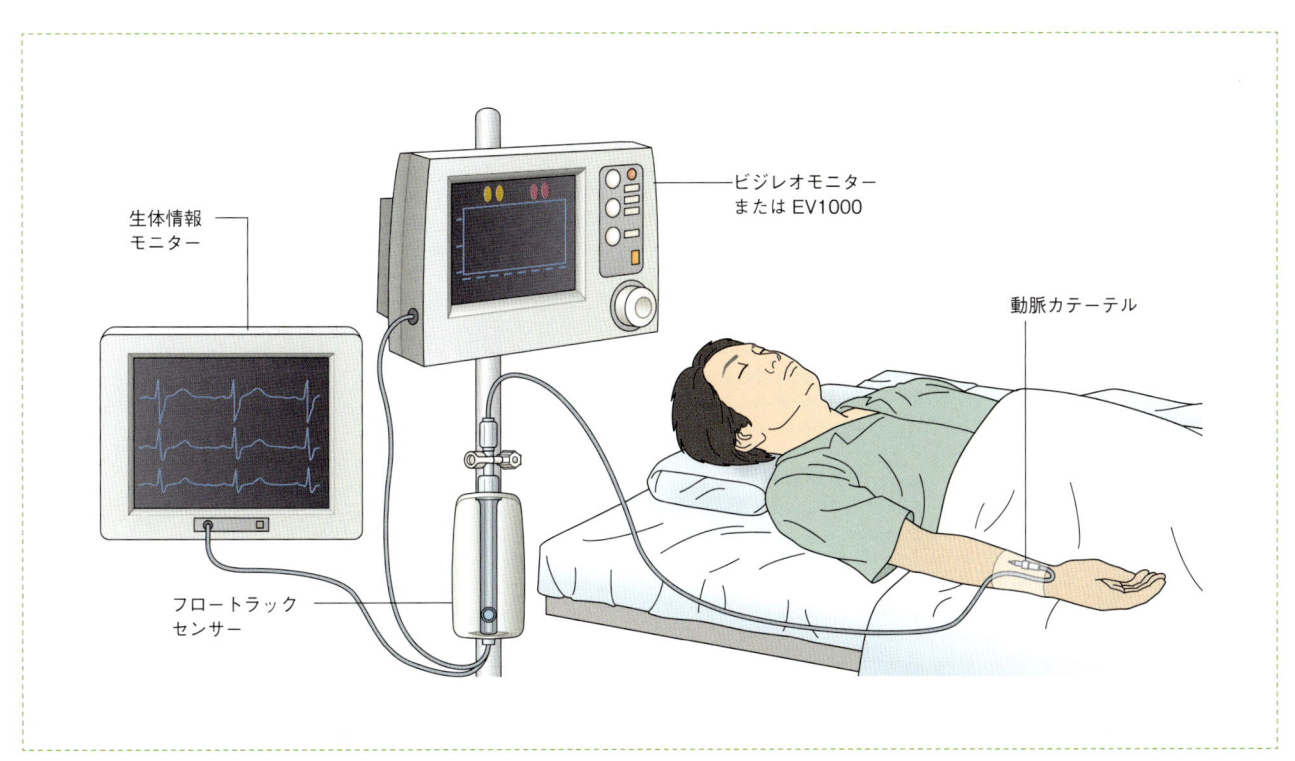

図1　フロートラックシステム

留置中のケア

1. 観察項目
①カテーテル挿入部の状態（出血，発赤，腫脹，疼痛の有無），②モニタの圧波形，③加圧バッグの圧と内容液残量，④モニタやトランスデューサー，圧ラインの状態（ねじれ，屈曲，気泡混入の有無），などを観察します．

2. 固定方法
カテーテルは，挿入部位が確認できる透明のドレッシング材で固定します．

圧カテーテルラインとモニタケーブルラインは，ラインが絡み合わないように接続します．また，カテーテル抜去を防ぐため，余裕をもたせて固定します（図2）．

3. 合併症
橈骨動脈穿刺の合併症として，穿刺部位内での内膜剥離や血管攣縮があります．凝固能が低下している場合や穿刺部付近を可動させた場合には，穿刺部出血を起こしてしまうため，シーネや専用の固定版を用いて挿入部位の安静を保つことが必要です．

長期間のカテーテル留置では，ホール形成や感染症を引き起こすため，同一部位での長期留置は避け，必要がなくなればすみやかに抜去します．

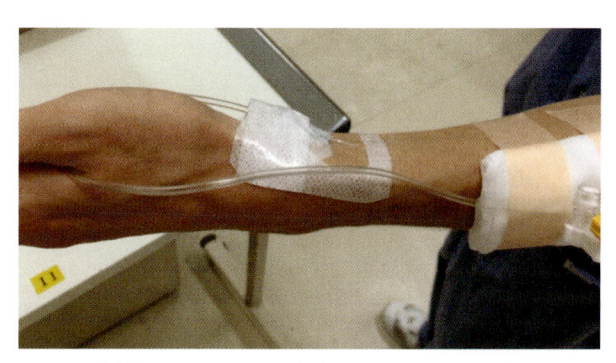

図2　余裕をもたせた固定（挿入部位：橈骨動脈）
カテーテル抜去を防ぐため，余裕をもたせて第1指（母指）にかけて固定している．

抜去時のケア

1. 準備物品
①アルコール綿，②手袋，③止血用パット付絆創膏，などを準備します．

2. カテーテル抜去の判断
留置の必要がなくなれば抜去となります．

3. カテーテル抜去中のケア
以下の手順で抜去します．
①患者に挿入部位を動かさないよう説明する．
②モニタの圧波形を見ながら指で圧迫し，波形が消失する部位をアルコール綿で圧迫し，カテーテルを抜去する．
③10分程度，圧迫止血する．
④止血の程度を確認し，圧迫止血用絆創膏で圧迫固定する．

4. 抜去後の観察
抜去部からの出血や疼痛の有無を確認します．

圧迫止血用絆創膏は止血の有無を確認後，2時間以内を目安に除去します．

9 バスキュラーアクセスカテーテル

目的

バスキュラーアクセスカテーテルは，尿毒症や電解質異常（とくに高カリウム血症）時に緊急透析を行うために挿入されます．

また，透析患者でシャントが作成されていても，24時間持続的に行う持続的腎機能代替療法（CRRT：continuous renal replacement therapy）を行う場合には，安全のためにシャントではなく，バスキュラーアクセスカテーテルを挿入して実施します．

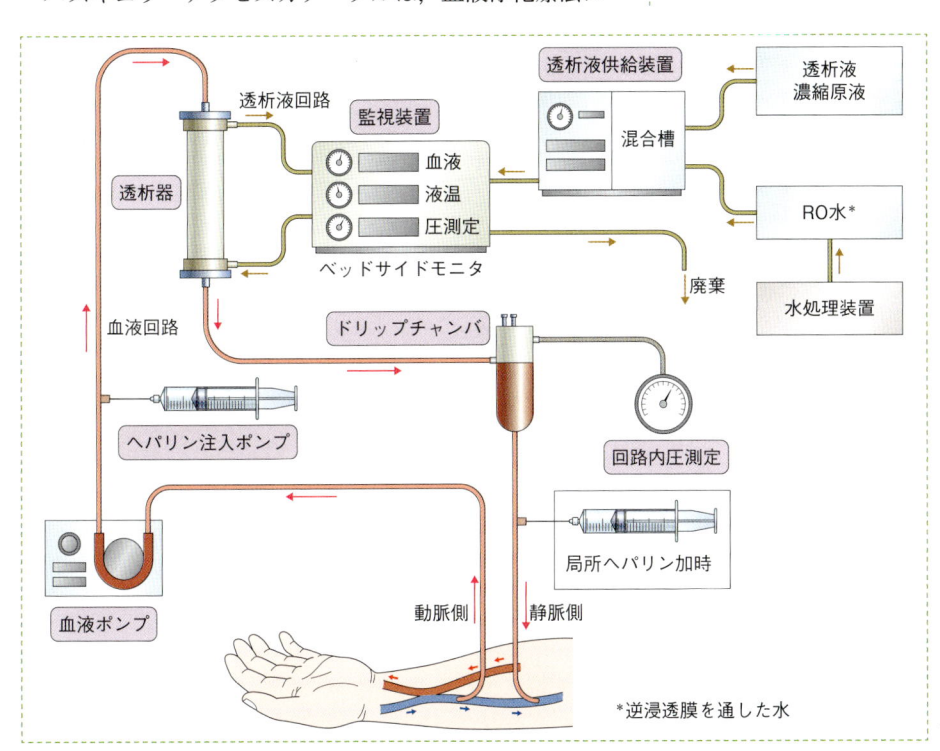

バスキュラーアクセスカテーテルの構造はA側（赤色）が脱血側，V側（青色）が送血用になっています．

挿入経路

バスキュラーアクセスカテーテルは，血液浄化療法において血液の脱血が必要になるため，径が太くなっています．挿入部位は内頸静脈，鎖骨下静脈，大腿静脈などです（図1）．

留置中のケア

1．カテーテルの固定

バスキュラーアクセスカテーテルの固定には縫合を行います（図2）．しかし，出血傾向の強い患者の場合は，縫合を行わないスタットロックなどの固定具を使用することもあります（図3）．

2．合併症

挿入時の合併症としては，出血，気胸などに注意が必要です．

図1　バスキュラーアクセスカテーテルの挿入位置と回路

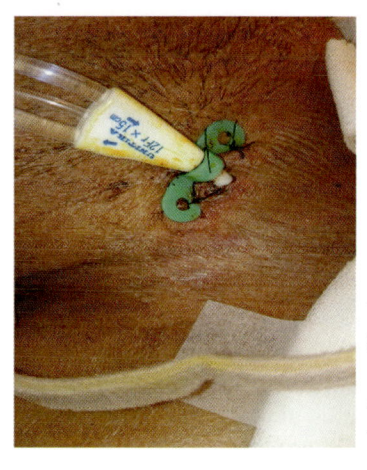

図2 挿入部の固定：ナートの使用
挿入部はナートで固定し，ズレがないようにする．ナートをどれだけかけたかも確認する．

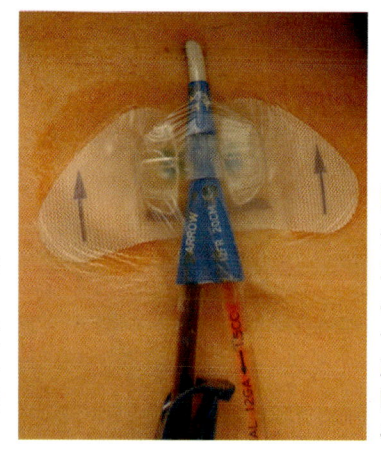

図3 挿入部の固定：スタットロックの使用
スタットロック使用時はナートによる固定を行わない．ダブルルーメンが血管壁に当たり脱血不良である場合は，カテーテルを回転させることで脱血不良を起こさない場所で固定をする．

3．体動の制限

バスキュラーアクセスカテーテルでCRRTを行う場合，体動が制限されます．大腿静脈ではヘッドアップした体位（半坐位）によるカテーテルの屈曲，内頸静脈であれば首の動きにより脱血不良を起こす可能性があります．

また，循環のボリューム不足（循環血液量減少，脱水）でカテーテルの側孔にある脱血面が血管壁に密着することで脱血不良を起こします（図1参照）．脱血不良により透析が止まってしまうと，病状の悪化につながる可能性があります．

一方，安静臥床は褥瘡や腰痛などの原因となるため，血液浄化療法を安全に管理しつつ，これらの症状の軽減を行うことが必要となります．

10 腹膜透析用カテーテル

目的

腎不全により透析療法が必要となった場合，その治療法として透析療法があります．透析には血液透析（HD：hemodialysis）と腹膜透析（PD：peritoneal dialysis）があります．PDを行う場合，透析液を出し入れするために，腹腔内に腹膜透析カテーテルを挿入する必要があります．

挿入経路

カテーテルの先端は，直腸と膀胱のあいだにあるダグラス窩に位置するように挿入します．

カテーテルが腹部から出ている部分を「出口部」とよびます．臍部の下で，右側か左側かのどちらかの位置になります（図1）．

挿入時のケア

1．出口部の位置決め

カテーテル出口部の圧迫を避けるため，ベルトや帯を巻く位置は避けるように作成します．

2．患者・家族への説明

術式や手術時間などが医師より説明されます．患

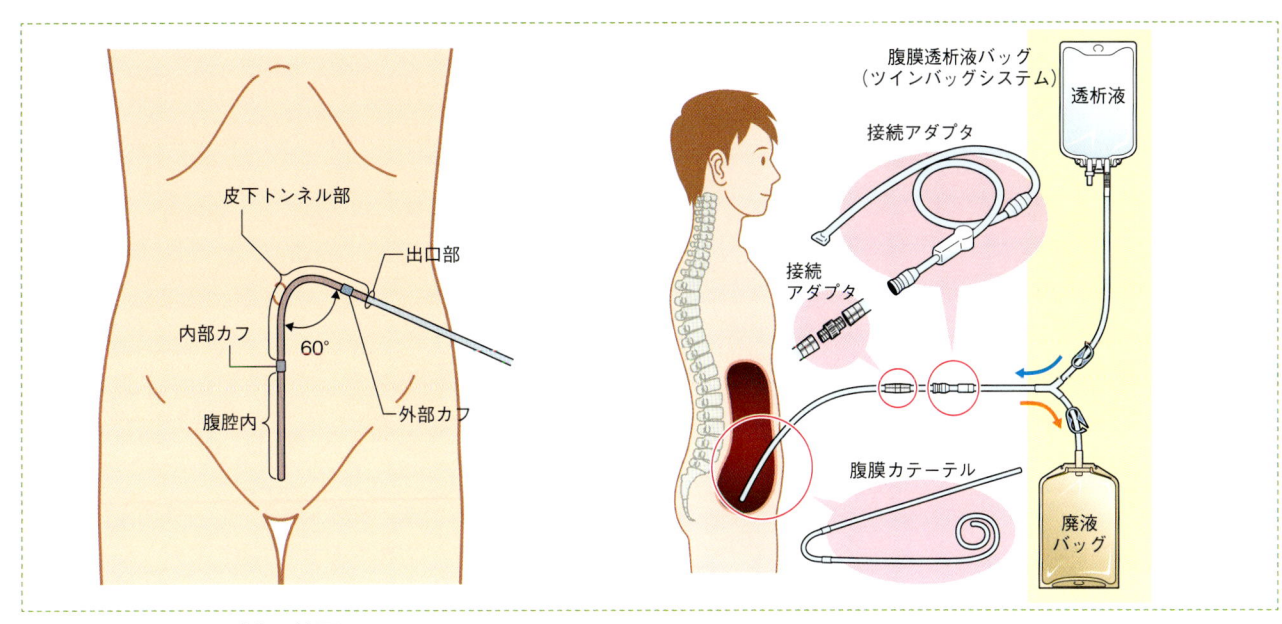

図1　カテーテルの挿入位置

篠田俊雄ほか監：基礎からわかる透析療法パーフェクトガイド．p.229，学研メディカル秀潤社，2011．より引用

者・家族が理解できているかを確認し，不明な部分があれば看護師からも説明を行います．

3．観察

　腹痛・腹部違和感・腹部膨満感，創部痛（正中創・出口部の創），呼吸困難，肩・背部・胸部痛などが生じる可能性があります．このほか，排液の性状，出口部の状態，液漏れの有無，バイタルサイン，腸管運動の有無，食事摂取状況などを観察し，異常がみられた場合はすぐに医師へ報告し，対応します．

留置中のケア

1．固定方法

　カテーテルを無理な方向に曲げて出口部が引っぱられないよう，テープ固定します．また，しわが入りやすい部分は避け，腹部の皮膚を伸ばした状態で固定します．必ず2か所はテープで留めるようにし，テープの種類は患者の皮膚の状態に合わせたものを選択します（図2）．

2．カテーテル出口部のケア

　腹膜炎やカテーテル出口部感染などを防ぐため，1日

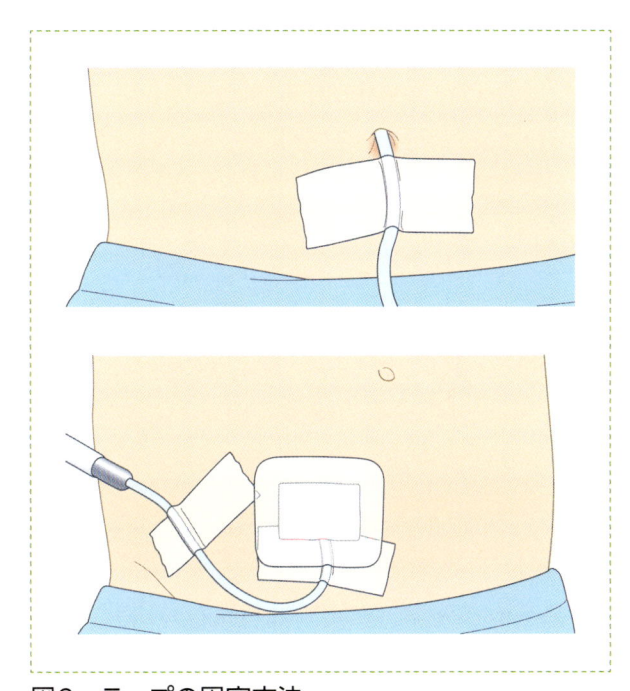

図2　テープの固定方法

1回出口部の消毒（0.05％クロルヘキシジン製剤），または石けん洗浄を行います．

　皮下トンネル部・出口部周囲を観察し，発赤・腫脹・排膿などの感染徴候のほか，肉芽，出血，疼痛がないか

を観察します．カテーテルや接続チューブの固定，出口部や出口部周囲の皮膚の清潔を保つようにします．

なお，カテーテル出口部の下側も異常がないか，確認することが重要です．その場合は，カテーテルを持ち上げすぎないように注意します．

3．合併症

腹膜炎，出口部・トンネル感染，排液不良などに注意します．

4．排液の正常と異常

正常な排液の色は透明であり，混濁や血性の排液がみられた場合は異常です．排液確認用のシートで透明度を判定します．

抜去時のケア

1．カテーテル抜去の適応

難治性腹膜炎，再燃性腹膜炎，難治性出口部・皮下トンネル感染，真菌性腹膜炎，排液困難などが生じた場合，カテーテル抜去の適応となります．

2．抜去後の観察

腹痛・腹部違和感・腹部膨満感，創部痛・感染徴候の有無，バイタルサイン，腸管運動の有無，食事摂取状況などを観察します．

3．患者への情報提供

腹膜透析が継続困難になり，カテーテル抜去となれば，抜去手術を受けなければならない恐怖心や血液透析に移行しなければならないかもしれないという喪失感や不安感情を抱く患者の心理をふまえ，患者の思いを傾聴します．

合併症の程度により，腹膜の状態が落ち着いた場合は，カテーテルの再挿入も可能な場合もあります．しかし，再挿入が困難な場合は，血液透析にスムーズに移行できるよう患者の気持ちに寄り添いながら，適切な情報提供を行います．

11 体外ペーシング

目的

体外ペーシングは，心臓の刺激伝導系の異常により心拍数が低下し，循環動態の維持ができなくなった場合に適応となります．刺激伝導系の異常として一時的なものであれば体外ペーシングを行い，永久的なものであれば植え込み式ペースメーカーの適応となります．

体外ペーシングでは多くの場合，右冠動脈の閉塞による急性心筋梗塞，洞結節や洞房結節などの血流低下による徐脈や薬剤性による徐脈，また心臓手術のバックアップなどで挿入されます．

挿入経路

挿入部位は経皮的ペーシングでは内頸静脈からのアプローチが多いですが，場合により鎖骨下静脈や大腿静脈などからの挿入を行います（図1）．

心臓手術では，開胸時に心外膜へリードをかけることにより，一時的ペーシングを行う方法もあります．

留置中のケア

体外ペーシングでは，ペースメーカーのリード位置と

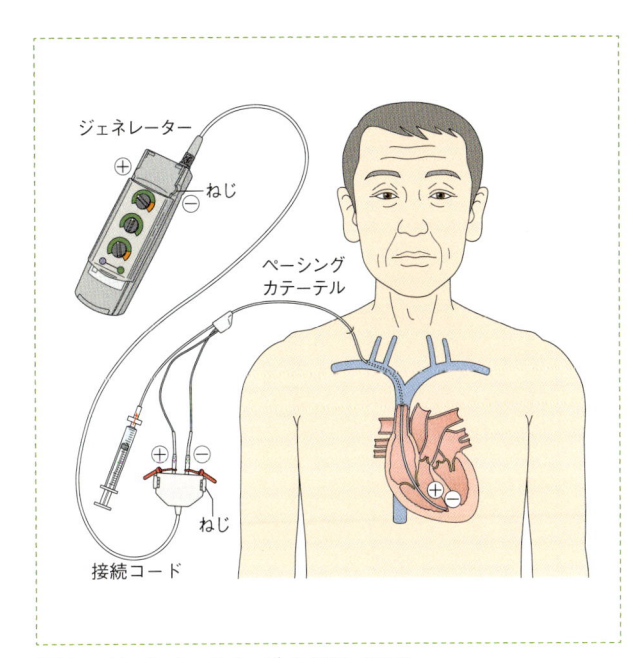

図1　体外ペーシングの挿入経路

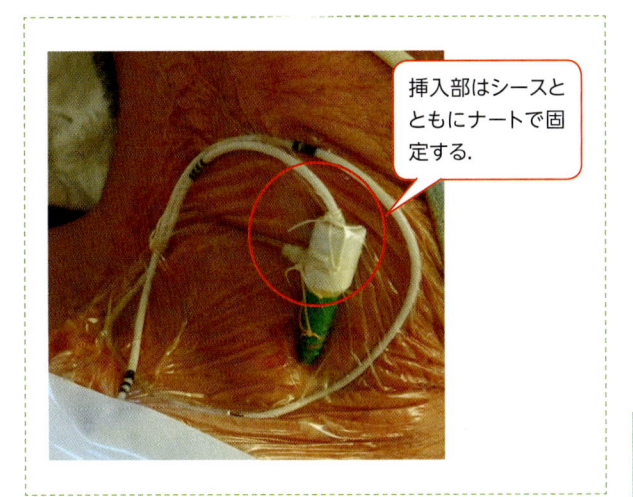

図2　体外ペーシング：内頸からの挿入
挿入の長さがわかるように透明なテープで固定し，皮膚の状態を観察する．

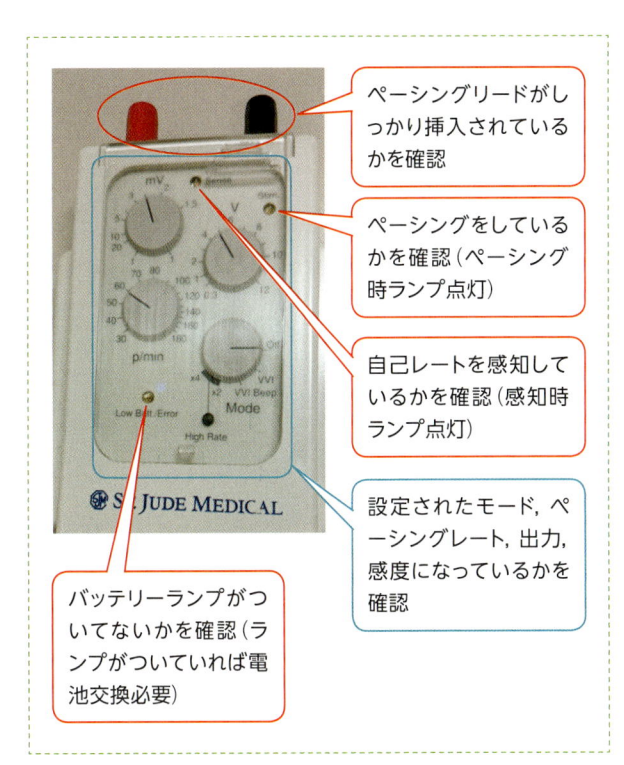

ジェネレーターを確認することが必要です．

1．リード位置の確認

　体外ペーシングのリードは通常の植え込み式ペースメーカーと異なり，心筋に固定を行わないため，ずれを生じる可能性があります．リードの位置がずれてしまうと心筋への刺激が行われず，フェーラー（不全）が起こり，心筋がペーシングに反応しなくなります．

　挿入部でペーシングリードを図2のように固定しますが，体動だけでなく，ジェネレーターの重さにより引っぱられる可能性があることにも注意しましょう．

2．ジェネレーターの確認

　ジェネレーターは，自己心拍があるかを確認する感知（センス）と心拍がない場合に，ペーシングを行います．したがって，ジェネレーターのセンス，ペーシングランプの確認が必要です．もちろん，設定ペーシングレートどおりにペーシングされているかをモニタでチェックすることも必要です（図3）．

図3　ジェネレーターの確認（VVI型）

- ペーシングリードがしっかり挿入されているかを確認
- ペーシングをしているかを確認（ペーシング時ランプ点灯）
- 自己レートを感知しているかを確認（感知時ランプ点灯）
- 設定されたモード，ペーシングレート，出力，感度になっているかを確認
- バッテリーランプがついてないかを確認（ランプがついていれば電池交換必要）

挿入部はシースとともにナートで固定する．

12 ICPセンサー

目的

　頭蓋内は脳実質（頭蓋内容積の70％），血液（15％），脳脊髄液（15％）で構成されています．脳は固い骨で覆われており，脳実質の増大，血管からの出血，髄液貯留などさまざまな原因により，頭蓋内圧（ICP：intracranial pressure）が亢進します．ICPセンサーは頭蓋内圧のモニタリングです．つまり，頭蓋内圧の状態を早期に把握し，継続的にモニタリングすることで，適切な治療へと結びつける役割をもっています．

　ICPセンサーは，頭蓋骨から直接頭蓋内にセンサーを挿入することで，頭蓋内の圧力を測定するモニタです．また，ICPセンサーの適応患者は頭部外傷，くも膜下出血，脳腫瘍，水頭症，髄膜炎など，ほかにも多くの疾患で用いられています．

挿入経路

　ICPが挿入される部位は，脳室内，くも膜下腔，硬膜下腔，硬膜外腔があります（図1）[1]．

留置中のケア

1．固定方法

　ICPセンサーの固定は，コードが長いので円状にまとめて，テープで貼付して剥がれないように固定します．テープの貼り替え時には，コードが抜けないように注意する必要があります．コードが抜けると適切なICP値が出ません．完全に抜去すると感染のリスクが高くなり，髄液の漏出が生じます．

2．観察項目

　ゼロ点を外耳孔に合わせ，圧波形で血圧に同期した変動や呼吸性変動がみられれば測定値は信頼できるので，

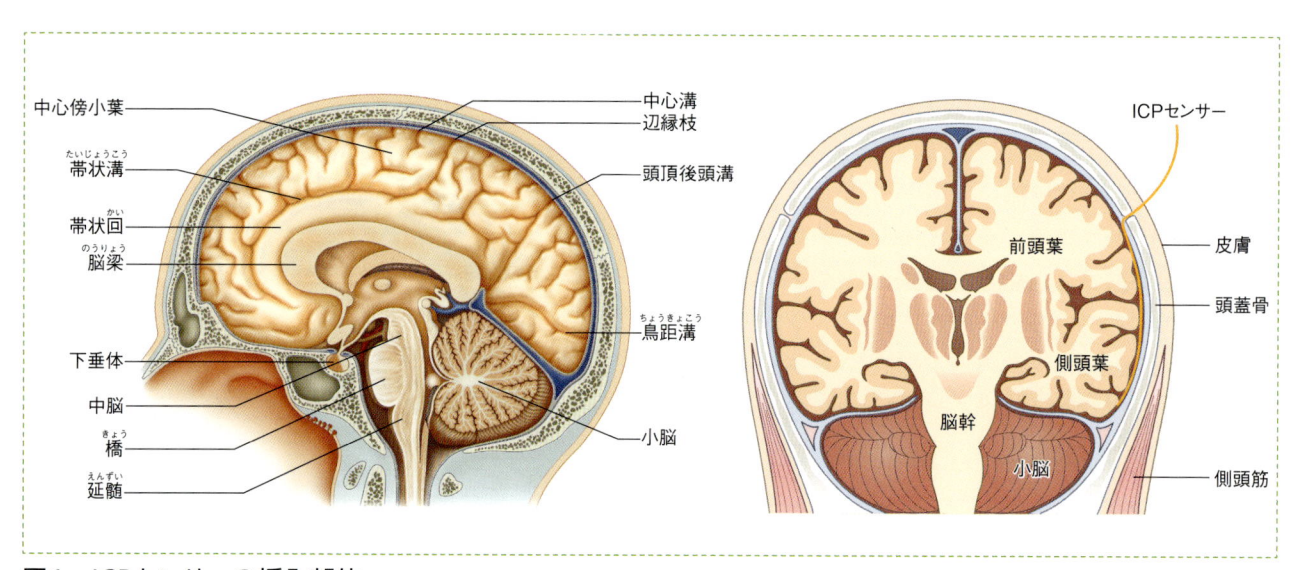

図1　ICPセンサーの挿入部位

これらを観察します．

ICPの基準値は年齢により異なり，新生児は1.5〜6mmHg，小児は3〜7mmHg，思春期〜成人では10〜15mmHgといわれています．ICP亢進症状とはICP20mmHg以上が5分以上続いた状態と定義されています[2]．

ICPを管理する重要な目的は，脳血流量（CBF：cerebral blood flow）を維持することです．脳灌流圧（CPP：cerebral perfusion pressure）は通常，脳血管の自己調節の下限である50〜60mmHg以上に維持します．また，自己調節の下限を下回るCPPになると，虚血による二次的脳損傷を引き起こす可能性があります．CPPは，以下の式で求められます．

> CPP＝平均血圧－ICP（平均血圧＝拡張期血圧＋脈圧÷3）

3．ICP高値時の対応

ICPが高い値を示したときには，まず頸部の屈曲がないかを確認します．頭部を正中位に保つだけで，頸静脈のうっ血を改善し，ICPが低下することがあります．

また，30°の頭部挙上は，ICP低下とCPP維持に最も適した体位です．ただし，頭部を挙上しすぎるとCPPが低下してくるので，注意してください[3]．

4．感染リスク

カテーテル挿入後3日経過すると感染のリスクが高まるため，不必要に留置しないようにします．

引用・参考文献（STEP3）

1
1) 矢野邦夫監訳：血管内留置カテーテル由来感染の予防のためのCDCガイドライン2011．http://www.medicon.co.jp/views/pdf/CDC_guideline2011.pdf
2) 安藤有子：中心静脈カテーテル．重症集中ケア，8(5):8-11, 2009．
3) 医薬品医療機器情報提供ホームページ：テルモ社CVレガフォースフルキット　添付文書．http://www.info.pmda.go.jp/ygo/pack/22100BZX01019000_C_01_02
4) 露木菜緒：術後に多くの種類の薬剤を点滴投与するとき，投与ルートの選択はどうする? Expert Nurse, 26(12):42-43, 2010．

2
1) 満田年宏：血管内留置カテーテル関連感染予防のためのCDCガイドライン2011．ヴァンメディカル，2011．
2) 井上善文：プロビアックカテーテルとCVポート．Nutrition Care, 5(4):344-345, 2012．

3
1) 森兼啓太ほか：末梢挿入型中心静脈カテーテルと従来の中心静脈カテーテルの多面的比較．日本環境感染学会誌，24:325-331, 2009．
2) 西尾梨沙ほか：末梢穿刺中心静脈カテーテルの有用性についての再評価．日本臨床外科学会雑誌，69(1):1-6, 2008．

4
1) 矢野邦夫監：血管内留置カテーテル由来感染予防のためのCDCガイドライン2011．www.medicon.co.jp/views/pdf/CDC_guideline2011.pdf
2) 木森佳子ほか：肘窩における皮静脈と皮神経の走行関係；静脈穿刺技術のための基礎研究．形態・機能，8(2):67-72, 2010．
3) 大阪労災病院看護部：はじめての注射と採血．メディカ出版，2006．
4) 宮坂勝之：輸液管理 そこが知りたいQ&A．エキスパートナース，20(6):20-27, 2004．
5) 松山賢治ほか：注射薬Q&A　注射・輸液の安全使用と事故防止対策．第2版．p.25-29, じほう，2013．

5
1) 国公立大学附属病院感染対策協議会編：病院感染対策ガイドライン改訂版．p.113, じほう，2012．
2) 満田年宏：血管内留置カテーテル関連感染予防のためのCDCガイドライン2011．p.24, ヴァンメディカル，2011．
3) 森田荘二郎：中心静脈リザーバー（ポート）の管理．看護師のための消化器がん化学療法マニュアル(辻晃仁他編), p.203, 日総研出版，2012．
4) 鈴木亜希子：CVポート管理．見てわかる消化器ケア　看護手順と疾患ガイド(杉山政則他編), p.38, 照林社，2012．

6
1) 濱崎格：カテーテル・ドレーン管理と創意工夫（後編）．重症集中ケア，8(6):3-9, 2010．
2) 原田雅子：カテーテル・ドレーン管理と創意工夫（前編）．重症集中ケア，8(5):40-44, 2009．
3) Edwards Critical Care Educations．エドワーズライフサイエンス，2011．http://edwards.jp/jp/wp-content/uploads/2014/10/cc_quick_guide_vol.3.pdf

7, 8
1) 宮地秀樹ほか：Ⅱ穿刺とドレナージ術—Q14動脈穿刺と動脈ラインの挿入．救急・集中治療，23(3-4):471-475, 2011．
2) 田上隆：Ⅶカテーテル手技と開胸マッサージ—Q42Piccoカテーテル．救急・集中治療，23(3-4):642-647, 2011．
3) 戎初代：エキスパートのカテーテル・ドレーン管理と創意工夫（前編）—Piccoカテーテル．重症集中ケア，8(5):26-31, 2009．
4) 中村利秋：新しい循環系モニタリング—その有用性と限界；動脈圧波形心拍出量モニタリング2 Picco．麻酔，58(7):848-853, 2009．

9
1) アローブラッドアクセスカテーテルセット（トリプルルーメン）添付文書．http://www.info.pmda.go.jp/ygo/pack/100358/20700BZY01097000_2_01_06/（2015.5検索）

11
1) 日本循環器ガイドライン，急性心不全治療ガイドライン（2011年改訂版）．http://www.j-circ.or.jp/guideline/pdf/JCS2011_izumi_h.pdf

12
1) 高橋裕子：ICPモニターの装着・モニタリング方法．BRAIN NURSING, 30(3):243-246, 2014．
2) 横堀將司：頭蓋内圧モニタリングと管理；頭蓋内圧亢進への対処法．INTENSIVIST, (3):525-537, 2013．
3) 松谷雅生，田村晃編：脳神経外科周術期管理のすべて．改訂第3版．p.604-605, メジカルビュー社，2009．

INDEX

欧文

6cm-6week criteria	153
airway	66
BCG	164
Billroth	135
breathing	66
CBF	205
Celsus	50
circulation	66
CO	197
Continuous closed lavage	155
Conventional drainage	155
CPP	205
CRRT	199
CVC	183
CVP	183
CVポート	192
CVポートのフラッシュ	192
defibrillation	66
ENBD	11, 150
ERBD	150
Forrester分類	193
GCS	104
HD	200
ICP	204
ICPセンサー	204
information drain	18
Introducer法	85
IV-PCA	139
JCS	104
Larry's point	123
NCJ	90
NPPV	72
NRS	55
NSAIDs	92, 139
Open drainage	155
PAP	194
PCA	139
PCWP	194
PD	200
PEG	85
PEG-J	90
PEJ	90
PetCO$_2$	74
Picco	195
PICCカテーテル	188
prophylactic drain	18
PTBD	151
PTCD	11
PTGBD	151
Pull法	85
Push法	85
RAP	194
Roux-en Y	135
RVA	194
SpO$_2$	74
SSI	58, 177
SV	197
Swan-Ganz catheter	193
therapeutic drain	18
VAP	70
VAS	55
water seal	113

あ行

悪性腫瘍術後ドレナージ	173
圧設定	45, 101
アレルギー性接触皮膚炎	60
アンカーファスト®	70
アンダードレナージ	101
移植肝機能不全	147
胃切除後ドレナージ	135
一処置一観察	37
一回拍出量	197
イレウス	132
イレウスチューブ	132
胃瘻カテーテル	85
インフォメーションドレーン	18
陰部潰瘍	96
植え込み式ペースメーカー	202
右室圧	194
右房圧	194
ウロビリノーゲン	150
エアリーク	118
炎症	51
オーバードレナージ	46, 101
Ω（オメガ）形	28

か行

回腸導管吻合部ドレーン	166
開放式ドレーン	13
角質や表皮の剥離	60
仮性膵嚢胞	153
——ドレナージ	153
カテコールアミン	183
肝下面・横隔膜下ドレーン	137
関節液	176
関節腔ドレナージ	176
肝切除術後ドレナージ	144
感染	51
肝膿瘍	148
——ドレナージ	148
機械式吸引装置	45

気管切開孔	72	持続的腎機能代替療法	199
気管切開チューブ	72	シムス位	157
気管チューブ	68	ジャックナイフ位	157
気道確保	66	ジャパン・コーマ・スケール	104
気泡音	78	シャワー浴	58
逆流防止弁	53	縦隔ドレナージ	127
逆行性感染	19,54,105	手術部位感染	177
急性硬膜下血腫	107	手術部位感染予防	58
胸腔ドレーン	138	術後出血	105
凝血塊	38	術後出血のドレナージ	173
胸骨正中切開	127	受動的ドレナージ	44
局所陰圧閉鎖療法	179	循環血液量減少性ショック	153
緊張性気胸	33	循環動態，呼吸状態を観察	64
緊張性気脳症	107	循環評価・循環管理	66
緊張性水疱	60	漿液性	49
グラスゴー・コーマ・スケール	104	情報的ドレナージ	140
クランプ鉗子	53	ショートカテーテル	190
クレンメ	98	除細動	66
携帯用低圧持続吸引器	44	腎移植後ドレナージ	168
経腸栄養チューブ	81	腎盂形成術	167
経鼻胃管	137	──後ドレナージ	167
経鼻胃チューブ	76	腎盂尿管全摘除術	162
経皮経肝胆管ドレナージ	11, 151	腎盂バルンカテーテル	167
経皮経肝胆嚢ドレナージ	151	人工呼吸器関連肺炎	70
経皮的気管切開	73	腎臓移植	168
経皮的腎瘻造設術	159	心タンポナーデ	33,123
経皮内視鏡の胃-空腸瘻	90	浸軟	60
経皮内視鏡の空腸瘻造設術	90	腎・尿管摘除術後ドレナージ	162
頸部・吻合部ドレーン	137	心嚢液	123
外科的気管切開	73	心嚢ドレナージ	123
血液透析	200	心拍出量	197
血行再建	180	腎瘻カテーテル	159
血清アミラーゼ値	151	膵液漏	21,153
結腸切除後ドレナージ	140	髄液漏	103
結腸切除術	140	膵上縁ドレーン	136
減圧	53	膵頭十二指腸切除術	152
肛囲膿瘍ドレナージ	156	──後ドレナージ	152
後腹膜	174	水閉鎖式サイフォン法	113
──リンパ節郭清術後ドレナージ	174	髄膜炎	107
硬膜外鎮痛	139	頭蓋内圧	204
硬膜外ドレーン	103	頭蓋内圧のコントロール	33
硬膜下ドレーン	106	スタンダードプリコーション	22
硬膜下膿瘍	107	スパイナルドレナージ	107
肛門ドレナージ	181	スワン・ガンツカテーテル	193
呼気炭酸ガス検知法	83	生体肝移植術後ドレナージ	146
骨盤内ドレーン	164	接触皮膚炎	60
コンパートメント症候群	45	セミファウラー位	77
		セルサスの炎症四徴	50

さ行

		セルジンガー法	123
		ゼロ点設定	186
砕石位	157	穿刺カテーテル空腸瘻造設法	90
再膨張性肺水腫	38,119	洗浄後のドレナージ	173
子宮全摘出後	172	前腎傍腔アプローチ	154
自己調節鎮痛法	139	せん妄	56

た行

項目	ページ
体外ペーシング	202
タイガンベルト	42
大腿骨骨頭置換術後ドレナージ	177
ダグラス窩	164
——ドレーン	166
ダブルJステント	167
胆管炎	151
胆管狭窄	147
胆管ドレーン	147
胆汁性腹膜炎	145,151
胆汁漏	144
胆嚢摘出術	149
——後ドレナージ	149
ダンピング症候群	91
中心静脈圧	183
中心静脈カテーテル	183
チューブ先端位置	81
超音波エコーガイド下	151
超音波ガイド下	148
腸蠕動音	79
直腸前方切除	141
——後ドレナージ	141
治療的ドレーン	18
鎮痛・鎮静	64
低圧持続吸引法	113
出口部・トンネル感染	202
テネスムス（しぶり膀胱）	157
デュープルドレーン	167
ドレーン接続部	40
ドレーン抜去	31
ドレナージ	10
ドレナージ不全	52,54

な行

項目	ページ
内視鏡的経鼻胆管ドレナージ	11,150
内視鏡的逆行性胆道ドレナージ	150
日本臓器移植ネットワーク	168
乳がん術後ドレナージ	129
乳腺炎ドレナージ	130
乳び胸	122
尿管ステント	165
尿管スプリントカテーテル	167
尿道カテーテル	166
尿道損傷	95
尿道皮膚瘻	95
尿道留置カテーテル	92,167,169
尿路感染症	95
ネーザルハイフロー	72
ネクロセクトミー（膵壊死部摘出術）	155
ネラトンカテーテル	89
脳炎	107
脳灌流圧	205
脳血流量	205
脳室ドレナージ	98
脳脊髄液	98
脳槽ドレナージ	102
能動的ドレナージ	44
膿瘍腔	148

は行

項目	ページ
排液の色調	47,78
——変化	49
肺がん術後ドレナージ	121
肺動脈圧	194
肺動脈楔入圧	194
排便管理システム	181
培養検査	186
肺瘻	121
バスキュラーアクセスカテーテル	199
バッキング（咳き込み）	75
バブリング	118
バンパー埋没症候群	86
半閉鎖式ドレーン	12
皮下埋め込み型ポート	192
皮下気腫	122
非侵襲的陽圧換気	72
非ステロイド性抗炎症薬	92,139
左横隔膜下ドレーン	136
ピッグテールカテーテル	154
ヒックマンカテーテル	187
皮膚統合性障害	153
ビリベルジン	144
ビルロートI法	135
ファウラー位	82
フェーラー（不全）	203
腹会陰式直腸切断	142
——後ドレナージ	142
腹部温罨法	134
腹膜透析	200
——カテーテル	200
不良肉芽	88
フルクテーション（呼吸性変動）の消失	118
プレパレーション	187
フロートラック	197
ブロビアックカテーテル	187
閉鎖式・受動的ドレナージ	52
閉鎖式ドレーン	12
閉鎖式・能動的ドレナージ	52
閉塞性イレウス	134
ペンローズドレーン	13,156
膀胱結石	95
膀胱全摘除術	164

──後ドレナージ ……………………………… 164
膀胱注入療法 ………………………………… 164
膀胱の廃用性萎縮 …………………………… 95
膀胱部分切除術後 …………………………… 162

ま行

末梢カテーテル ……………………………… 190
マニュアルの遵守 …………………………… 64
ミッドラインカテーテル …………………… 191
ミルキング …………………………………… 39
滅菌安全ピン ………………………………… 31
毛細管現象 …………………………………… 13

や行

腰椎ドレーン ………………………………… 107

予防的ドレーン ……………………………… 18
予防的ドレナージ …………………………… 140

ら行

ラビング法 …………………………………… 22
卵巣嚢腫切除後ドレナージ ………………… 172
リーク（漏れ） ……………………………… 180
リトマス試験紙 ……………………………… 83
リフィーリング期 …………………………… 142
リンパ液のドレナージ ……………………… 173
ルート屈曲 …………………………………… 37
ルートの閉塞 ………………………………… 39
ルートをたどる ……………………………… 36
ルー・ワイ法 ………………………………… 135
冷罨法 ………………………………………… 130

ドレーン管理デビュー
はじめてでも　すぐできる　すぐ動ける

2015年6月5日　　　初版　第1刷発行
2018年8月24日　　　初版　第3刷発行

監　修	道又　元裕
発行人	影山　博之
編集人	向井　直人
発行所	株式会社 学研メディカル秀潤社 〒141-8414 東京都品川区西五反田 2-11-8
発売元	株式会社 学研プラス 〒141-8415 東京都品川区西五反田 2-11-8
印刷製本	凸版印刷株式会社

この本に関する各種お問い合わせ先
【電話の場合】
● 編集内容については Tel 03-6431-1237(編集部)
● 在庫については Tel 03-6431-1234(営業部)
● 不良品(落丁，乱丁)については Tel 0570-000577
　学研業務センター
　〒354-0045　埼玉県入間郡三芳町上富 279-1
● 上記以外のお問い合わせは Tel 03-6431-1002(学研お客様センター)
【文書の場合】
● 〒141-8418　東京都品川区西五反田 2-11-8
　　　　　　　学研お客様センター『ドレーン管理デビュー　はじめて
　　　　　　　でも　すぐできる　すぐ動ける』係

©Y, Michimata 2015.　Printed in Japan
● ショメイ：ドレーンカンリデビュー　ハジメテデモ　スグデキル　スグウゴケル
本書の無断転載，複製，頒布，公衆送信，翻訳，翻案等を禁じます．
本書を代行業者等の第三者に依頼してスキャンやデジタル化することは，たとえ個人や家庭内での利用であっても，著作権法上，認められておりません．
本書に掲載する著作物の複製権・翻訳権・譲渡権・公衆送信権(送信可能化権を含む)は株式会社学研メディカル秀潤社が管理します．

JCOPY〈出版者著作権管理機構委託出版物〉
本書の無断複写は著作権法上での例外を除き禁じられています．複写される場合は，そのつど事前に，出版者著作権管理機構(電話 03-3513-6969，FAX 03-3513-6979，e-mail: info@jcopy.or.jp)の許可を得てください．

本書に記載されている内容は，出版時の最新情報に基づくとともに，臨床例をもとに正確かつ普遍化すべく，著者，編者，監修者，編集委員ならびに出版社それぞれが最善の努力をしております．しかし，本書の記載内容によりトラブルや損害，不測の事故等が生じた場合，著者，編者，監修者，編集委員ならびに出版社は，その責を負いかねます．
　また，本書に記載されている医薬品や機器等の使用にあたっては，常に最新の各々の添付文書や取り扱い説明書を参照のうえ，適応や使用方法等をご確認ください．
　　　　　　　　　　　　　　　　　　　　　　　　　株式会社 学研メディカル秀潤社